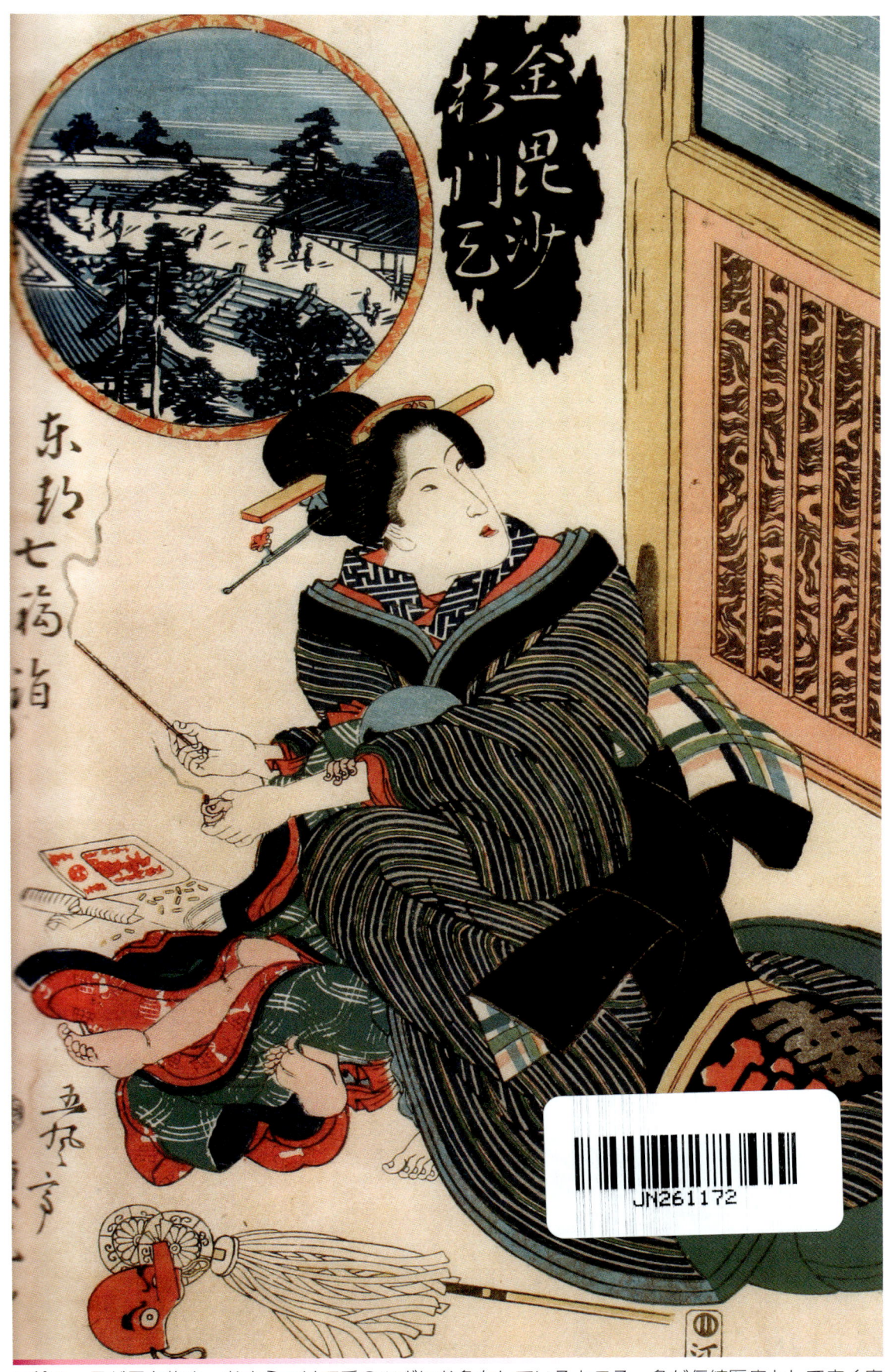

口絵 1 母が子を抱き，おさえつけて手のツボにお灸をしているところ．灸が伝統医療として広く庶民に浸透していたことがわかる． （はりきゅうミュージアム，日本の伝統医療と文化篇，2003. より）

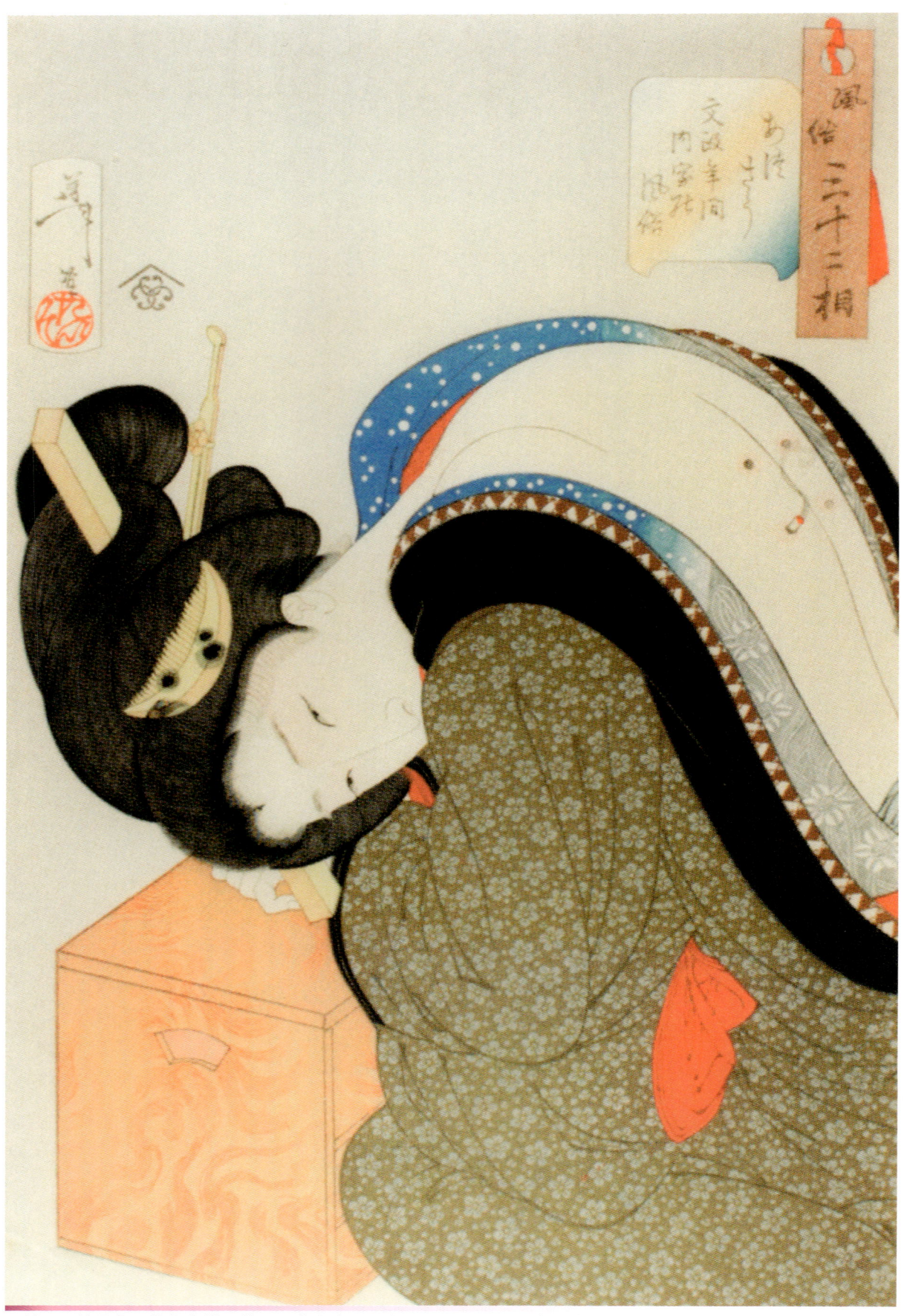

口絵2 熱そう：着物を逆に着て，背を出しお灸しているところ（切艾）

（はりきゅうミュージアム，日本の伝統医療と文化篇，2003．より）

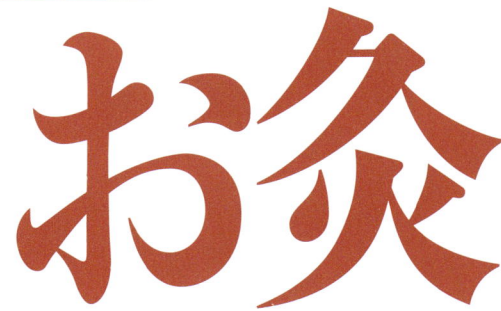

お灸入門

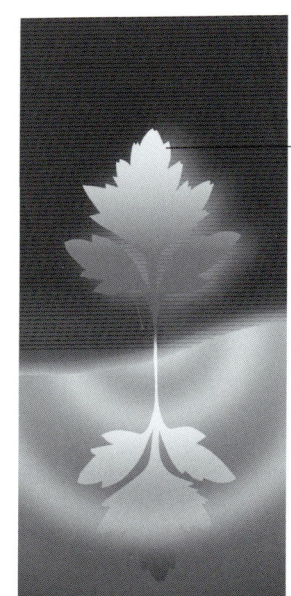

中村辰三 著

医歯薬出版株式会社

This book was originally published in Japanese
under the title of :

OKYU NYUMON
(Starting Your Practice : A Beginning Guide for
Moxibustion Practitioners)

NAKAMURA, Tatsuzo Ac. D., Ph. D.
　Professor,
　Takarazuka University of Medical and Health Care,
　Department of Acupuncture

© 2009 1st ed.

ISHIYAKU PUBLISHERS, INC.
　7-10, Honkomagome 1 chome, Bunkyo-ku,
　Tokyo 113-8612, Japan

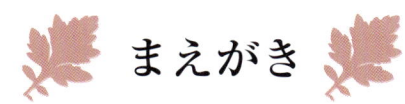

まえがき

　最近の医療は都市集中型がより顕著となり，地方では医師不足から公立病院が閉鎖されるなどのニュースに愕然としている．このような医療政策を1日も早く改めてほしいものである．

　『鍼灸の挑戦』（松田博公著）の中で"灸療"の漁師町として西海町―お灸の里が紹介されている．愛媛県立中央病院　東洋医学研究所の先生方が月1回健康講座やお灸の普及のために西海町に出向いて，本人，家族，友達同士でお灸ができるように指導されている．

　四国は弘法大師の灸などで，土地柄として灸になじみがあったとはいえ，大変な労力を注いで人々の健康管理とお灸の普及をしておられる．医療費削減の点からも大きな貢献をされたと敬意を表する次第である．われわれは昭和55年ごろ，ある無医村に新卒の鍼灸師を10名ほど連れてボランティアに行った．このことがご縁となり，先方の要望もあり，以後大学の臨床教育に取り入れ毎月2回，鍼灸治療を継続してきた結果，町長さんが卒業式に来られて，「お蔭様で町の国民健康保険が黒字になり，大助かりです．有難うございました」とお礼を述べられて驚いた．現段階では，これら東洋医学の特徴が医療政策に生かされていないのは甚だ残念である．患者は苦痛を一時も早く除いてほしいものである．したがって東西医療の併用ができる医療制度が望ましいと常々考えている．統合医療が叫ばれる中，鍼灸師がもっと灸療法の普及活動にも努力すべきである．

　私は最近ある団体でお灸の講演をしたことがある．その縁で，医療相談，治療のアドバイスや実際に灸治療を施している．その結果がよく，症状が改善されて喜ばれている．また，施灸により自分自身の健康管理ができて，鍼灸師になってよかったと心から思っている．

　本書は，灸療法の入門書として初学者のために記したものである．鍼灸師を養成する学校教育の中で灸療法に関する教育の割合は少なく，教科書の記載も極めて少ない．特に臨床については，鍼治療の添え物的であるのは誠に残念で，灸療法の良さを普及しなければと思い立った．

　すべての人々の健康維持増進のために，簡便でしかも安全・安価であり，家庭でできる治療法として灸に勝るものはないと確信している．ただし灸療法は熱い，灸痕が残るという短所がある．

　本書の目的の1つは新入学生の灸実技テキストとして，また灸臨床に使えるようにと，私自身の体験や患者さんの治療を通して得たものを，活字に残しておくことは意義があると考え奮起した．新学期の授業に間に合うように急いだので十分に推敲できていないが，読者のご意見を聞かせていただいて，改訂版に生かす所存である．

　灸療法の特徴は，何よりも免疫力を高めるのに自然で簡単なよい方法である．特に白血球の動態に大きく関与するので，免疫力増強との関わりを学生諸君はご理解いただき，また学生でない方も是非お試しいただきたいと願って止まない．

　最後に，原稿の最終段階で献身的にお手伝いを頂いた松熊秀明講師，写真撮影では中村昌弘講師，ツボの記載では田村美恵先生のご協力に対し衷心より深謝いたします．

2009年3月

著　者

目　次

　　　　　口　絵 …………………………… i
　　　　　まえがき …………………………… v

はじめに …………………………………………………………………… 1

I. 灸療法の歴史 …………………………………………………… 3
　　1. 中国医学の歴史　3
　　2. 日本のお灸　3

II. 灸療法の基本 …………………………………………………… 5
　　1. 艾について　5
　　2. 灸術の種類　9
　　3. 灸の基本実技　9
　　4. 灸の体表に及ぼす影響　13
　　5. 施灸上の注意事項　13
　　6. 灸痕の化膿の原因　14
　　7. 施灸時の化膿の防止法　14
　　8. 灸の禁忌部位と禁忌症　15
　　9. 灸術の医療における意義　15
　　10. 施灸の直接法と間接法　15
　　11. 灸刺激の受容器と痛みの抑制機構　16

III. 灸の臨床応用 …………………………………………………… 17
　　1. 灸刺激の一般的基準について　17
　　2. 施灸部位の浅深・補瀉について　17
　　3. 刺激量の選定　17
　　4. 灸の適応症　19

IV. 灸刺激とEBM ………………………………………………… 20
　　1. お灸と免疫力　20
　　2. 灸の動物実験　22

V. お灸の多彩な体験 …………………………………………… 25
　　1. 癌治療の補完療法としての灸療法　26

2. 蒙色望診について　27
3. 腫れ物（おでき）が灸でなぜ早く治りやすくなるのか？　28
4. 多彩な症例　29
5. お灸（効用）のまとめ　40

VI. お灸の処方—100疾患 ……………………………………………… 41

呼吸器／42	鼻炎　蓄膿症　扁桃炎　咽頭炎（喉頭炎）　風邪　気管支喘息　慢性気管支炎　肺気腫　肺炎　肺結核
循環器／52	心悸亢進症（動悸）　心臓（血管）神経症（神経循環性無力症）　心臓弁膜症　狭心症　高血圧症　低血圧症
消化器／58	口内炎　歯痛　急性胃炎　慢性胃炎　食道痙攣　胃アトニー（胃弛緩症）　胃下垂症　胃痙攣　胃酸過多症　胃潰瘍　腸炎（腸カタル）　下痢　便秘　腸閉塞（イレウス）　虫垂炎　胆嚢炎　胆石症　肝炎　黄疸　腹膜炎
泌尿・生殖器／78	膀胱炎　尿道炎　前立腺肥大症　陰萎（勃起障害，ED）　遺精
代謝・栄養／83	脚気　貧血　バセドウ病，慢性甲状腺腫　糖尿病
運動器／87	肩こり　五十肩　急性・慢性関節炎　膝関節炎　急性関節リウマチ（リウマチ熱）　関節リウマチ　腱鞘炎　腰痛症
神経・精神／95	脳出血　脳貧血　脳充血　癲癇（てんかん）　神経症（ノイローゼ）　ヒステリー　不眠症　頭痛　顔面神経麻痺　顔面痙攣　間代性横隔膜痙攣（吃逆）　三叉神経痛　後頭神経痛　尺骨神経麻痺　橈骨神経痛　肋間神経痛　坐骨神経痛
産婦人科／112	無月経　月経不順　不妊症　冷え症　更年期障害　妊娠悪阻　乳汁分泌不全　乳腺炎　子宮内膜炎
小児科／121	ひきつけ　夜泣き　夜尿症　吐乳，消化不良症　小児麻痺　小児喘息　百日咳
眼科／128	麦粒腫（ものもらい）　結膜炎　虹彩炎　白内障　緑内障　眼精疲労
耳科／134	中耳炎　耳鳴と難聴　めまい（眩暈）
皮膚科／137	蕁麻疹　湿疹　癤・癰・疔　瘭疽　凍傷（しもやけ）

参考文献一覧 ……………………………………………………………… 143

索　引 …………………………………………………………………… 145
　　一般索引　145
　　経穴索引　148

補 新旧経穴の標準化について ………………………………………… 153

はじめに

■ お灸と健康 ■

　筆者が40歳代半ばの頃，鍼灸専門学校の校長であった．その時代には激務と寝不足によりよく風邪を引いていた．鍼灸学校の校長が風邪ばかり引いているのでは恥ずかしいと，医薬品に関与していたので薬をよく飲んだ．当時，霊芝がはやっていた．免疫力を高め癌に効くといわれ，免疫力を高めることで風邪も引かなくなると思い，医薬品会社が製造販売しているものを求めた．数年間試してみたがそれほどの効果はなかった．"免疫力を高める"から，かつてお灸の実験をしてリンパ球が増加したことを思い出した．その実験結果では，施灸により白血球が増加しはじめ2〜3時間後には20％ほど増加した．当初は，白血球のうち好中球が増加し，施灸を継続してゆくと反比例的にリンパ球が増加すると報告した．

　そこで，自分自身でお灸を継続してみようと思い立った．まず仕事上の苦痛であった飲酒後の不快症状の解消である．お酒は嫌いではなかったが弱かったので，少し量が進むとそのあとが困った．アセトアルデヒドの解毒が進むように肝臓の部位（期門穴）を中心に施灸してみた．一番自覚できた変化は排尿回数である．それ以前は宴会後帰宅まで尿意を催さなかったが，施灸した場合は数回，排尿をして帰宅後は随分楽であった．また翌日の右季肋部の苦痛もなかった．

　若い頃不整脈があり，房室ブロックと診断された．寝不足になるとときどき脈が結滞して気分が悪い．調べると左胸部の第5肋間，心尖に近い部分で乳頭の内側に圧痛があった．この圧痛部に施灸した．次に胃腸を考え，上腹部の中央の中脘穴や臍の両側の天枢穴，大横穴に施灸，下腹部の施灸では臍から恥骨結合の間を5寸として気海穴（臍下1.5寸），関元穴（臍下3寸）に，便通には左腹結穴中心に，また慢性虫垂炎があり虫様突起が腹壁に癒着し，牽引痛があるので，マックバーネー点付近の圧痛部へ施灸した．

　さらには足も冷えるので足関節内側部，内果の上3寸の三陰交穴，内果とアキレス腱の間で動脈拍動部にある太谿穴（腎経の原穴），内果の直下1横指の照海穴などに施灸をした．施灸部位を図1に示す．

　これらの全部位を同時に施灸するのではなく，上腹部，下腹部，足部の3部位に分け，3日ごとに1部位ずつとし，各穴3壮として施灸を継続している．

　3日ごとに施灸するのは，「Ⅳ．灸刺激とEBM」で後述するが，白血球は増加しはじめて4日ほど持続し

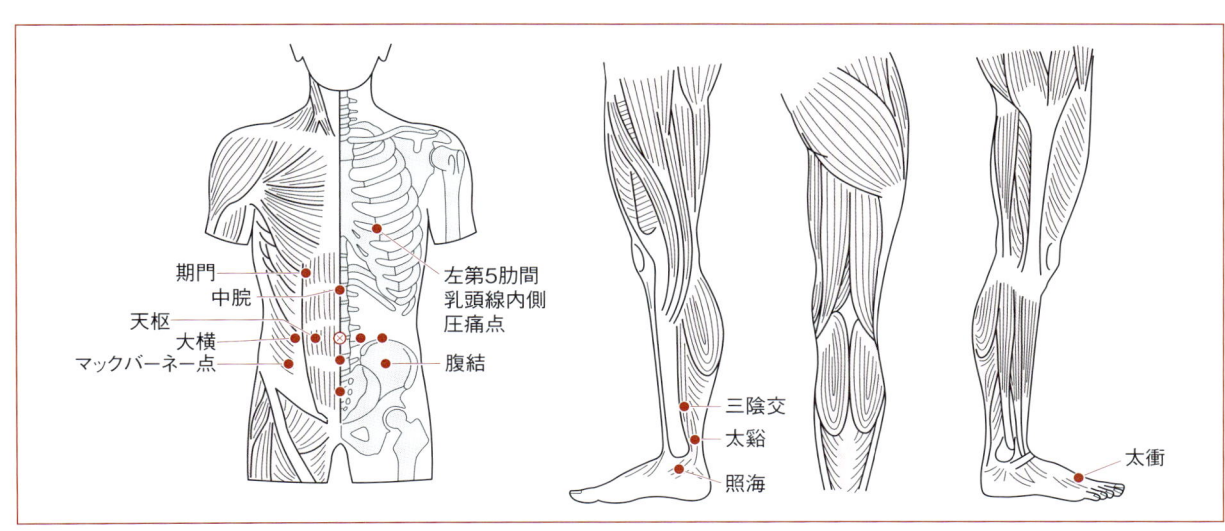

図1　不整脈・慢性虫垂炎などに用いた施灸部位の例

て後，元の数値に復することから，効果を持続させるためであった．この状態を維持することで，風邪などの感染症に対する抵抗力を保持できている．実際，霊芝を服用しなくても風邪を引きにくくなり，引いても軽くて早く治癒するようになった．

■ 直接灸と間接灸 ■

灸療法には，直接灸と温灸のような間接灸があるが，白血球を増加させるためには直接皮膚上に艾（もぐさ）を立て点火し，皮膚に小火傷を起こさせなければ効果は少ない．小火傷という体表の侵襲が引き金となって血液性状が変化すると考えられる．したがって，最初は生体が侵襲に対して好中球を増加させるが，感染でないと判断して漸減して行き，次に抗体を産生し免疫力を亢進するリンパ球が反比例的に増加することになる．施灸を継続してからは，筆者は現在も風邪，扁桃炎などに罹患しにくい身体を維持している．

「西洋医学は病気を治し東洋医学は病人を治す」といわれる．しかし東洋医学が病人を治せるかと言えば必ずしもそうでない．ただ治療法として，まず全身的に病人の体調のアンバランスを整え，次に直接の苦痛である局所症状の改善ができるように期待する手法が，全人的といわれる所以である．

■ 鍼治療と灸治療 ■

鍼治療は，全身を廻っているとされる経絡（12正経，8奇経）を用いて，体のコンディションを整える方法である．すなわち，経絡を流れている気・血がスムースに循環せずに滞り支障を生じた場合，四肢の五行穴を用いて「虚すればその母を補い，実すればその子を瀉す」（治療法則）により，支障の生じた経絡を調整することを目的としている．

灸治療は経絡の調整ではなく，気血が滞り，その反応の現れている経穴自体を探し施灸する．「ツボは効かせるものである」と言われるように，同じツボを用いても，そのときの病態・部位によって反応の現れ方が異なる（3壮で発赤したり，10壮でも発赤しないなど）ので灸の壮数が変わる．刺激の目安はツボの周囲が発赤するまで施灸する．「陽先陰後」といい陽を先に陰を後に，また上から下への順にという「上先下後」という施灸ルールがある．

■ 予防医学とお灸 ■

一般に体調不良や病気と感じても，初期の状態では病院・医院に行く人は決して多くない．たいていは苦痛に耐えきれず進行期になって診察に行くから治癒が長引き医療費もかさむ．予防からはほど遠い．病気の再発や感染症予防の観点からは，再発・発生防止への取り組みは比較的可能である．しかし本当の予防医学の立場で，前駆症状を察知して，これから発症する疾病をケアすることはなかなか困難である．高齢者においては病気が増える一方で減ることはなく，特に高齢社会といわれる今日においては医療費がかさむ．このような状況の中で「未病治」としての灸療法を奨める必要がある．これは鍼灸を生業とするものがより積極的に普及しなければならないと痛感する．

灸療法のメリットは，経済性に優れ簡便手軽で容易に使用ができ，しかも安全である．疾病予防の効果も得られ，セルフケアとして誰もが利用可能な方法である．このような予防方法は他に類を見ない．またデメリットには，熱い，瘢痕ができる，美容上に問題が残る，また掻き毟ると化膿する，などがある．しかし小さい艾を用いればこれらはほとんど解消される．瘢痕ができても差し障りの少ない仙骨の部位（原式腰部8点灸）に施灸すればよい．ツボの一般作用としての白血球の増加や循環改善作用など，生理的な効果が期待できる．

予防の根本は人々が病気にかかりにくい体の状態を常に保つことである．したがって，リンパ球を増加させることができる施灸の継続こそが免疫力を高めた状態を維持できる簡便な予防法である．鍼灸を学ぶ学生諸君の十分な理解と普及への努力を期待する．

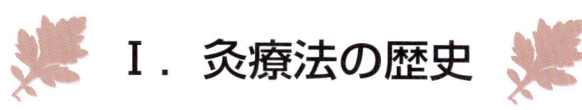

Ⅰ．灸療法の歴史

1．中国医学の歴史

　古代の中国医学の起源には，『黄帝内経』，『神農本草経』，『傷寒雑病論』という3つの系統がある．『黄帝内経』は医学の理論と鍼灸術（医療の原典），『神農本草経』は薬物の原典，『傷寒雑病論』は薬物療法（漢方薬）の原典として知られている．東洋医学の原点といわれる『黄帝内経』（前B.C.206～A.D.220 漢時代に体系化）素問の異法方宜論篇には，「東方の地は海浜に面し，腫れ物などが多く，砭石（へんせき）による外科的療法が，西方は山岳地帯で薬物療法が，北方は高原で寒く（地高陵居　風寒氷冽）灸治療が，南方は鍼が，中央は按摩術が各々発達した」と述べられている．

　広大な国土で各地域の特徴（風土病，食物など）により適した医術の発達がなされ，異なった医療ができたものと解される．霊枢に具体的な刺鍼・施灸の方法が記されている．腫れ物を治す砭石は鍼のオリジンとされており，九鍼の一種には手術に用いるメスのような鍼があり，鍼治療は将に外科的療法である．またお灸も同様で，日本では，灸は古くは外科療法の1つとして用いられたらしく，武士が戦場で受けた創傷の治療法として施灸したとされ，また傷口からの感染防止のために施灸したようである（鍼灸 osaka, VOL1 (2), 1985）．

　562年呉の知聡が薬書，『明堂図』等を携えて来日して刺鍼の術，ヤイト（灸）をわが国に伝えたのが鍼灸伝来の最初とされている．

　『外台秘要方』（王燾）は750年頃，唐時代以前の医書を集めたもののようで，巻第39に明堂灸法七門として灸療法が記載されている．

　『黄帝明堂灸経』は北宋時代『太平聖恵方』（992？）の第100巻に収められた灸法の経書である．元時代（1311）の竇桂芳（とうけいほう）によって後に鍼灸四書の1つとして著されたようである．内容は灸法の経験を集めたもので，灸の経穴部位，施灸順序，壮数，主治症などが記載されている．たとえば，経穴部位の取穴に際して基準になる髪際について，前・後の髪際不明の場合は，「前髪際の決め方は両眉間の中心を直上すること3寸，後頭部髪際の決め方は大椎を直上すること3寸をとって髪際と決める」と記されている．施灸順序として「陽先陰後，上先下後」や「頭と四肢には多壮灸をしてはいけない」等と記されている．

2．日本のお灸

1）医心方から江戸時代

　医心方（984）第2巻鍼灸の中に灸禁法第四として，具体的に「頭維は禁じて灸すべからず」とし，脳戸，風府，瘂門，耳門などは禁灸穴として記され，また玉枕は「人の音声に関係し病無いとき灸すべからず，あるとき灸50壮す可し」などと記されている．また灸例法第六には「凡そ灸するには，當に陽を先にし，陰を後にし，上を先にし，下をあとにす」

と施灸の順序も記されている．

　僧侶が医療職（平安時代以降）を兼ねている時代には，布教時に特効穴を利用した施灸をして病気の治療を行っていたようである．その名残が弘法大師の灸（九燿灸など）として広められ，秘伝灸，名灸などが現在でも伝承されている．

　その後『鍼灸抜粋大成』（岡本一抱：1655〜1716）には，艾の製法，刺激量，補瀉，灸穴部位などが記載されている．また後藤艮山（1659〜1733）は灸療法を賞用している．著書に灸の専門書である『艾灸通説』などがある．

　また，堤泰俊が『鍼灸抜粋』，『鍼灸経験方』などから灸書としてまとめた『秘伝灸穴集』（1744）があり，取穴法，施灸法を述べている．

　江戸時代には，お灸は伝統医療として広く庶民に浸透していた（口絵1）．地方に医療機関も少なく，薬も簡単に購入できないなど，農村ではお灸がよく使われていた．

2）明治以降

　明治7年に医制改革がなされ，従来の漢方を中心とする医療制度から，蘭方，すなわち西洋医学を中心とする医療制度へと大きく変換された．その結果，従来の医療の本道であった漢方・鍼灸療法は本道からはずされ虐げられる運命を辿った．鍼灸療法が今日まで継続されたのは，杉山和一らが行った，鍼灸療法を視力障害者に伝承してきたことによる所が大きい．

　また第二次大戦後では，GHQにより旧省令は廃止され，昭和22年12月に新憲法に移行し，あん摩，はり，きゅう，柔道整復術等営業法が制定された．そして，学校教育（厚生省の養成機関としての専門学校）による養成を条件として現在の形に発展してきたといえる．

　最近，日本では直接灸に用いる艾の製造過程も細分化され，種類も多く，品質の良い艾が製造されている．それに伴い，日本ではまた，間接灸（温灸）も，一般消費者向けにいろいろと考案され，発展してきている．

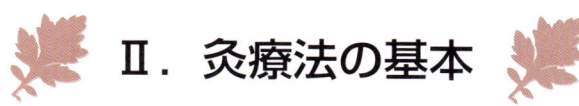
Ⅱ. 灸療法の基本

　灸術の定義として,「灸術とは一定の方式に従い,人体の表面より艾特有の温熱的刺激を与えて,生活機能の変調を整えるとともに抵抗力を増進して,疾病を治療もしくは予防するところの医術である」(山崎良斉)と言われてきた.この定義が,大阪府鍼灸師養成機関の発足から昭和60年代までは教育上よく使われていた.

　ここでいう「一定の方式」とは,施灸方法の順序で,手指等術者が消毒の後,ツボに灸点をつけ,患部の消毒をして,適当な大きさの艾炷を立て,線香で点火して,最後にその灰を除き消毒をして終わる一連の流れである(図2).

1. 艾について

1) 艾葉

　① 艾(もぐさ)の葉は植物学上キク科の一種ヨモギであり,山野に自生し,通常30 cm～1 m余りに達する.葉はキクに似て表面は青く,裏面は灰白色の柔らかい毛が密集している.

　② 艾の製造方法は,4～5月(旧暦)頃,ヨモギの若葉を採り,十分乾燥した後,石臼でよく挽き,葉の中に含まれた粗雑物を,篩にかけ取り除いて製造する(図3).

　③ 艾は,その質が柔軟で,淡黄白色をし,しかも粗雑物を混入せず乾燥もよく,点火すれば燃焼が容易で中途で消えることがなく,火熱が緩和なものが良好である.

　④ 艾葉の含有成分には,水分,炭水化物,繊維,蛋白質,脂質,無機質などがある.そのほか精油やタンニン酸があり,灸には有用な成分である.精油(0.02％)の大半はeucalyptol(ユーカリ油)で,その他,ツヨン,テルペン類が含まれていると報告されている.

　艾の主な抽出成分は,小林によるとヘプタトリヤコンタン($C_{37}H_{76}$)とタンニン酸であり,テルペン類はほとんど検出されなかったとしている.火熱が緩和で良好な艾はヘプタトリヤコンタンが多く含まれ,タンニン酸が少ないものであると報告している.

　日本の艾(もぐさ)は,歴史的には栃木県下野の伊吹山を産地とするヨモギから製造されたものが良質とされた.江戸時代になり,滋賀県の伊吹もぐさが有名になり,艾の本場が近江(滋賀県)に移ったとされている.

2) 艾の種類

　① 艾には散艾(ちりもぐさ,ちらしもぐさともいう)と切艾(きりもぐさ)の2種類がある.図4の散艾は専門家用で,切艾は素人用である.

　② 散艾は精製した艾をそのままで使用する.施灸する場合は適宜の大きさ(米粒大の円錐形)にひねって使用する.

　③ 切艾はタバコのように艾を紙に巻いて,細長い円柱状を作り,これを10個に切ったものである.これに大切,中切,小切の別がある.

● お灸の一定の方式

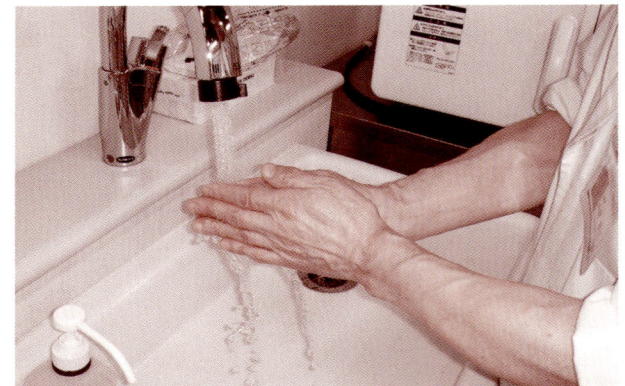
① 施術前の手洗い

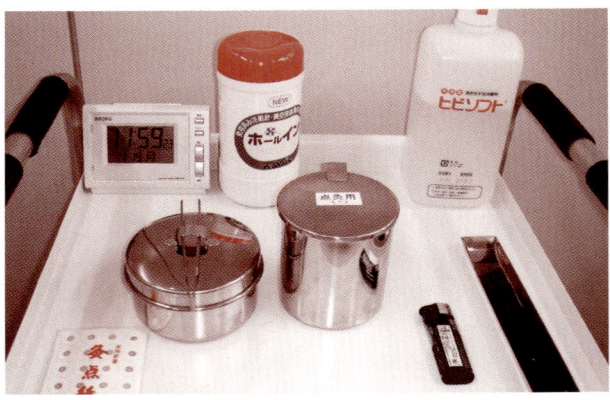
② 施術用具

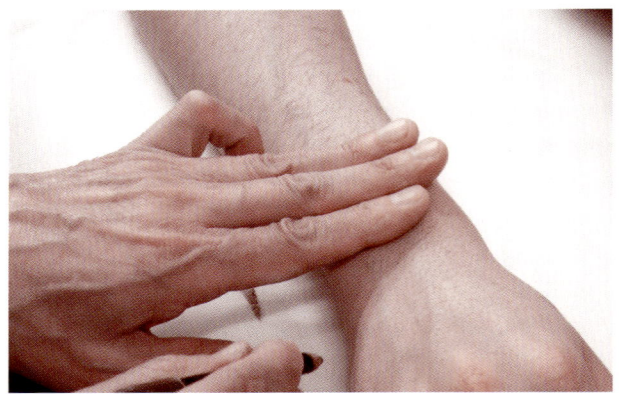
③ 取穴する

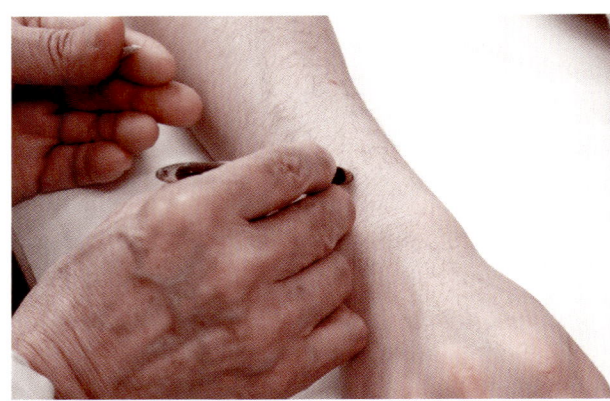
④ 施灸部位に灸点を付ける（おろす）

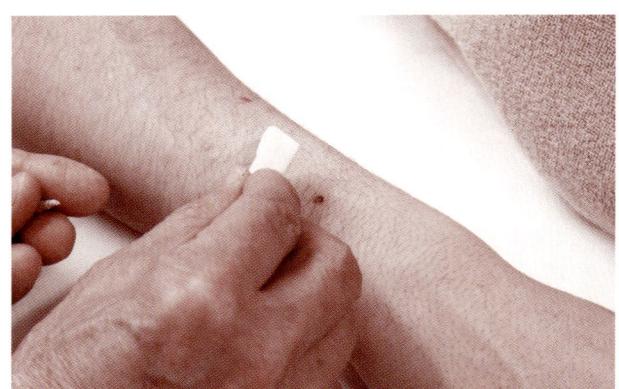
⑤ 施灸部位を消毒する

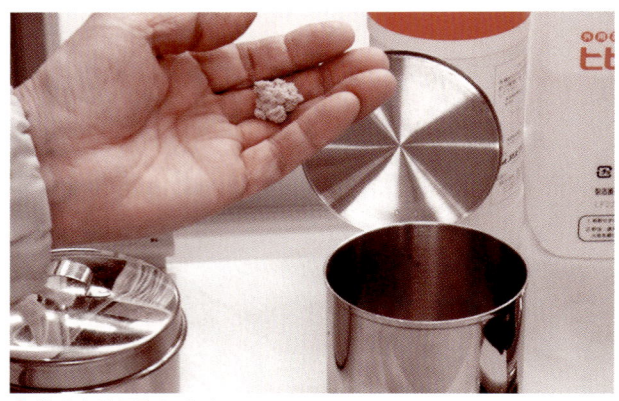
⑥ 散艾を適量取り出す

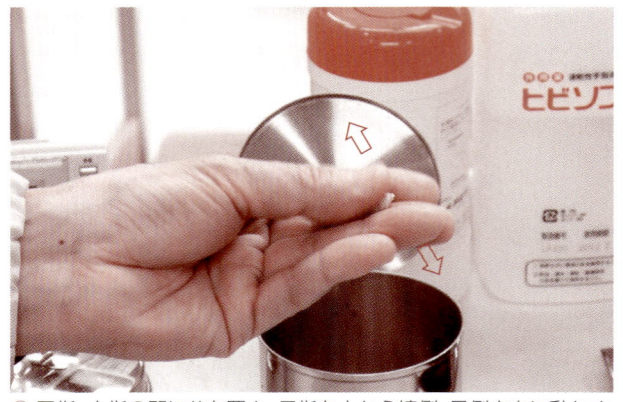
⑦ 示指, 中指の間に艾を置き, 母指を上から橈側, 尺側方向に動かす

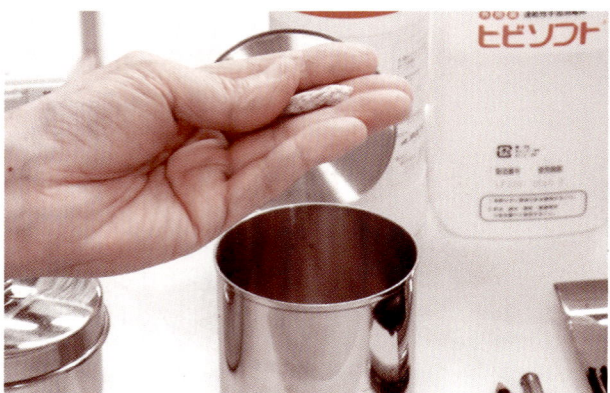
⑧ 母指操作で艾を棒状に作る

図2　お灸の施灸方法と順序

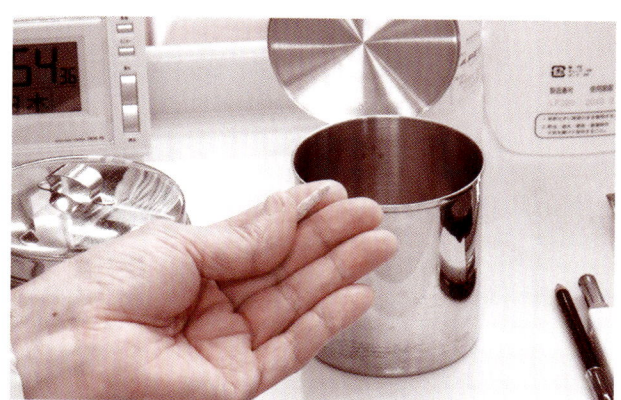
⑨ 棒状艾を徐々に細くする

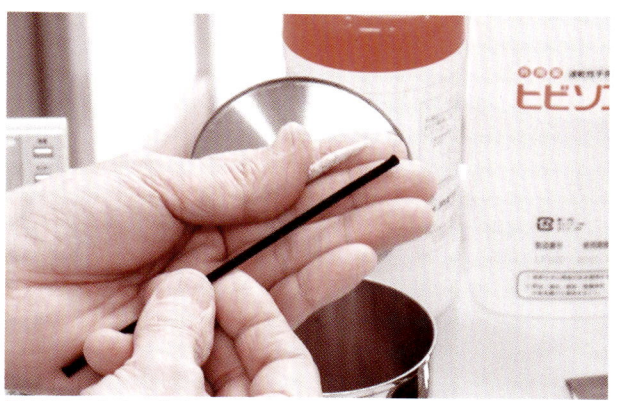
⑩ 線香の太さに棒状にもみ出す

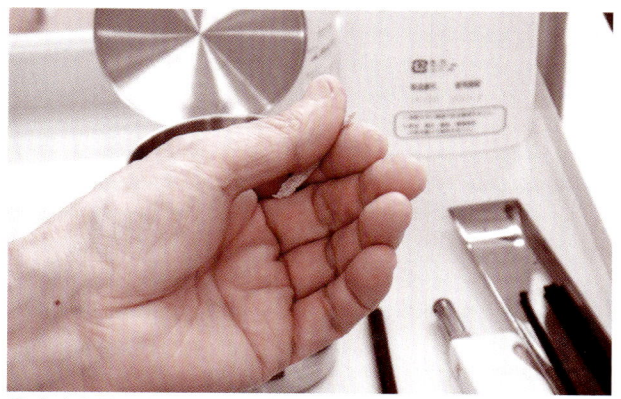
⑪ 太さ2.5～3mmの艾の尖端を円錐状にする

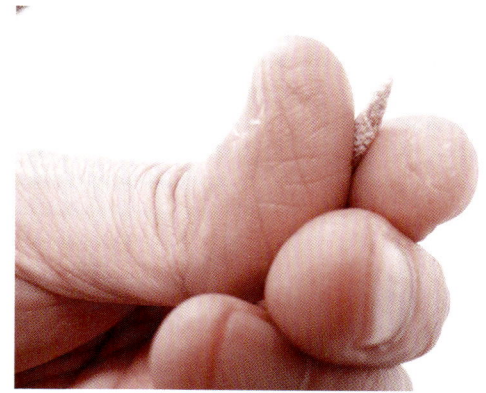
⑫ 艾尖端を円錐状にし，米粒大にひねり出す

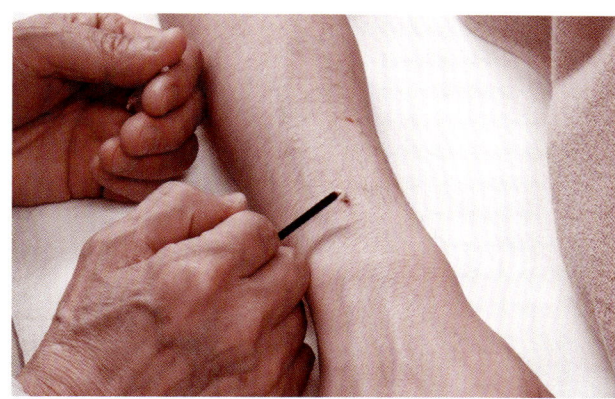
⑬ 艾炷を灸点に立て，線香で点火する

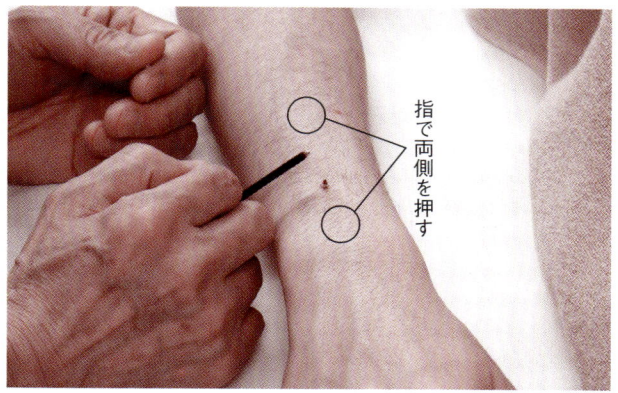
⑭ 約八分燃えたときに（灸点の両側を）母指，示指で押す

指で両側を押す

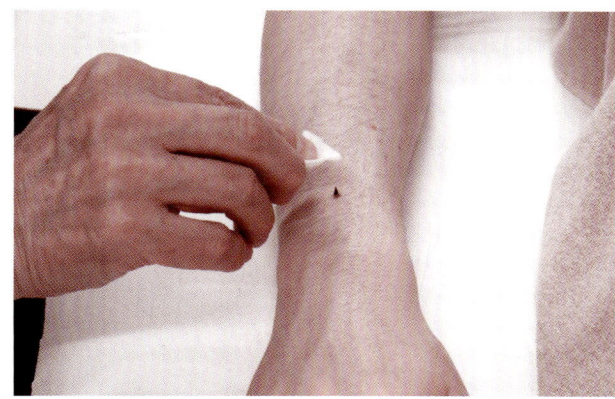
⑮ 綿花で灰を除く

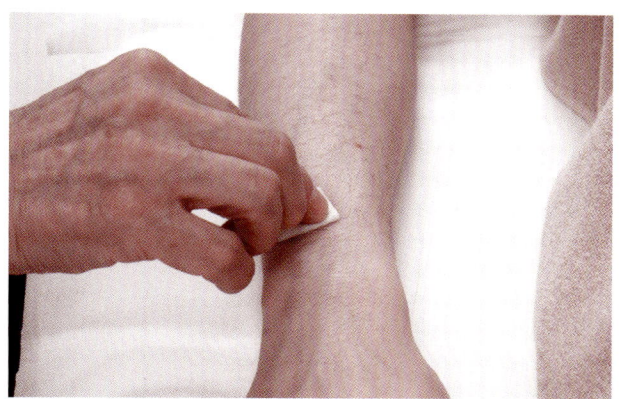
⑯ 施灸後の消毒をする

Ⅱ．灸療法の基本

製造工程	
一番臼	一番＋長どうし
一番＋二番臼	一番＋二番臼＋長どうし
一番＋二番臼＋仕上げ臼	一番＋二番臼＋仕上げ臼＋長どうし

図3　艾の製造工程

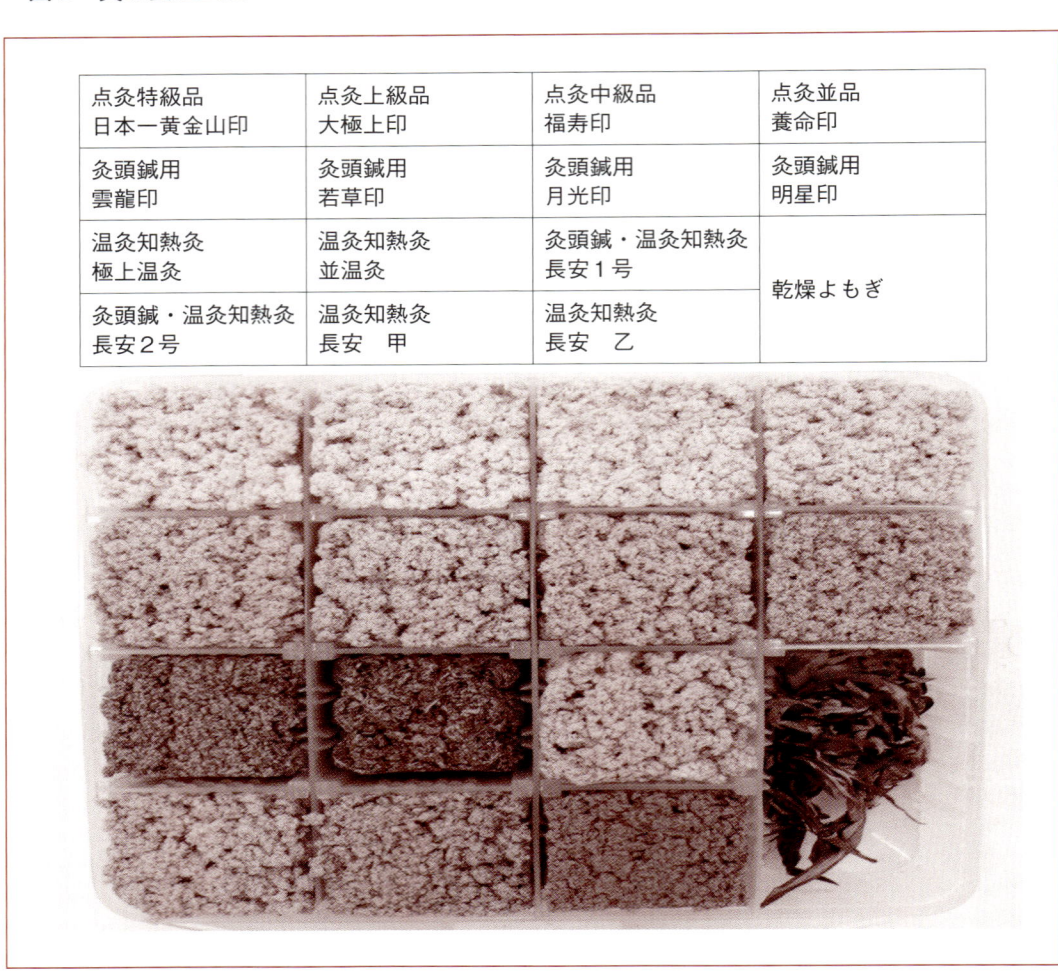

点灸特級品 日本一黄金山印	点灸上級品 大極上印	点灸中級品 福寿印	点灸並品 養命印
灸頭鍼用 雲龍印	灸頭鍼用 若草印	灸頭鍼用 月光印	灸頭鍼用 明星印
温灸知熱灸 極上温灸	温灸知熱灸 並温灸	灸頭鍼・温灸知熱灸 長安1号	乾燥よもぎ
灸頭鍼・温灸知熱灸 長安2号	温灸知熱灸 長安　甲	温灸知熱灸 長安　乙	

図4　艾の種類

3）艾の保存法

① 艾を購入したときは，一時使用するもの以外は有蓋の箱または硝子瓶に入れて密封し，湿気を避けて保存する．

② 日常使用する艾は，手頃な箱または硝子瓶に入れて使用し，湿気を防ぐ．殊に梅雨期には注意しなければならない．湿気のあるものは天日干しすると良い．

4）艾の大小

① 艾炷とは散艾を軽くひねって円錐型に作り，透熱灸に用いる．通常，大きさを半米粒大，米粒大，麦粒大の3種類としているが，稀に豌豆大のものを使うことがある．
② 切艾は艾を筒状の細いタバコ様に巻いたもので，大切，中切，小切の3種類がある．大切は約豌豆大に相当し，中切は麦粒大に，小切は米粒大に相当する．江戸時代にはお箸で切艾を挟み，炭火に直付けして，皮膚上においたようである（口絵2）．

5）線香

線香は椨の樹皮・葉を粉末にし，直径2.5～3mmの太さに作られたもので，硬く折れにくい無香料のものがよい．

2．灸術の種類

灸術は艾をひねり，適当な大きさの艾炷をつくり，直接・間接的に皮膚上のツボに置き，線香で点火して燃焼させ，温熱刺激を与えるものである．これには灸痕を残す有瘢痕灸（直接灸）および灸痕を残さない無瘢痕灸（間接灸）の2種類がある．

1）有瘢痕灸（直接）

(1) **透熱灸**：直接灸として臨床において常用する手技で，上質の艾を一定の大きさ（米粒大等）にひねり皮膚上の灸点に置き，線香で点火し灸痕を残す施灸法である．
(2) **焦灼灸**：組織破壊を目的にイボ，魚の目などの治療に用いる．通常多壮灸で，完全に焦がしきるように用いる手技である．
(3) **打膿灸**：母指頭大ほどの大きい艾で火傷をさせ，吸出し膏薬を貼り化膿させ，排膿を続けさせる灸法である．慢性疾患に用いる．

2）無瘢痕灸（間接）

(1) **隔物灸**：皮膚と艾の間に生姜やニンニクなどのスライスした物を置いて点火するので，灸痕を残さない施灸法である．
(2) **温　灸**：棒灸や知熱灸を用い，または電気温灸器で皮膚上に温熱を与える方法である．
(3) **薬物灸**：漆灸，紅灸，墨灸などで，薬物を混ぜた液を皮膚に塗布したり，その上から施灸したりする方法である．

打膿灸の発祥は『黄帝明堂灸経』に「灸瘡膿壊せざればその病癒えず」と言われ，灸瘡を発すると病気が治るという考え方があり，後に打膿灸に発展したとされる．

3．灸の基本実技

透熱灸は熱を深部まで透す灸であり，直接灸のうち鍼灸臨床の中で広く行われているものである．散艾を米粒・半米粒大にひねり出して灸点に立て，線香によって点火する方法

であり，灸術の基本である．

　養成学校における灸実技では，初期の訓練法として碁盤線を引いた板や用紙などを用いて，米粒・半米粒大の艾炷をひねり出し，一定時間を定めてその板上に何壮立てられるか，連続して何壮点火できるかという訓練をする（図5）．

　わが大学ではさらに学生各自がこれら上達の成果を自ら確認できるように写真のような温度センサーを用いてコンピュータ管理のもとでグラフ化して，リズミカルな間隔で設定温度の一定幅内に艾燃焼温度のピークが入るように実習している（図6）．艾の大きさや重さを均一化して一定の温度（80℃，60℃，40℃など）の艾炷を自在に作製できるよう訓練している．

1）米粒大とは

　「米粒大の大きさ」と言っても，術者により大きいものから小さいものまで艾炷の大きさも種々あり，筆者は実態を調査することにした．全国にある鍼灸専門学校から10校を選び，その学校の灸実技担当教員に米粒大の艾炷を各10壮作ってもらい，その高さ，底

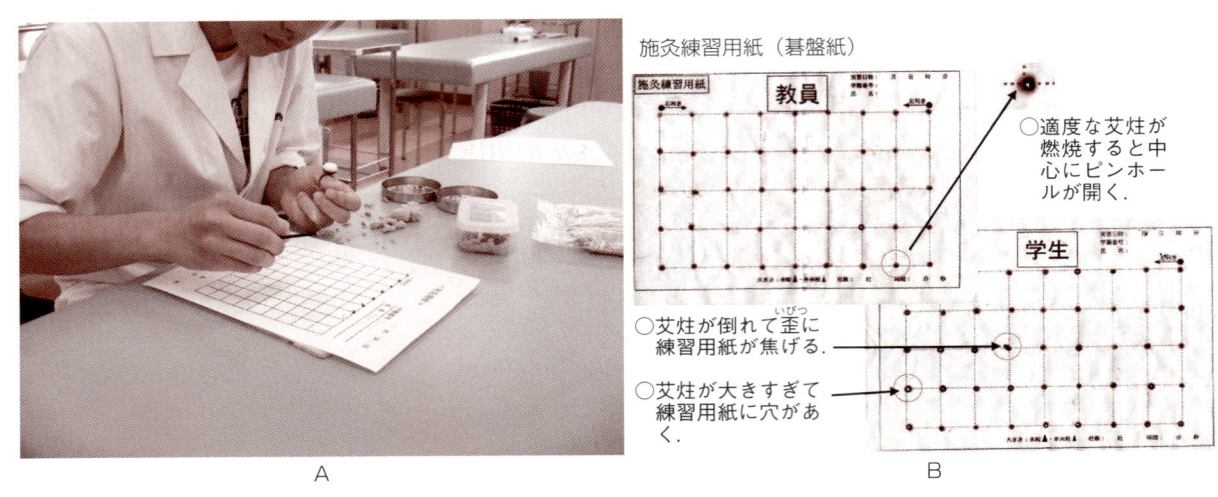

図5　碁盤紙による練習（A）と良い例（教員），学生の例（B）

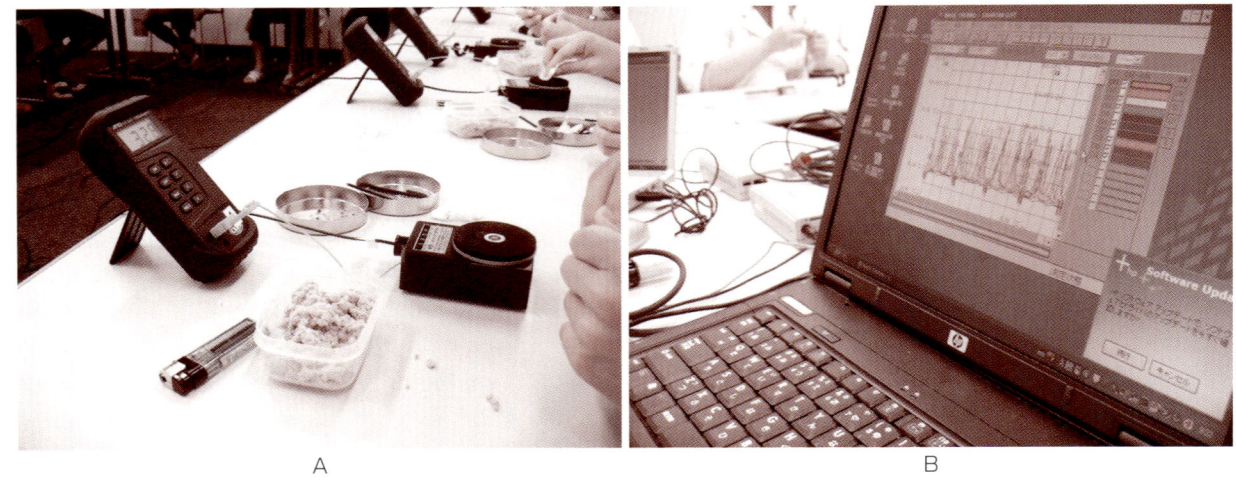

図6　温度センサー（A）と温度センサーのPC波形（B）

辺の直径,重量を計測した(図7).その調査の結果は,米粒大の艾炷の平均としては,高さ5～6mm,底辺の直径2.5～3.0mm,重さ1.35mgであった(図8).

施灸法としては,「軟らかくひねって熱が緩和に感じられる灸」が良い手技である.したがって,図8-Dの9.2mg, 11.3mgの小さい艾炷で,13.5mgのものより温度が高いのは,硬く小さくひねったためで,瞬間的に熱く感じられる.よくない手技と判断される.

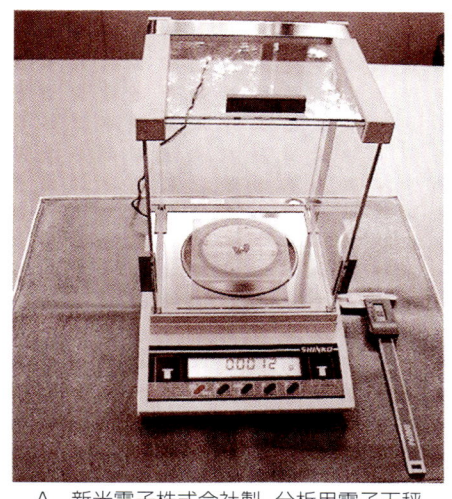

A. 新光電子株式会社製,分析用電子天秤 SH-220R:最大分解能0.1mg

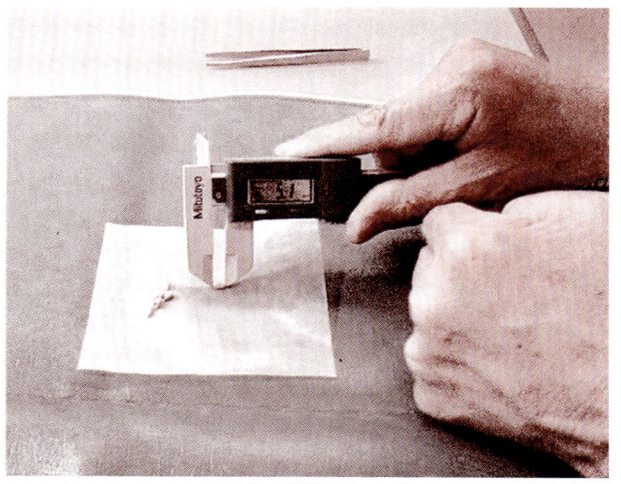

B. ミツトヨ製作所社製,デジタルノギス Digipa:最大分解能0.1mm

図7 艾炷の重さの測定器具(A)と長さの測定器具(B)

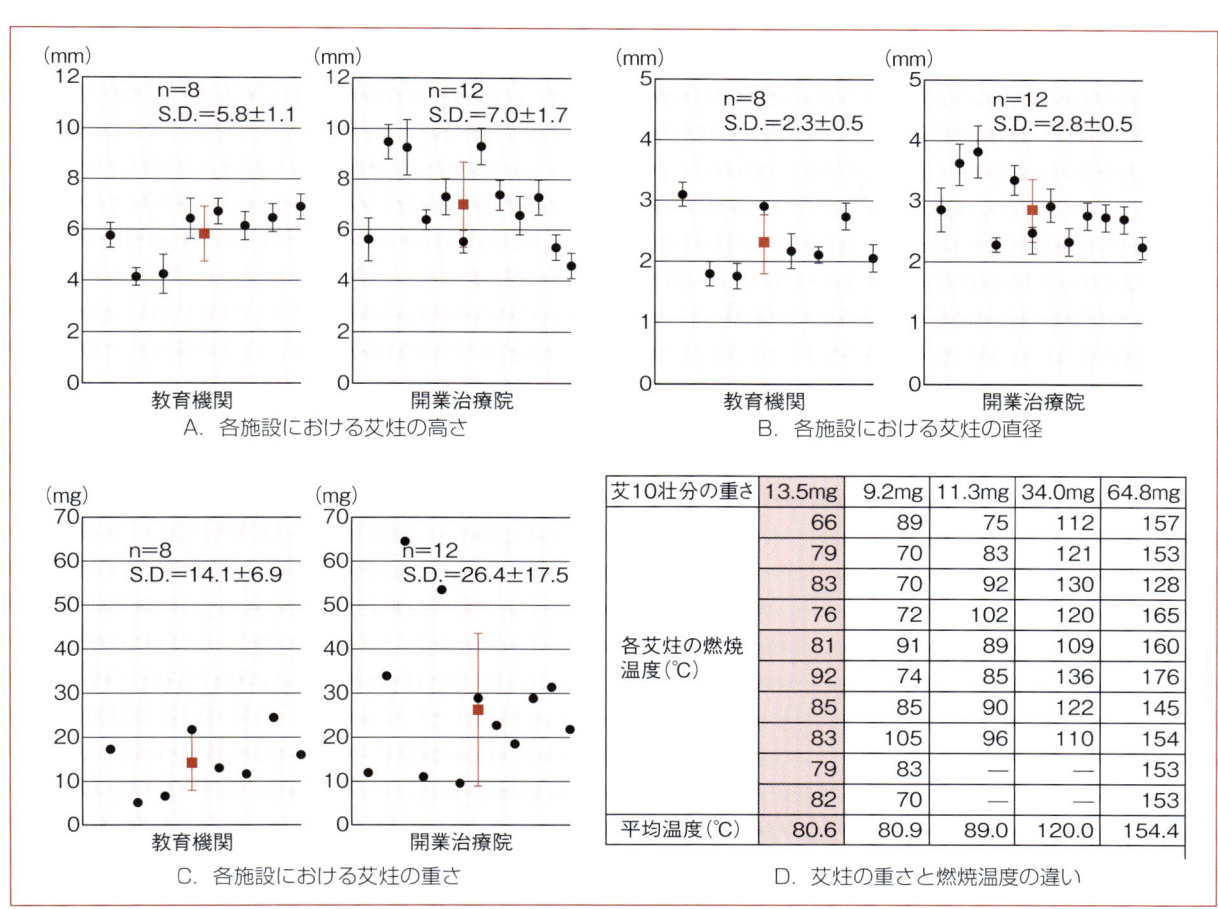

図8 艾炷の高さ・直径・重さの調査結果と艾炷の燃焼温度の違い

Ⅱ.灸療法の基本　11

当時，筆者は試験委員をしていた．そこで大阪府における鍼灸師資格試験委員会（昭和50年代〜平成3年頃まで）に提案して，「米粒大艾炷の大きさを底辺直径：2.5〜3.0mm，高さは底辺の1.5〜2倍の円錐形である」と決めた．これらの経緯から，当時大阪の鍼灸専門学校4校では，実技教育の申し合わせとして米粒大艾の大きさを底辺の直径：2.5〜3.0mm，高さ：5〜6mm，密度が熱さと関係するので重さ：約1.4mgの円錐形であるとした．その後，全国の鍼灸師養成学校の教員研修会における「実技教育のシンポジウム」において，米粒大の艾炷についての共通理解を得られている．

2）知熱灸や八分灸について

散艾を用いて皮膚に温感を得る間接灸の1種であるが，次のような手技がある．

① 知熱灸は直接灸の1つで，瞬間灸とも言われ，また間接灸に属する七分灸などを指したものとされている．小豆大，大豆大の艾に点火し，熱感を感じたと思われるとき，指頭またはピンセットで艾炷を取り去る．指頭で押し消すこともある（森　秀太郎・責任編集：鍼灸医学辞典．医道の日本社）．

② 瞬間灸については上質艾を用い糸状大の艾炷に点火し，その燃焼が皮膚に及んだとき，指頭で押し消して瞬間的な刺激を与える方法である（木下晴郎：鍼灸学原論．医道の日本社）．

③ 八分灸は一般に米粒大の艾炷に点火し，八分（80％）まで燃焼させて熱感を感じたと思われるとき，指頭で艾炷を取り去るか，指頭で押し消して温熱刺激を与える方法である．

知熱灸については鍼灸師によって認識の違いがある．そこでアンケート調査を行った結果は図9のようである．

知熱灸については，このように七・八分灸で熱感を感じるものや，糸状灸で瞬間に消すものなど，統一されていない．

知熱灸として関西でよく行われていた手技は施灸時に母指と示指で艾炷を挟むようにして，空気を遮断するように徐々に加減して燃え尽きると同時に消火する手技であった（筆者はこの手技を本来の知熱灸と考えている）．この手技は透熱灸として熱さをごく少なくするもので，熱さを少し感じる程度にする手技として小児などにも利用する施灸法である（図10）．

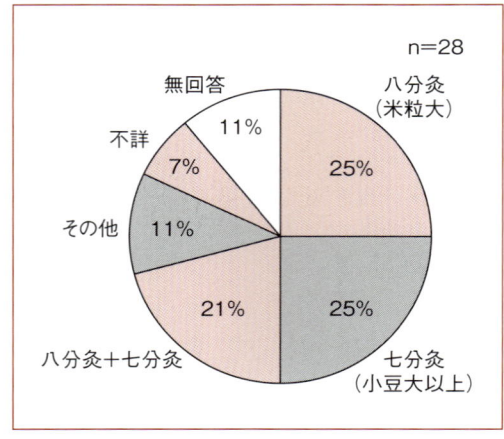

図9　知熱灸の認識の違い

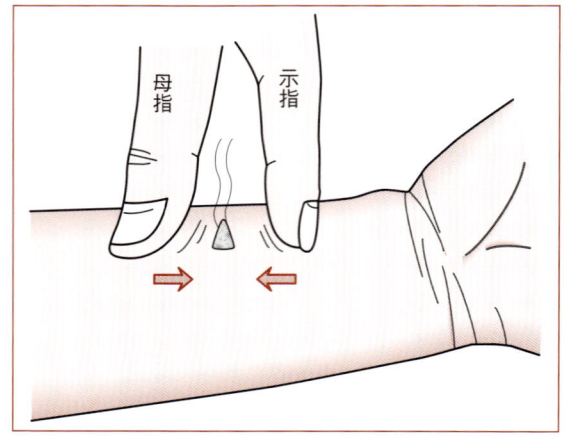

図10　指で挟むようにして空気を遮断する

3）熱さを緩和する施灸法

　灸の普及には灸痕が残るので困ることもあるが，いかに熱くなく気持ちのいい施灸をするかが大切である．方法を示す．

　　① 艾炷は決して米粒大より大きくせず，ていねいに施灸する．
　　② 灸をすえるとき，艾が八分（80％）程度燃えた頃に艾炷の両側を母指と示指などで圧迫する（お灸の一定方式，図2-⑭）．
　　③ 艾炷を作るとき，艾を軟らかくひねり，決して硬くひねらないように心がける．硬くひねった艾炷は熱さが長く持続するのでより苦痛となる．

4）壮数と刺激の強弱

　灸の刺激量を決定するのは，艾炷の大小，硬軟および壮数の多少によるが，米粒大を用いた場合，だいたいの標準は次のように区別している．

　　① 強刺激とは，米粒大の艾炷を硬くひねって，15～20壮（多壮灸）を施灸する．（麦粒大で同様に多壮灸をする場合がある）
　　② 中等度の刺激とは，米粒大の艾炷を中等度にひねって，7～10壮を施灸する．
　　③ 軽度の刺激とは，半米粒大の艾炷を軟らかくひねって，3～5壮を施灸する．
　　④ 極めて軽い刺激とは，ゴマ粒大や糸状灸として軟らかくひねり，2～3壮が用いられる．

5）副作用と灸あたり

　刺激量が過剰になるか，施灸が未経験の場合，「副作用」として発熱，灸あたりを生じることがある．「灸あたり」の症状は全身倦怠，熱感，のぼせ感，頭痛や食欲不振などである．

4．灸の体表に及ぼす影響

　　① 灸術といえば透熱灸が一般的で，皮膚に一種の火傷状態（灸的現象）を生じさせ，継続施灸により灸痕を残すものである．しかし灸は単に小火傷による炎症を起こすものとは異なる生体反応を生じる．
　〔初期には炎症症状を呈するが，長期の施灸では炎症の有無をチェックする血液検査項目のCRP値（27頁を参照）は上昇せず，生体は炎症とは認識していない〕
　　② その軽度なものは局部に発赤ができ，また熱痛を感じるが，やや強度な場合には水疱ができる．さらに強度なときは，表皮や真皮の一部が壊死し，滲出物の凝固したもので痂皮をつくる．最も強い場合には，皮膚は黒褐色となり炭化する（それぞれ火傷のⅠ～Ⅳ度に相当する）．
　　③ 灸痕は火傷状態から次いで壊死となる．なお化膿するときは灸痕が拡大する．そして日が経つとともに痂皮を形成する．やがて痂皮は脱落して，下層には新しい瘢痕組織ができて皮膚は正常に回復する．

5．施灸上の注意事項

　　① 施灸する場合はまず入念に診察し，適応症であるか否かを考える．性別，年齢，体質，疾病の軽重等によって，施灸部位および艾炷の大小，硬軟，壮数等刺激量を決める．

すなわち，処方を確定した後に所定の消毒を行い施灸する．
　② 施灸時の体位・肢位
　患者を最も自然な位置に寝かせて，身体を正しく保持して，施灸部（要穴）に灸点をつけ，艾炷を置き，線香で点火し，最初の1壮，2壮は燃え尽きる直前に艾炷の周囲を母指と示指で軽く押さえるようにする．重要なことは，灸点をつけた姿勢で施灸（座位で取穴すれば座位で施灸）することである．特殊な立位の場合は施灸中に脳貧血を起こす場合があり，注意を要する．
　③ 術者は適当な位置（右利きでは仰臥位患者の右側）に座し，姿勢を正し，雑談等はさけ，精神を落ち着け謹厳な態度で施灸しなければならない．
　④ 施灸室は関係法規に準拠して，室内を明るくし，エアコンなどで治療上の快適温度を保つように注意し，殊に寒いときには適度の温度に調整し，脱衣のまま施灸できるように設備する必要がある．
　⑤ 灸術は艾炷を燃焼させるものであるから，消毒の必要がないと思われがちであるが，感染のおそれがないわけではない．施灸の前後には規定の消毒法に基づき消毒を行わねばならない．
　古い文献には，頭と四肢の施灸は多壮すえてはいけない．もし多くすえれば頭がふらつき，めまいを生じると述べている．また岡本一抱は「灸壮数多少の法」として，各穴一律に何壮ではなく，病重いときには多く，軽いときには少なくてよい．また急病のときは多くすえてもよいと述べている．

6. 灸痕の化膿の原因

　① 灸痕部に生じる痂皮（水疱）を搔把することなどによって皮膚を破壊したために，その部より化膿菌が侵入し灸痕を化膿させるものである．
　② 灸痕がもし小指大を越えるときは化膿しやすい．これは施灸による火傷のため，その部に皮膚炎を起こした結果で，多少にかかわらず産生された分泌物が灸痕部の痂皮の下に貯留し水疱ができ，わずかの機械的刺激によっても容易にその痂皮と健康皮膚との境界部が破壊され感染により化膿しやすくなる．
　③ 個人により半米粒大や米粒大の施灸でも水疱を生じることがある．施灸部位が破壊されて細菌が侵入し化膿することがあるので，過剰刺激にならないように注意すること．

7. 施灸時の化膿の防止法

　① 施灸する場合は正しく同一点に，壮数を重ねなければならない．艾炷の位置がずれると灸痕は徐々に大きくなり，水疱を生じやすくなる．
　② 艾炷の大きさは半米粒から米粒大とする．半米粒から米粒大の灸痕は化膿することが少ない．これは，施灸による皮膚組織の損傷（小火傷）程度が軽く，炎症産物（滲出液）が微量で容易に吸収されるためである．すなわち，皮膚の再生が速やかに行われる．したがって，特別な場合を除いて艾炷は大きくしない．これは灸痕を大きくしないためである．
　③ 施灸部に生ずる水疱は，火傷程度（第Ⅱ度水疱性火傷）がやや強いために生じる．したがって弱い刺激の小さい艾で壮数を多くするなどの工夫がいる．水疱が発生した場合には小さければその上に施灸しても支障はなく，連日（数日間）施灸するとよい．

④　灸痕は掻破しないように注意を要する．もし誤って掻把したときは市販消毒薬や化膿止め軟膏などを塗布し，応急絆などを貼るように指示する．感染予防に十分留意する．

（注意）夏期は温度や発汗の関係上，水疱を生じやすい．施灸部に湿布する場合は特に水疱を形成しやすいので注意を要する．

8. 灸の禁忌部位と禁忌症

①　灸は艾炷を小さくして化膿させないかぎり，どの部位（禁忌部位は除く）に施灸しても支障はない．しかし水疱や瘢痕が生じる可能性があるので注意を要する．

禁忌部位は，顔面，前頸部，浅在する大きな血管および神経への直接灸であり，殊に眼球，睾丸および妊娠中の下腹部等である．

②　灸の禁忌症は伝染病，高熱疾患，高血圧や重篤な心疾患，悪性腫瘍，泥酔状態など，鍼の禁忌症とほぼ同一である．

9. 灸術の医療における意義

灸は，患者の疾病状態が機能亢進による疼痛や痙攣を伴うときには鎮静方向に作用し，また機能減弱による衰弱や麻痺の症状に対しては機能を促進させる方向に作用して，身体の変調を調整しバランスが取れるように働くといわれている（東洋的刺激療法の特徴）．また，疾病により機能亢進状態で充血している場合に，他の部位へ血液を誘導して消炎・鎮静させて調整することができるという本来の特徴と，熱刺激により生体に与える影響がある．

血液性状に与える影響（凝固，血糖，オプソニン等々）その他の血液動態，特に，施灸により，白血球が数時間後には増加して抵抗力を増進し，自然治癒力を高め，諸種の感染性疾患をも治癒させる作用があるとされている．これらは，灸研究をした諸学者の実験的研究の成果が示しているところである（芹澤勝助：鍼灸の科学（理論編）．医歯薬出版）．

10. 施灸の直接法と間接法

施灸は疾病の状態により，患部に施灸する直接法と遠隔部に施灸する間接法の2種類にその治療方針を分けることができる．さらに間接法は誘導法と反射法の2種類に分けることができる．

①　直接法とは，患部およびその近隣に直接要穴を求めて施灸する方針の場合である．その部の知覚神経より感覚中枢に刺激を伝え，一過性に交感神経を興奮させる．次に運動中枢より運動神経に伝達された興奮により，時間の経過とともに副交感神経を緊張させて，その患部の血管を徐々に拡張させる．血行を促進して循環を改善し，病的産物や滲出物などの吸収を促し，浮腫などを治す．さらに知覚異常，疼痛，痙攣および麻痺等を直接治癒させる目的に使用する方法である．

②　間接法とは，伝承によると2つに区分けされ，患部より離れた場所に治療点を求める方針の場合である．

　（1）　**誘導法**：患部の充血や炎症等を起こしたものに対して遠隔部に要穴を求めて施灸して，その部の血管，神経を刺激することによって，患部の血液を他へ誘導し，循環の改善，神経の変調を調節する目的で使用する．

たとえば，肘関節の外側上顆に炎症を起こしている場合（テニス肘），末梢の手に施灸するような方法である．また脳充血に対して四肢の末端（合谷穴など）に施灸する方法も習慣的に誘導法といわれている．

(2) 反射法：内臓諸器官およびその他の深在性病変に対して，直接施灸することが不可能な場合，その部位に関係のある神経幹，あるいは神経枝に相当する部位に要穴を求めて，間接的な反射を考慮して灸刺激を与える．

たとえば，胃病に対して背部の第7～11胸椎下の両側に現れる反応として「胃裏がこる」のような圧痛や硬結を感じる部位に施灸（胃の六つ灸）するような内臓→体壁反射[注]や，反対の体壁→内臓反射を考慮するものである．

> 注) 体壁への反射：
> 　内臓の痛み（胃炎による胃痛）は知覚枝を通り，脊髄神経節からその脊髄分節の①後角に伝えられる．胃病などにより後角のニューロン（C）が痛み刺激のため興奮し過敏になる（irritable focus-Mackenzie）と，そこに接続する皮膚分節の感覚（A）・自律ニューロン（B）に興奮が伝えられる．その結果，その脊髄分節の体壁（胃の六つ灸）に関連痛，こり，冷えなどの反応が現れる（石川太刀雄：内臓体壁反射，医学書院）．
> 　逆に施灸を関連痛の部位にすると，脊髄神経節から後角ニューロンに刺激が伝えられ，その部の興奮を抑制し，痛みや胃の血流も改善される．この反射は各々の背部兪穴と各内臓の関連を説明するものである．

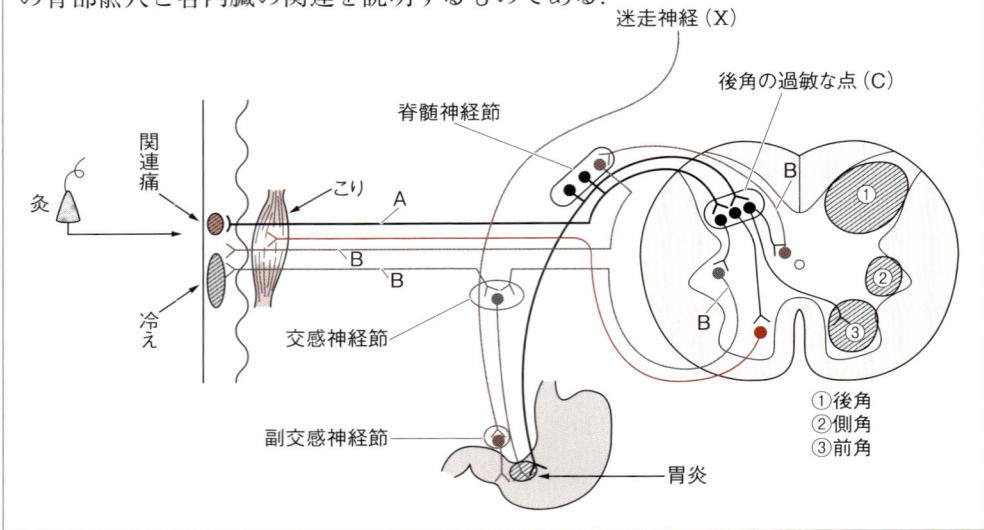

11. 灸刺激の受容器と痛みの抑制機構

ポリモーダル受容器は侵害受容器の一種で，熱刺激，機械刺激の両者，すなわち鍼・灸の両刺激によく反応する．この受容器は全身に分布していて，鍼・灸刺激のツボが全身にあるのと一致している．皮膚に鍼や灸をすると，そのツボの周囲にフレアと呼ばれる局所の炎症である血管拡張反応が生じる．この反応はポリモーダル受容器の働きであることが明らかとなっている．

灸点として，反応のあるツボはポリモーダル受容器が感作された部位でもあり，施灸によりその刺激は鍼と同様の経路を通り中枢へ伝達される．すなわち，鍼灸刺激はポリモーダル受容器から求心性神経を介して脊髄・脳に伝達される．脊髄においては侵害刺激の入力遮断が起こる機構と，上位中枢へ上行した刺激が視床下部・中脳中心灰白質・大縫線核

から下行性抑制系を介して，脊髄での侵害刺激遮断を行う機構の2つがある．鍼灸刺激はこのメカニズムを通じて痛みなどを鎮痛することができる．日常の灸臨床では，痛みの抑制には全刺激量が問題となるが，手技としては痛む部位には艾を硬くひねり，大きめの艾を用い，リウマチなど慢性炎症疾患には糸状灸など弱い刺激が有効である．

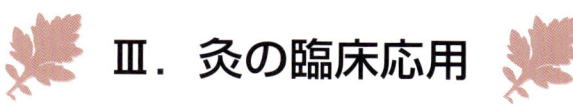

Ⅲ．灸の臨床応用

1．灸刺激の一般的基準について

　灸術を実地に応用するには，患者の男女別，年齢，体質，職業，施灸を受けた経験の有無および疾病の種類，軽重，経過等によって，適度の刺激を与えることが必要である．もしも不適切な過度の刺激を行うと，効果がないばかりでなく，かえって疾病を増悪させることもあるので注意を要する．
　刺激の感受性についての一般的基準を示す．
　① 一般に男子は女子よりも強い刺激が必要である．
　② 一般に肥満した者は痩せた者よりも強い刺激が必要である．
　③ 知覚の鈍麻な者は，鋭敏な者よりもやや強い刺激が必要である．
　④ 施灸に慣れた者は，慣れない者よりもやや強い刺激が必要である．
　⑤ 一般に長期にわたる慢性的疾患では慣れのため同一の急性的疾患よりもやや強い刺激が必要な場合がある．
　⑥ 職業的関係では，筋肉労働者は精神労働者よりもやや強い刺激が必要である．

2．施灸部位の浅深・補瀉について

　① 表在性疼痛の緩解には少し大きい艾炷で施灸し，熱さが拡大されて広く感じるようにする．
　② 深部性疼痛の緩解には細く小さい艾炷で施灸して，熱さが深部へ至るようにする．
　③ 瀉法の目的には，少し大きく硬く密度の高い艾炷で施灸し，神経痛等の疼痛性疾患や硬結の強いものを緩解するように用いる．
　④ 補法の目的には，小さく軟らかい艾炷で施灸して，刺激が強すぎないようにする．
　⑤ 艾炷の底辺を小さく高くすると，熱痛がじわじわと緩やかに伝わる．
　⑥ 艾炷の底辺を大きく低くすると，熱痛が急激で耐えがたい熱さを感じる．

3．刺激量の選定

1）灸刺激の強弱

　強い刺激を与えるべき患者に弱刺激では効果はないし，逆に弱い刺激を与えるべき患者に強刺激を行うと悪化することになる．

ある部位は強く，ある部位は弱く，陥凹しているように感じるところは壮数を少なく，硬く強く抵抗を感じるところは壮数を多くする．あるツボは3壮，他は5壮，7壮にする．一般的に硬結の強く現れている部位や圧痛が強い部位はあまり熱さを感じないことが多いので，多壮灸が適応する．また，疾病に応じて反応が現れているツボは熱さの感じが鈍いことが多い．その甚だしい場合には施灸しても熱さを感じないことがある．施灸で回復してくると徐々に敏感になり，急に熱痛を感じ耐えられなくなる．健康な人は熱く感じるのが普通である．

　『鍼灸抜萃大成』に「病の軽重，壮弱によって多少の差あり」また「老幼羸弱は半を減ず」などと刺激量が記されている．

2）左右・刺激量の決め方

　左右いずれか，熱さの気持ちよく感じる側，熱さの感じ方の鈍い方へ多く施灸する．また少数取穴のときは，各穴に対して多く施灸（多壮灸）し，多数部位取穴時の施灸は1穴あたりの壮数はひかえて少なくする．

　灸熱に過敏な体質の患者には少数穴の施灸で効果があることが多い．

　手術後や衰弱の甚だしい患者には軽微な刺激にしなければならない．

3）熱感の個人差と刺激

　病状によってはまったく熱感を感じない特定のツボがあるが，その箇所は熱さを感じるまで多壮灸をする必要がある．

　「膏肓に500壮，施灸すれば病なし」といわれるが，これらも熱感が感じられるまで多壮灸をするという意味である．筆者の体験では，ボストン在住時に心筋梗塞の疑いがあった．左膏肓付近のこり感が酷く，千枚通しを用いて錐揉みをするように刺入してほしい感覚があった．妻に100壮ほどすえさせると改善した．また，慢性虫垂炎が10数年ぶりに再発したとき，マックバーネー点，ランツ点付近の痛む点に各50～100壮麦粒大程度の大きめの施灸をしたが，まったく熱く感じられず，数時間後にもう一度予防的に施灸をと考えて，施灸すると飛び上がるほど熱かった経験がある．

　このように，一般的に悪い部位（穴）や急性病のときなどの施灸は熱感をあまり感じないものである．痂皮や水疱ができたときには，痂皮は取り除かず，その上から施灸し，また水疱はつぶしてその上から施灸して差し障りない場合が多い．

　個々の患者に対する適刺激を見出すことは初心者には困難であり，弱刺激からはじめるようにして，経験を積む必要がある．

4）施灸回数

　通常1日1回とするが，神経痛などの痛みで一度緩解しても再び痛み出す場合には再度施灸することがある．風邪の初期に少し手当が遅れた場合などは朝夕2回施灸することが望ましい．

　健康保持のために毎日1回足三里の灸を長期（原志免太郎博士は毎日50年余り継続）続けても支障はない．逆に大きな手術のあとは3日に1回程度として，しかも小さく，少数にするなど弱刺激にして徐々に慣らす方がよいとされている．

5）施灸の順序と刺激量

　順序については「陽先陰後，上先下後」と，古典（『黄帝明堂灸経』，『医心方』など）に述

べられている．人体の背側は陽，腹側は陰，男の左は陽，女の右は陽としている．

たとえば胃の六つ灸の場合，

① 膈兪，肝兪，脾兪穴に施灸する順序は，男性患者では，左膈兪，右膈兪，左肝兪，右肝兪，左脾兪，右脾兪に，順に陽から先，上から先にしていく．女性では右から先に同様に進めて施灸する．深谷灸では左膈兪，右肝兪，左脾兪のごとく斜差(すじかい)に施灸すると述べている．

② 身柱，霊台と中脘に施灸する場合は，背部の身柱，霊台，腹部の中脘の順に施灸する．

姿勢については，取穴したときの姿勢で施灸することが原則である．

複数の経穴に壮数の異なった施灸をする場合には，部位によるが，壮数の少ない穴を先に，多壮灸を後にする．同時に施灸すると多壮灸が後に残る．

「経穴は効かせるもの」で，個々の患者の反応を正確に把握する技術が必要となる．教科書通りに取穴しても，反応が出てなければ効き目が少ない．たとえば熱くなければ熱さを感じるまで何壮でもすえる．経穴は個々の患者によって変動（移動，ズレ）していることが多いので，的確に経穴部の反応を把握することが必要である．そして病状に適した壮数の多少を選定し施灸の効果を挙げなければならない．したがって，「経穴は効かせるもの」だと古人は言う．

病気のステージ（病期）によって適刺激量が異なるので，同じ経穴を使用してもその効果は異なることが多い．

「病の重きに灸数少なく，病の軽きに灸数多く，また元気のないものには少なく，急病ならば多くすえてもよい」と『鍼灸抜萃大成』に記載のあるのは，刺激量の目安として大切である．特に施灸を予防的にするのと，治療に用いるのとでは刺激量が異なる．一般的には予防の方が軽刺激で継続的である．

4．灸の適応症

灸の適応症は鍼の適応症とほとんど同じで，特に慢性症に効を奏する．その主なものは次のようである．

① 神経系統の疾患では各種末梢神経の神経痛，麻痺，神経症，自律神経失調症，痙攣および神経衰弱，ヒステリー，偏頭痛，書痙，テタニー，脚気等である．

② 循環器系統の疾患では心悸亢進症，本態性高血圧症，動脈硬化症の諸症状等である．

③ 運動器系統の疾患では急性・慢性の関節リウマチ，各種変形性関節症，頸肩腕症候群，むち打ち症，五十肩，腰痛症，肩こり，腱鞘炎等である．

④ 消化器系統の疾患では急性・慢性胃炎，神経性消化不良，急性・慢性腸炎，腸疝痛，便秘，下痢，痔疾等である．

⑤ 呼吸器系統の疾患では風邪，鼻炎，扁桃炎，咽頭炎，喉頭炎，慢性気管支カタル，気管支喘息，肋膜炎，肺結核等である．

⑥ 泌尿・生殖器疾患では腎炎，膀胱炎，尿道カタル，淋疾，睾丸炎等である．

⑦ 小児科的疾患では小児消化不良症，夜驚症，小児急癇（ひきつけ），夜尿症等である．

⑧ 産婦人科的疾患では冷え症，月経痛，月経不順，更年期障害等である．

⑨ 代謝・栄養疾患では痛風，脚気等である．

⑩ 感覚器疾患では麦粒腫，眼精疲労，難聴等である．

その他，諸病の回復期に応用して著しい効果がある．

なお灸の不適応症としては，寄生虫病，多くの感染症，変性，肥大，腫瘍などで，疾病が灸治癒機転に合致せず，治療効果が期待できないものである．

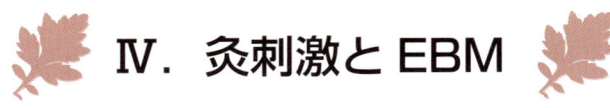

Ⅳ．灸刺激とEBM

1．お灸と免疫力

1）灸の免疫に関する実験

施灸によりリンパ球が増加するということから，免疫機構におけるリンパ球の役割（抗体産生）を考えるとき，灸療法は人体の免疫力向上に作用して病気に対する予防効果（未病治）を高めるために貢献していると考えられる．

リンパ球とお灸

（1） 白血球動態と経穴

健康成人14名を対象に無刺激で3日間（11：00～11：30，空腹時），連続採血して基準値とし，大杼，百会，懸鐘，肝兪穴の各穴に体重0.75mg/kg当たりの艾を施灸した．施灸により，白血球数は大杼：12%，百会：15%，懸鐘：16%，肝兪：23%と，全穴増加した．

リンパ球と好中球を比較すると，施灸後一時的に好中球が増加し，その後，漸次リンパ球の割合が反比例的に増加した（図11，表1，2）．また連続施灸により，リンパ球は増加し施灸終了後も持続傾向が見られた（北小路博司，中村辰三：東洋療法学校協会学会誌，Vol.5，1981）．

（2） 胃の六つ灸と血液動態

― T.T.，58歳，男性

胃の六つ灸（膈兪，肝兪，脾兪）部位へ中切艾（重量3.05 ± 0.85mg）を各3壮，隔日（毎回10：00）に施灸し，10回1クールとして3週間の無処置期間をとり，2クール目を行った．白血球は数時間後から増加し，20回目では直後に40%増加した（図12）．

網状赤血球は1週目20%増加し，血小板も1クールで30%増加，2クール後も35%増加した（図13）．また長期間桿状核白血球が増加したことは核の左方移動を意味し，貪食機能の亢進と考えられる．さらに網状赤血球や血小板の長期間の増加は，造血作用，止血作用があると考えられる．灸痕の痂皮は約2週間でとれ，血液検査結果も施灸終了後，約3～4週間で施灸前値に復したと報告している（田中敏嘉：東洋療法学校協会学会誌，Vol.12，1988）．

2）リンパ球の働き

リンパ球にはT細胞，B細胞，NK細胞の3種類がある．大型で細胞内に顆粒を含むのがNK細胞であり，T細胞にもB細胞にも顆粒はない．

T細胞はその表面に抗原レセプターを持ち，抗原を認識するとそのシグナルを細胞内に伝達する働きを持っている．その表面のマーカーによりヘルパーT細胞（CD4），サプレッ

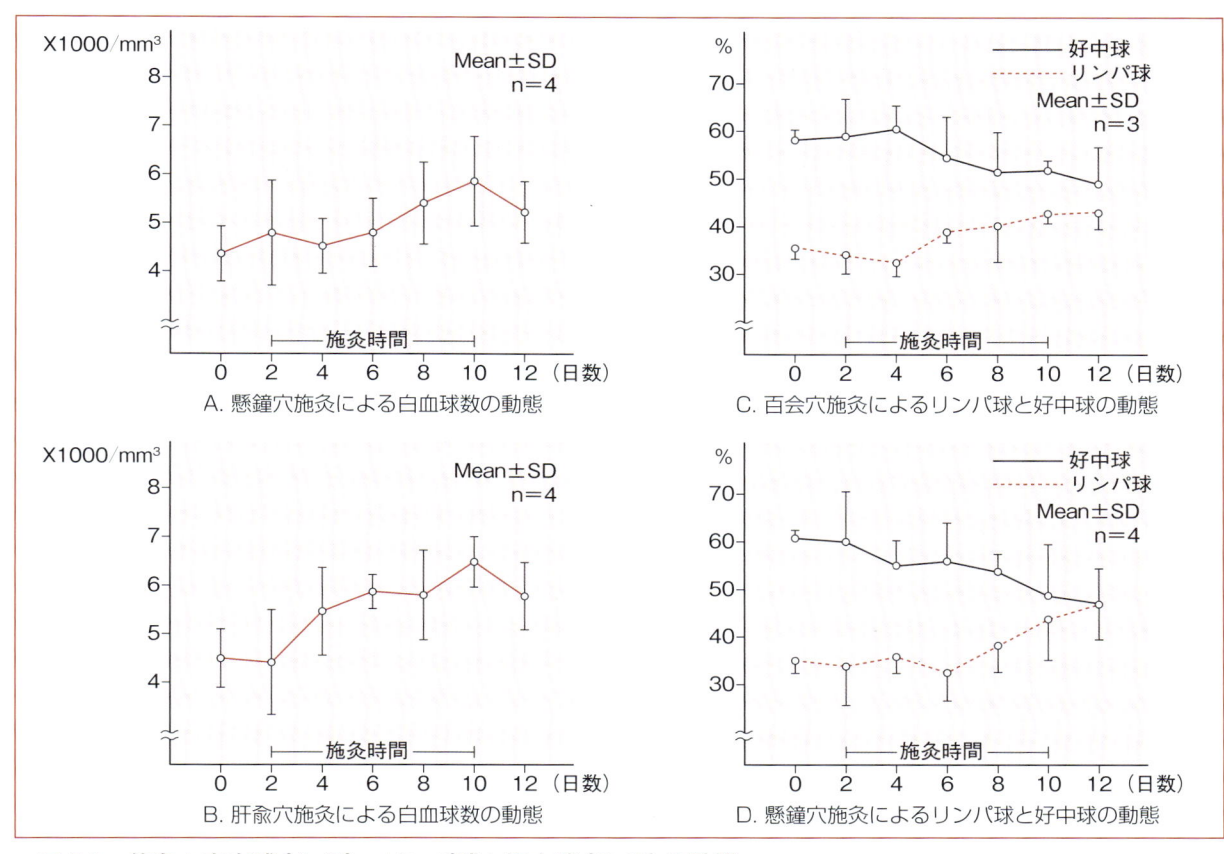

図11 施灸と白血球(A, B), リンパ球と好中球(C, D)の動態

表1 施灸前・後の白血球の増加割合

	施灸前 (1/mm³中)	施灸後 (1/mm³中)	増加割合
大杼穴	4,610	5,008	12%
百会穴	4,518	5,082	15%
懸鐘穴	4,357	5,081	16%
肝兪穴	4,520	5,545	23%

表2 施灸前・後のリンパ球の増加割合

	施灸前 % (mm³)	施灸後 % (mm³)	増加割合
大杼穴	38	45	18%
百会穴	36	40	14%
懸鐘穴	35	41	14%
肝兪穴	41	42	4.8%

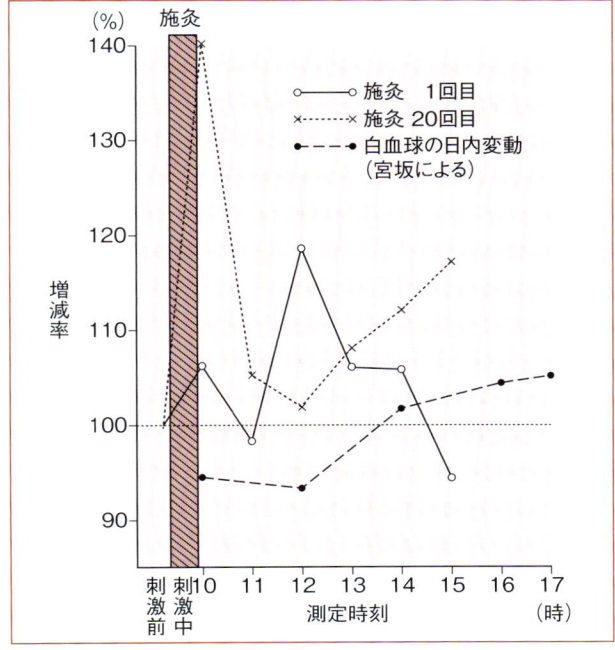

図12 白血球の経時変化

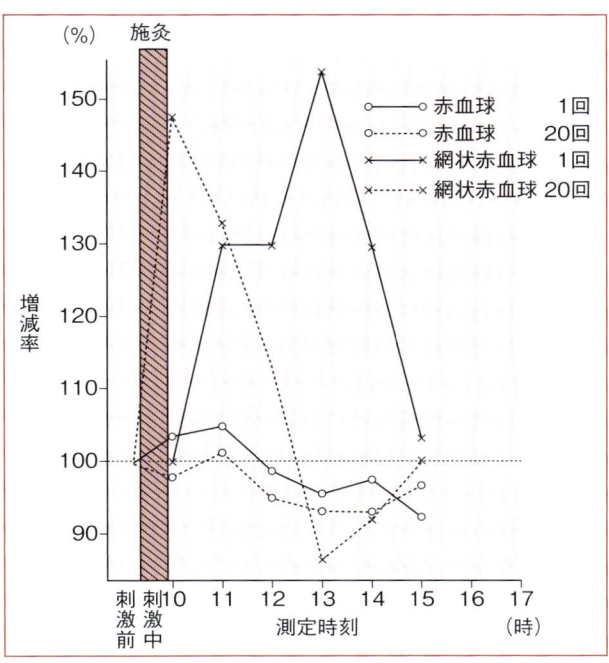

図13 赤血球・網状赤血球の経時変化

Ⅳ. 灸刺激とEBM

サーT細胞（CD8）と呼ばれる．

　B細胞はリンパ節や脾臓で形質細胞に分化して抗体を産生する．その表面に免疫グロブリンを持ち，抗原レセプターとしての働きを持ち，抗原刺激によりT細胞から産生されるサイトカインの助けにより，抗体産生細胞（形質細胞）となり抗体を分泌する．細胞から分泌されて遊離した抗原レセプターを抗体という．

　また，単球は血管外組織では大貪食機能を持つマクロファージとなり，大貪食細胞として働くと考えられる．

　NK細胞はレセプターの一種を持ち，標的細胞を自然に殺すことができる細胞で，腫瘍に対する免疫学的監視機能，ウイルス感染の制御機能を持っている．

2．灸の動物実験

1）施灸が及ぼすT細胞のサイトカイン遺伝子発現への影響

　笠原らは，施灸がT細胞のサイトカイン遺伝子発現に与える影響について検討し，免疫を司るTリンパ球が分泌するサイトカイン（インターフェロンγ）がBリンパ球に働き抗体を作り，マクロファージに働き，その食作用を活性化させると述べている．健康成人2名に週2回，2カ月間施灸して，RT-PCRという方法によりTリンパ球が作るサイトカインの1つであるインターフェロンγの遺伝子発現量を測定したところ，その遺伝子発現量が増加し，その結果，生体防御能が亢進する可能性が示されたと報告している（笠原由紀，栗林恒一：全日本鍼灸学会雑誌，Vol.52（2），2002）．

　このことは施灸により抗体が増え，異物や細菌を捕食する能力が向上し免疫力が増加した状態になることを示す．

　筆者の灸臨床において，人体に施灸を週2回以上続けると初期には好中球が増加するが，後にリンパ球が反比例的に増加する．また単球（マクロファージ）も増加することを確認した．

2）抗原刺激後の血中抗体産生能に及ぼす施灸の効果

　施灸を一次，二次免疫の期間も含め8週間行った群（A），4週間施灸した後，放置し同様に一次，二次免疫した群（B），非施灸の対照群（C）の3群に分け，赤血球凝集反応で抗体価を測定した結果，T細胞依存性抗原で免疫した場合は，施灸A群は対照群に比べ3〜4倍の高値を示した．T細胞依存性抗原の場合，施灸による免疫増強効果が認められたが，T細胞非依存性抗原の場合にはその効果は認められなかった．またA群とB群で免疫増強効果に差があり，施灸期間が4週間よりも長い8週間の方に効果が示された．施灸により，T細胞の中のヘルパー機能を示す細胞群の機能の増加，また相対的なT細胞数の増加が推論されるとしている．また一方，灸による液性免疫[注1]の増強が示唆されたが，火傷の場合，細胞性免疫[注2]および感染防御機能が低下することが知られている．（原志免太郎：電子灸の施灸後の免疫機能への影響（1），新しい灸学，1982）

　丹野らは家兎の実験において，適量の施灸では細胞性免疫の増強が示され疾病予防治療に有用であるが，過量では逆に増悪をもたらすとしている（丹野恭夫・他：灸の家兎末梢リンパ球幼弱化現象に及ぼす影響．日本東洋医学会雑誌，28（1），1977）．

注1) 細胞性免疫：キラーT細胞やマクロファージによりウイルス感染細胞を攻撃すること．
注2) 液性免疫：抗体を分泌し，化膿菌を攻撃すること．

3) アジュバント関節炎に対する灸刺激の抗炎症効果

松熊らはラットの右後肢足蹠皮下にアジュバント (CFA) を投与し，関節炎を誘発させている．

関節炎の評価は，後肢足部の腫脹，関節炎スコア，灸刺激による免疫や炎症反応への影響などを末梢血の白血球サブセットの数の変化から解析し対照群と比較した (図14)．

関節炎スコアは両側の前後肢と尾の計5部位の腫脹・結節形成を観察し，症状の強さを各部位0─3度で数値化し，点数の和 (最高15点) を炎症指標とした．測定はCFA投与日から2/週，計9回測定し，灸刺激は足三里相当部位へ5壮 (0.3 mg) を週2回，4週間行った．

結果は，灸群で両側の足部腫脹が有意に抑制された．関節炎スコアは，対照群では21日目まで急激に上昇し，灸群では17日目以降有意に抑制された (松熊秀明・他：日本温泉気候物理医学会雑誌，68(3)，2005)．

4) 灸によるコラーゲン誘発関節炎の予防効果

松熊らは関節炎発症に対する灸刺激の抑制効果を検討するため，リウマチモデルマウスにⅡ型コラーゲン免疫により関節炎を発症させ，0.4 mg，1 mg，2 mg灸群で検討している (図15)．また，In vitro で免疫したマウスのリンパ節細胞を用いてⅡ型コラーゲン特異的増殖反応を起こし，灸刺激でのこの反応の抑制を検討した．

Ⅱ型コラーゲン誘発関節炎の発症に対する灸の抑制効果は統計的に有意差はなかったが，0.4 mg灸を長期間予防的に施灸したマウスでリウマチの発症が抑制され，炎症程度も軽いものがあった．リンパ節細胞を用いて，Ⅱ型コラーゲン特異的増殖反応では対照群全例に増殖反応を認めたが，灸刺激群では4例中2例に抑制が認められた．灸刺激により発症の予防効果がある可能性が示唆された．灸刺激が抗原特異的リンパ球の活性化の段階で抑制的に作用する可能性が示唆されたと報告している (松熊秀明・他：明治鍼灸医学，Vol.30，2002)．

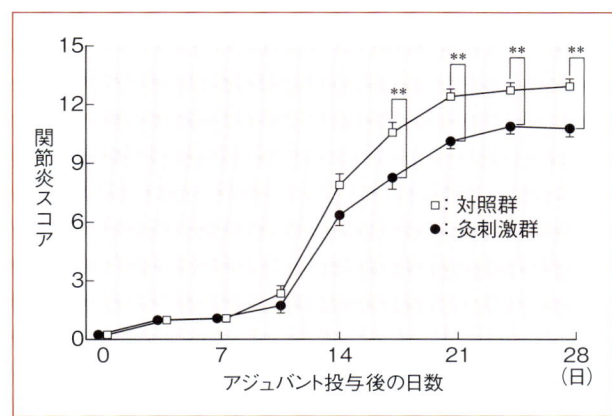

図14　灸刺激群にみるアジュバント関節炎の抗炎症効果

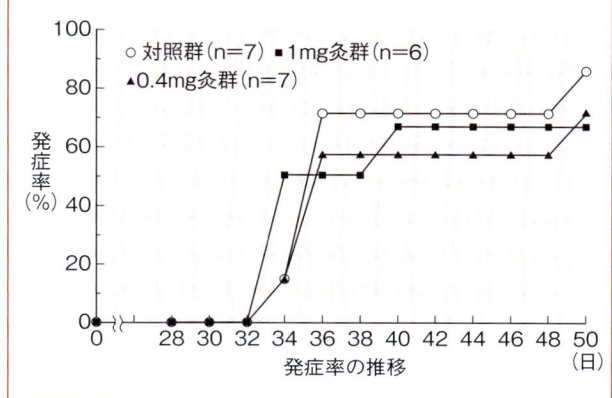

図15　灸によるコラーゲン誘発関節炎の予防効果

5) 施灸刺激の皮膚局所に及ぼす影響

會澤らは，実験の中で，マウスの腹部へ施灸して皮膚血管の変化や血管の透過性について検討している．施灸の熱刺激に対する即時反応として，施灸直下部の血管は収縮し，その周囲の血管は拡張したと述べている．血管の透過性の亢進については，色素の漏出面積の増大およびカーボンの漏出により確認できたとしている（會澤重勝・他：昭医会誌，Vol.48（6），1988）．

6) 施灸によるマウスにおける貪食能

岡崎らはカーボンクリアランス法で，貪食能を調べている．それによると，連続施灸で食作用の亢進とライソゾーム酵素活性増加が認められた．また，連続施灸では，1回施灸にみられた貪食能亢進効果をさらに増強させるというよりは，恒常性を維持しながら生体の適応現象と相俟って細網内皮系に作用し，生体防御反応の内在的賦活傾向を有することが示唆されたとしている（岡崎雅子・他：全日本鍼灸学会雑誌，Vol.32（2），1982）．

7) 施灸によるストレス蛋白質（HSP）の合成

HSPはストレスから生体を防御するために働くと考えられている．小林らは，ラットの殿部への施灸をして，電気泳動のパターン分析により，3時間後に施灸部の筋肉内にストレス蛋白である熱ショック蛋白の合成が認められた，とした．施灸直後にはなく，3時間後に認められ，24時間後に正常に復していた．HSPの合成は，熱というストレス刺激により生体の反応として生成されたものと考えられると報告している（全日本鍼灸学会雑誌，Vol.47（2），1997）．

また，ストレス蛋白質の発現については5～10℃ほど高温にすると平常時の蛋白合成が減り，ストレス蛋白質が一時的に合成される．細胞が死なない程度の弱い熱であればストレス蛋白が合成され蓄積されるので，この間であればより高温にさらされてもラットの生存率が増加して，ストレスに抵抗性が得られる．

ラット胎児に強い熱ショックを与えると体に欠損部位（眼，前脳）が生じるが，予め弱い熱ショックを与えストレス蛋白質を合成させておくと欠損部位は認められないと報告されている．鍼灸刺激によりこのストレス蛋白質を合成することが認められている（小林和子・他：鍼灸最前線．医道の日本社，1997）．

8) 施灸による新たな蛋白質の検出

戸田らは，マウスに施灸し1時間後にセロトニンを片側の足蹠部に投与し，その10分後の浮腫による肥厚を計測し，施灸の有無による比較をしている．非施灸群では，肥厚が著明であったが，施灸群では有意に小さく，灸により急性炎症の浮腫が抑制されていると述べている．そこで，マウスに施灸し血清を採取し調べたところ，新たな蛋白質が検出された．この蛋白質はHSPと類似するものと思われる，と報告している（戸田静男・他：医学のあゆみ，Vol. 203（11），2002）．

また灸刺激で，カテコールアミン（アドレナリン，ノルアドレナリンなど）が多量に血中に出現すると述べている（戸田静男・他：全日本鍼灸学会雑誌．Vol.49（4），1999）．

9) 灸刺激のラット皮膚組織への影響

仲西らは，灸刺激のラット皮膚組織への影響について過酸化脂質（TBA）を指標に調べている．TBAは老化，動脈硬化，脳血管障害などを引き起こす原因に関係するとされている．TBAをマロンジアルデヒドとして測定した結果，無刺激では加齢とともにTBA値が上昇し，3週間後には5％上昇したのに対し，灸刺激では著しい低下を認め，温熱刺激では灸ほどの低下は認めなかったと述べている．

灸刺激は温熱刺激と施灸後にできる艾タールの相乗効果により過酸化脂質の質量に影響を及ぼし，また施灸における抗ラジカル除去の研究では艾の燃焼によって，艾成分中の化合物の酸化還元などの化学反応を引き起こし，艾メタノール抽出液より多くのラジカル消去物質が生成されたと考えられている（仲西宏元・他：全日本鍼灸学会雑誌，Vol.49（4），1999）．

10) 灸による糖尿病の治療効果

中井らは，ラットにストレプトゾトシン（STZ）を投与し，膵内・外分泌細胞を傷害させて糖尿病を発症させている．その糖尿病ラットを2群に分け，無処置群と施灸群を光顕・電顕的に比較し灸治療効果を検討している．灸刺激は半米粒大艾を5壮／回，週3回，計12回したところ，無処置群ラットでは膵内・外分泌細胞が萎縮，傷害，壊死していたのに対し，施灸群では膵内・外分泌細胞の細胞傷害が減少ないし消失するとともに膵島細胞の有糸分裂像も認められ，約1カ月の施灸で形態学的に正常に近い所見を示したと報告している（中井さち子・他：明治鍼灸医学，Vol.18, 1995）．

一般的な疾病に対しては，患者自らあるいは家族による施灸は鍼灸師の指示により家庭においてよく行われている．しかし，糖尿病患者は一般的に感染しやすくなるために，家庭では灸治療はあまり行われていない．糖尿病に対し鍼灸師が半米粒大の艾を用いて同一点に施灸する場合有効であり，過剰刺激にならなければ支障はないと考えられる．

Ⅴ．お灸の多彩な体験

お灸がなぜ健康増進によいか？

米粒大の艾を用いて施灸すると，その熱（侵襲）刺激により血液循環が改善され，同時に生体では数時間後から白血球を多く産生する．さらにお灸を続けると白血球中のリンパ球数が増加して抗体（免疫）を産生する．このような状態にある生体では，細菌やウイルスなど，外敵の侵襲から身体を守れる状態（非特異免疫が得られた状態）にある．すなわち，免疫力のある状態といえる．また各種の痛みやこりも軽減される．

肺炎や虫垂炎などの急性炎症や感染症，また外傷などでは，病的現象としてまず好中球が増加する．このことを白血球増加症（leukocytosis）という．骨髄には分裂能を持つ骨髄球や核の少ない好中球が予備軍として待機しており，それらが動員されて白血球数が増加する．このとき，好中球の中の核（分葉：1核〜5核）数の少ない好中球が増加した状態になる．つまり，核の左方移動（好中球の核数平均値が低くなる現象）が生じる．この現象は感染に対し細菌と戦う生体の能力が向上した状態の指標となる．施灸により核の左方移動が起こり，免疫力の向上した状態になり，病気の予防効果が得られることを示している．したがって，灸療法は健康増進によいといえる．

1. 癌治療の補完療法としての灸療法

　癌化学療法中の1症例に施灸併用をしたときの白血球解析の結果，特に顆粒球とリンパ球比率について示す．

> **症　例**　腹膜癌，卵巣癌に対する灸併用療法
>
> N.Y　63歳　女性．
> 初　診：平成16年5月
> 主　訴：術後の苦痛，嘔気
> 現病歴：2月頃から上腹部に小指頭大の腫瘤ができ，4月初旬のドック検査時には約15cm長大になる（CT検査）．5月中旬，国立大阪医療センターで腹膜癌と診断，同24日開腹手術．肝臓の裏，卵巣など腹膜の多部位に癌細胞が転移しているため原病巣の腫瘤は侵襲を考慮し非摘出とした．右卵巣摘出と試料の採集のみでシスプラチン100mlを投薬して縫合する．6月初旬退院し，翌7月から点滴による化学療法を開始した．
> 経　過：毎月1回，シスプラチン，タキソールなどの点滴注射を計6回，12月まで施行した．マーカーCA125の数値も正常範囲の7～4と1桁になり，点滴を中止した．以後，内服薬（UFT）のみの通常生活となった．
> 　手術して2年経過後のH18年6月に再発．左卵巣7×8cm大に腫大，腹水で歩行困難になる．緊急受診し，腹部から腹水をシリンジで約300ml抽出，シスプラチン70mlを注入する処置を行う．以後2週間に1回，ランダ50mlを含む点滴処置を継続した．
> 灸治療：施灸は退院直後から次のごとく行った．
> 　　　　腹部の腫瘤部位2～3cm間隔8カ所，期門穴中心に4穴，背部の肝兪，胆兪，脾兪，胃兪，腎兪，次髎穴，半米粒大各5壮　2～3日に1回施灸
> 結　果：
> 　血液検査における約1年間の白血球数の平均値：3,417/mm^3，リンパ球比率の平均：46.7%，顆粒球：44.1%，単球：9.2%であった（図16-A）．
> 　マーカーCA125の推移：数値は手術時の460から4～5カ月後に7～4に激減したので，UFT 1日4カプセル服用に代わる．平成18年6月に再びCA125の値が400台に上昇した．シスプラチン再投与により漸減し，平成18年11月～19年1月には26と正常値範囲（35以下）に復している．
> 考　察：
> 　シスプラチン投与により癌は抑制されている．副作用として嘔気，倦怠感，四肢の痺れ，肝臓，腎臓機能障害（プラチナの蓄積など）などが挙げられる．しかし施灸の継続により，これらの症状は極めて軽く，日常生活が送れている．また，化学療法後の白血球数の減少に対しても，投薬により強制的に増加させることなく施灸により維持できている．さらに施灸の特徴として，白血球中のリンパ球比率の増加が挙げられ，免疫系に作用していると推測される．

症例としてまとめた後の経過：
H17年5月からの約2年間施灸を継続した．その間の白血球動態は白血球数；平均3,800/mm^3, 好中球：平均46％, リンパ球：平均42％, 単球：平均9.6％であった（図16-B）．その後，H18年5月後半から卵巣癌が再発し，白血球数が炎症により増加した．H19年6～7月左内頸静脈血栓症で入院．安定し，内服薬の服用で日常生活に支障なく元気を回復した．しかし，9月頃から徐々に腹水が増加し，10月下旬再度入院，急に食欲が衰え施灸もできなくなり体力消耗して11月末に他界した．外科医コメントは，手術後の寿命は1年，長くても2年は持たないといわれていたが，術後3.5年生きることができたのは，灸療法が延命効果に寄与したものと思われた．

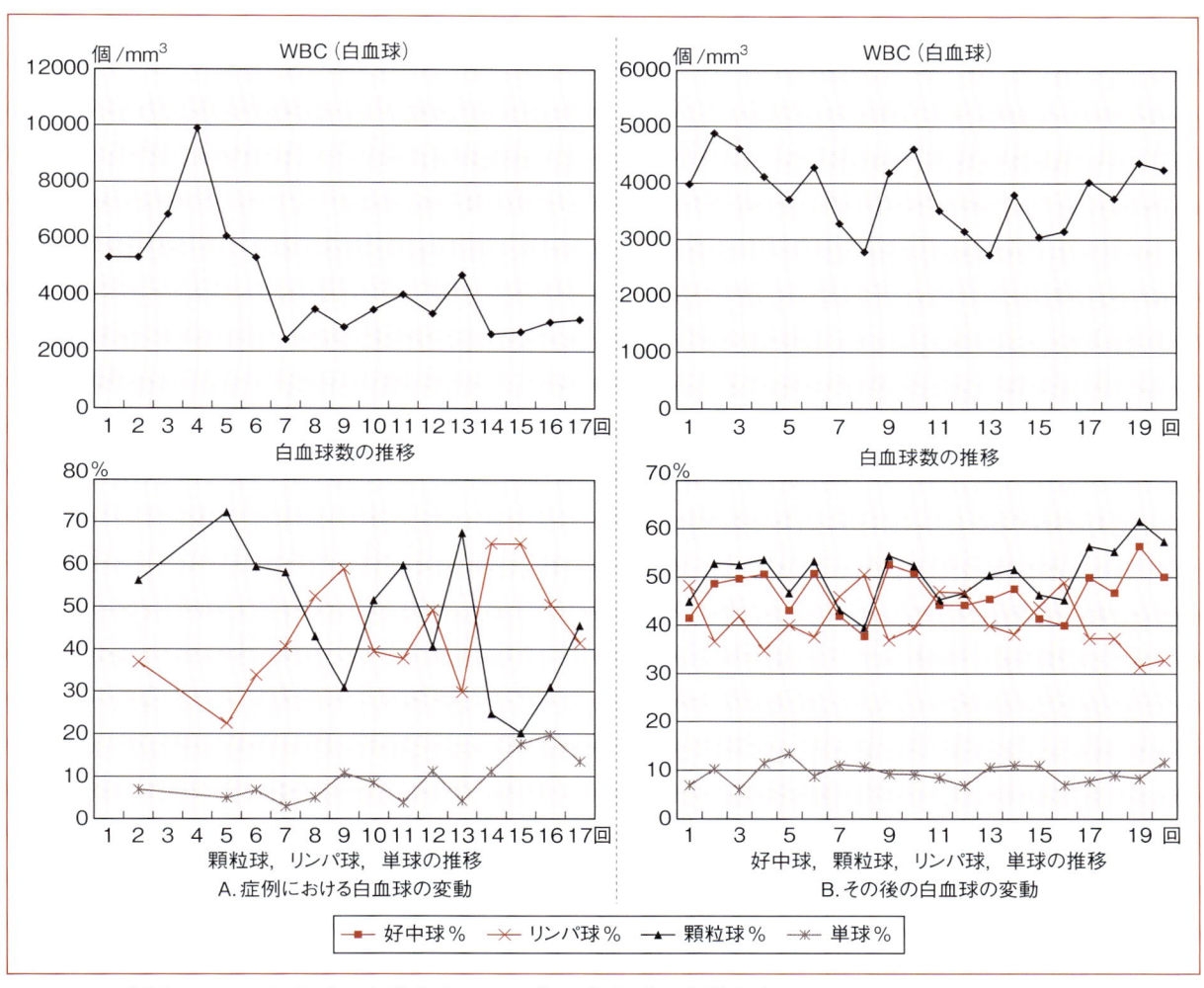

図16　症例における白血球の変動（A）とその後の白血球の変動（B）

CRP値の変化からみた灸と炎症との関係

お灸は小火傷を起こしているから，炎症と同じで白血球が増加するのは当然であると考えられがちである．ところがこの症例によると，長期に施灸を続けると炎症と異なることがわかった．炎症の指標であるCRP[注]値は長期の施灸によって変動や増加をきたさないと判明した．H18年6月，左卵巣腫大時（CRP：0.37），H19年6月末の左内頸静脈血栓症時（CRP：3.55〜13.5）以外は1.5年間，CRP値＜0.10（正常）を維持していた．本来の炎症の場合には好中球が増加し，CRP値も増加する．しかし，灸を続けると好中球は減り，反比例的にリンパ球は増加するが，CRP値は増加していない．灸は単なる炎症と異なる灸独自の反応（灸的現象）が現れていると考えられる．

注）CRP：C反応性蛋白で，生体に炎症性または壊死性変化があるときに血清中に出現する異常蛋白の1つ．正常血清中には存在しない．傷害組織を持つ人では血清中のみならず，その組織と関係の深い体液（腹水，関節液など）にも存在する．

2. 蒙色望診について

筆者が尼崎のある薬局に勤務していた頃，ある製薬会社の勉強会で，特殊な診察法である「蒙色望診」について学んだ．

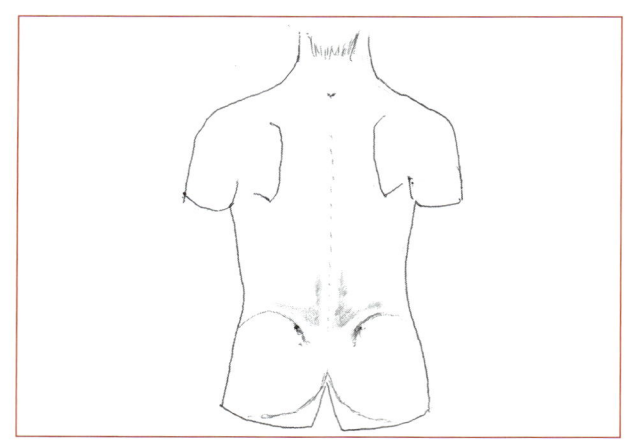

図17　蒙色望診

　蒙色とは，体表に現れる影のような色で，白紙の上で鉛筆の芯を削りフゥーと息を吹いたような薄黒い色である（図17）．蒙色には気色・血色があり，「病の応は体表に現わる」のごとく，蒙色の出ている部位は病の反応部位であり，蒙色を取り除（解蒙）ければ病は治るとされている．解蒙の手段は一般的に施灸で，特殊に固くもんだ艾炷を作製して用いる．艾炷を直接蒙色の中心部位に1～2壮施灸して，解蒙の有無を確かめながら蒙色を追って治療する．したがって，図17のような腰痛の症例では立位で施灸して蒙色の移動を確認しながら，さらに移動の中心部へと施灸していく方法である．筆者はこの方法で多くの人の苦痛を解消し感謝された．

　腰痛の症例である．50歳後半の大工さん，2人に両肩をかかえられ来院．整形外科，鍼灸院にて施術したが，腰痛が改善しないという．ベッドに側臥したが，動けないので刺鍼困難であった．腰部に蒙色が出ていた．小豆大の硬い艾炷を施灸してみると，楽になったと，患者は自らベッドの上で足を挙上した．そして1人で歩いて帰ったのには驚いた．その印象が今も鮮明である．

　このことが鍼灸の道へ入るきっかけとなった．初めは薬局と鍼灸院を経営している義父の助手を勤めていたが，自立のために免許を取得したいと思った．そこで大津で開業していた養父（故水谷巌）やある製薬会社の当時学術部長だった先生の卒業された学校に入学することにした．大学卒業者は当時面接試験のみで学科試験は免除された．入学後，京都大学，大阪大学の各医学部の先生方に基礎医学の講義を受けた．

3．腫れ物（おでき）が灸でなぜ早く治りやすくなるのか？

　施灸により皮膚上に生じた小さな火傷で，その刺激により骨髄の造血幹細胞から元気な白血球が多数出てきて施灸部位に集まってくる．血液中の赤血球（1mm^{3}中450～500万個），白血球（1mm^{3}中4,000～8,000個）などの血球成分には各々の役目があり，血液中の比率も異なっている．赤血球は，動脈中では主にヘモグロビンと結合した酸素を体細胞の隅々まで運び，炭酸ガスを静脈に集めて肺に運んでガス交換して再び動脈血中を巡る．白血球には好中球（60～65％），好酸球（2.5％），好塩基球（0.5％），単球（5％），リンパ球（30～35％）がある．好中球は食作用があり，細菌，異物などを取り込んで蛋白分解酵素で溶かし最終的に膿として排泄される．また単球が変化したマクロファージや組織球も異物を処理する．リンパ球は抗体を産生して免疫に関係する．

傷口を修復するには，まず遊走細胞（白血球，マクロファージや組織球など貪食細胞）が食作用で，傷口に溜まっている細菌や細胞の死骸，膿などをきれいに掃除し，体外へ運び出す．次に肉芽組織ができ，さらに周囲から血管や皮膚が再生される．そして中心部の肉芽が結合組織に置換され，器質化して瘢痕化し，最終的に治癒する．この過程の中にあって施灸することにより，白血球数が増加すること，その貪食機能が亢進すること，血流が増加することなどから，再生能力が速くなると考えられる．

4．多彩な症例

症例1　虫垂炎の体験

20歳代前半，筆者は急性虫垂炎になり，右鼠径部にしくしくと腹痛を感じていた．右鼠径部のマックバーネー点あたりには圧痛が出ていた．最初は蒙色の出ている期門付近と，回盲部に小豆大の灸をすえた．症状は治まり完治したように思われたが，約10年後に再発，回盲部の圧痛点3カ所に麦粒大の艾炷で多壮灸をして化膿を散らした．さらに，約10年後にも再再発した．前夜，回盲部にしくしくと間歇的な軽い痛みがあったが，放置して就寝した．朝起きると間歇痛は酷くなっていた．その日，ある場所で会議があった．会議会場への到着寸前には，痛みは1分間隔と酷くなっていた．会議の15分前であったが，直ぐに回盲部付近の圧痛点3点に，麦粒大の艾炷を計100壮ほど施灸した（図18）．施灸の熱さはほとんど感じず，痛みが治り会議に支障なく参加できた．

帰宅して，予防のためにと米粒大の艾炷で同じ回盲部に施灸したところ，その熱さは飛びあがるほど耐え難く感じられた．よく体験談を耳にするが，症状のある・なしで，施灸による熱さがまったく異なる．このことを身をもって体験した．

症例2　とげ（棘）が刺さって歩けなくなったアメリカ人の例

1974年12月頃，筆者の家族がボストンに滞在していたときの出来事である．クリスマスのシーズンであり，ダンスパーティーで，あるアメリカ人が酔っ払って転倒した．そのとき，床のフローリングの一部に欠陥があり，とげが足底に刺さったようであった（図19）．2～3日後にそのアメリカ人が痛くて歩けないと，尋ねてきた．診ると局所の炎症も

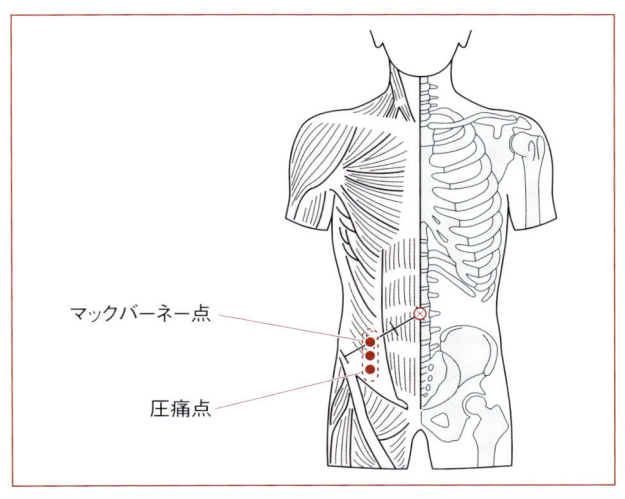

図18　虫垂炎での施灸例

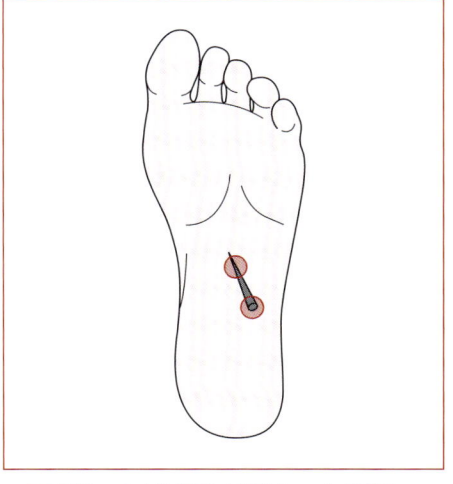

図19　とげ（棘）が刺さった症例

酷く鍼灸治療のできる状態ではないと考え，外科に行くように奨めた．患者はベジタリアンで自然療法を好み，病院にはいきたくないと拒むので，仕方なく施灸することにした．

足底の皮膚は厚く痛む範囲も数cmに広がっていたので，その日は2カ所に50〜60壮すえて施術を終えたが，患者は熱さを感じないと言っていた．2〜3回（日）施灸すると痛みもとれたので施灸は中止した．その数日後，その患者が3〜4cm長もある釘のようなとげの先端が足底から出てきたので抜いたと言って，「とげ」を持参して見せた．これには驚き，また施灸の効果にも驚かされた．

症例3　酷い瘭疽の例

ある薬局でアルバイトしていた頃，その薬局の30歳代前半のご子息の中指先端約1/3が化膿していた．爪と爪床の間にとげが刺さっているのが見えたので，医療機関の受診を奨めたが，行きたくないと拒絶した．やむなく施灸をした．中指の両側爪甲去ること1分にあるツボ（橈側は中衝穴，尺側はツボナシ）に糸状灸を約50壮すえ，様子を見た（図20）．

筆者は隔日勤務だったので，翌々日に診ると拍動痛もなくなり，隔日で計3回の施灸をした後，とげが自然に出てきて治癒した．爪をはぐ手術をせずに治癒してしまった．瘭疽にはお灸が大変よく効くとわかった．

症例4　30代のアメリカ女性の腫れ物

紹介されて来た婦人は栄養失調になり，皮膚の抵抗力も低下して大腿内側の股間に直径3〜4cm大の腫れ物（癰）ができ，中心部2cmほどが化膿していた．ボストンで有名なマクロビオティックの人々は日頃，玄米を主食としている．従来のアメリカ風食事から起こる様々な弊害を克服するためにマクロビオティック団体に入り，玄米食により病的症状を改善した人が多い．したがって，食事療法を変えず玄米のみを食べ続けることが多く，動物性蛋白の摂取不足からくる栄養失調に陥り，皮膚の抵抗力も低下して感染しやすくなっているケースも多い．

マクロビオティックでは段階的に玄米以外の食物を摂取するような処方がなされており，その人の症状や病気のステージに合わせた食事療法がある．しかしその婦人は栄養失調になり，皮膚の抵抗力も低下していた．筆者の勤務していたAcupuncture Center of MassachusettsのDr. Doyleとともに診察して，本人とドクターの了解のもとに施灸した（図21）．施灸は正常の皮膚と腫れて隆起している部位との境界に2cm間隔で4カ所，半

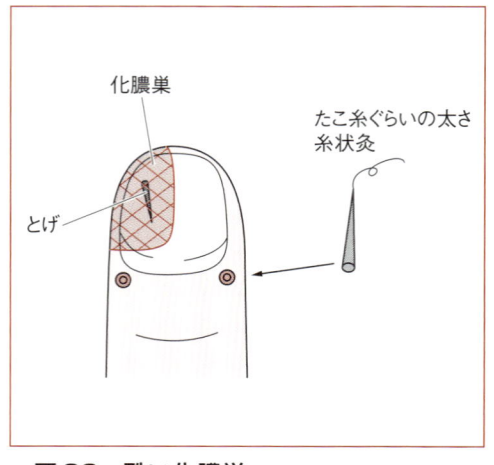

図20　酷い化膿巣

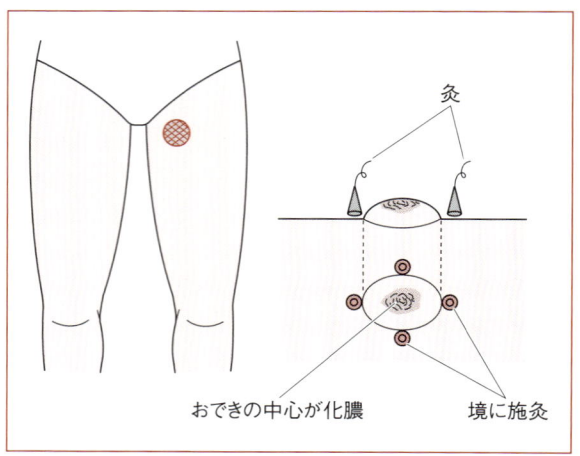

図21　30代アメリカ女性の腫れ物

米粒～米粒大の艾炷を各5壮すえた．当クリニックへ通えないというので，家で毎日施灸するように指示した．後日，きれいに治癒したと報告を受けた．

症例5　風邪予防・治療の灸

　昭和46年，筆者の鍼灸学校の学生時代，母が風邪を引き，近医に通院していたにもかかわらずこじらせて，1カ月以上咳が治らず苦しんでいた．そのため，学生である筆者が母に鍼・灸治療をすることになった．当時，代田文誌先生の『鍼灸治療基礎学』を座右の書としていたので，その本にしたがい施術をすると1回で治癒し，その効果に驚いた．また飼っていた猫が失禁のため，家中にお漏らしをして困っていた．試みに腰部の大腸兪辺りに鍼をすると痛がりもせずに刺入できて1回きりで治ったのにも驚いた．

　筆者自身よく風邪を引き，一度風邪を引くと長引いて治りにくいタイプであったが，お灸の継続が免疫力を高めているとわかってからは，薬に頼らず，自分で上腹部，下腹部，足に分けて，体調を整えると同時に，風邪予防としてお灸を継続している．その結果，風邪を引いても軽く，早く治るようになったのは事実である．また自分では背中に施灸できないので，米粒大の艾炷を机上に並べて，他人にすえてもらうことにしている．風邪の引き始めには，背部の大椎穴に7〜20壮，風門穴，肺兪穴に各5〜7壮，米粒大の施灸をするのがよいことを幾度となく体験している（図22）．

症例6　ストレスとお灸

（1）円形脱毛症（禿頭病）

　仲西らはネズミの毛を剃毛して，元の長さに回復する速さについて，灸刺激群と無刺激群を比較したところ，灸刺激群が1週間早く回復した（お灸による毛の発育効果）．また，組織像では毛包数の増加，毛母細胞の増加と核分裂像が観察されたと報告している（仲西宏元：全日本鍼灸学会雑誌，Vol.49（4），1999）．

　実際の臨床では，円形脱毛の中心に施灸すると，まず周囲から産毛が生えてきて，施灸部は灸を中止すると比較的太く黒い毛が生えてくるのをしばしば経験している（図23）．米粒大の艾では，その熱刺激のために毛根が破壊されることはなく，血液循環がよくなり毛が再生されると考えられる．

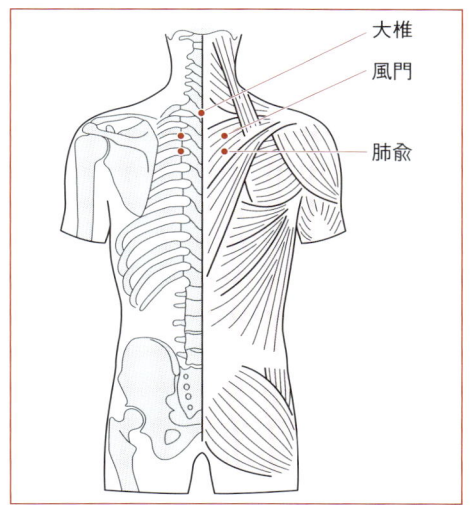

図22　風邪予防・治療の灸　　　図23　円形脱毛症の灸

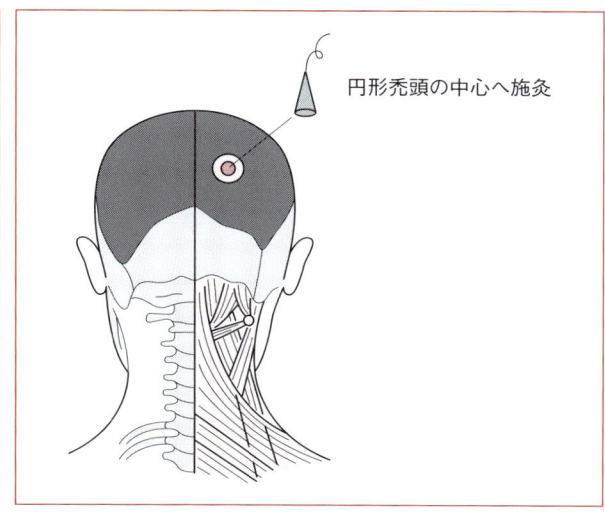

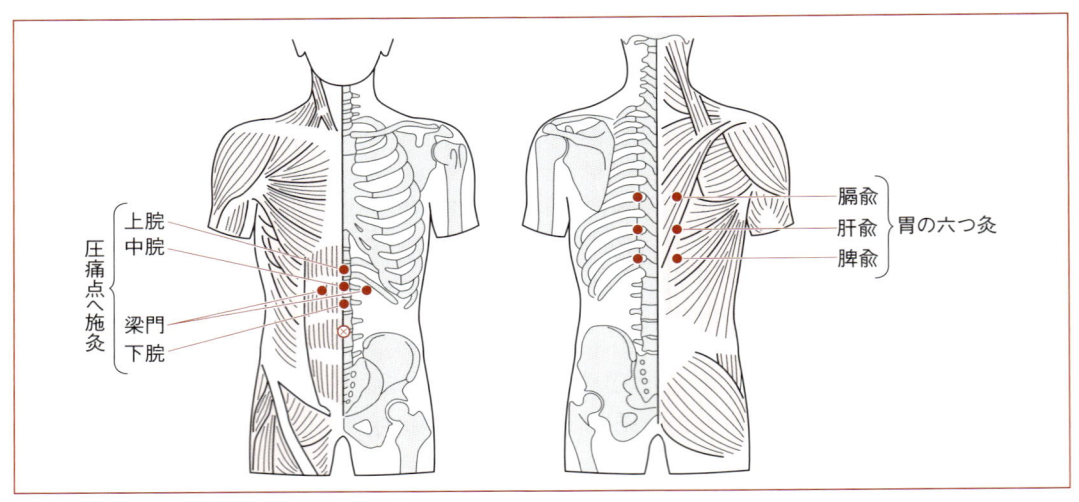

図24　胃潰瘍の施灸

（2）　胃潰瘍ほか

ストレスといっても，われわれの周囲にはいろいろな外的・内的ストレッサーがある．

胃潰瘍はストレスによって引き起こされるとよく言われている．実験的には，本郷らが水浴ラットのストレス胃潰瘍発生に対する，鍼刺激の予防効果を検討している．鍼には治療効果，予防効果ともにあることを報告している（本郷孝博：自律神経雑誌，Vol.27（4），1980）．

臨床的には，胃潰瘍と診断されている患者にお灸治療を併用して効果があることをよく経験している（図24）．鍼灸刺激はまず局所の血流を改善する．肉眼的には鍼，灸の施術部位の周囲にフレア（発赤）が見受けられる．これらは末梢神経が刺激されて軸索反射により神経の末端からサブスタンスP（SP），カルシトニン遺伝子関連ペプチド（CGRP）が放出されて，血漿漏出，血管拡張を起こした結果であるとされている．施灸刺激が神経を介して胃の病巣に伝えられ（体壁—内臓反射），その部位の血流が改善して，胃壁を保護する防御因子の働きを活発にして治癒につながると考えられる．

症例7　肝硬変の腹水・胸水治療

肝硬変で腹水が貯留している69歳男性のケースである．筆者が約6年前にゴルフ場で症例の腹部と下腿の浮腫を見て驚き，病院を紹介した．幾度か転医し，神戸の大きな病院で食道静脈瘤の手術を計2回行い，利尿剤で腹水のコントロールをしていたが，効果はなかった．大学付属病院では，生体肝移植しかないと奨められ家族とも相談したが結局移植は中止した．

胸水も溜まり，呼吸困難で日常生活にも支障を生じ，日常の歩行も困難であった．胸膜腔に貯留した4l（リットル）の胸水を除去した．腹水のため，胃腸が圧迫されて食事が満足にできず，血液中の蛋白濃度が低下したため，利尿剤は効果なく，栄養失調性の水腫が起こるという悪循環になった．お灸の熱いのは嫌だというのを説得し，約2年半前から灸治療の併用を開始した．初めは浮腫に効く足の裏（かかと中央）の失眠穴にお灸をした．徐々に灸に慣れてから，腹部や腰背部のツボにも施灸を追加した（図25）．週2回の頻度で筆者の教え子に往診をしてもらい施灸を続けた結果，現在（平成21年3月）は胸水も腹水もコントロールでき，日常生活に支障のない状況を維持している．

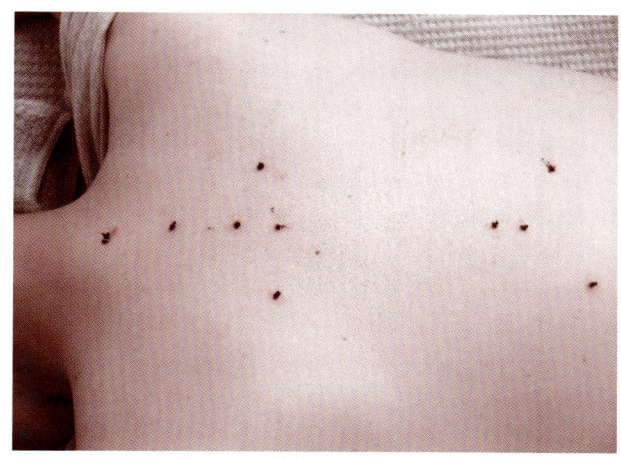

A. 背部への施灸 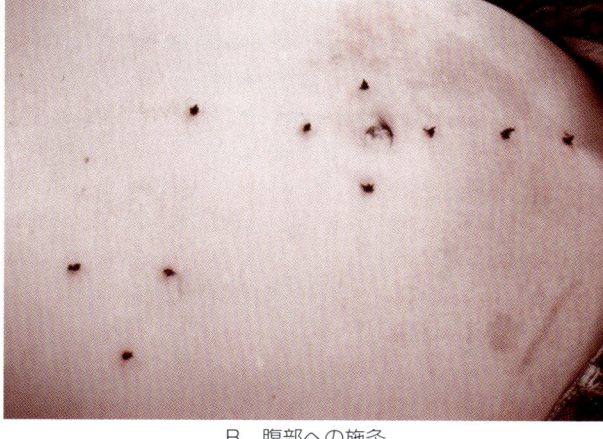 B. 腹部への施灸

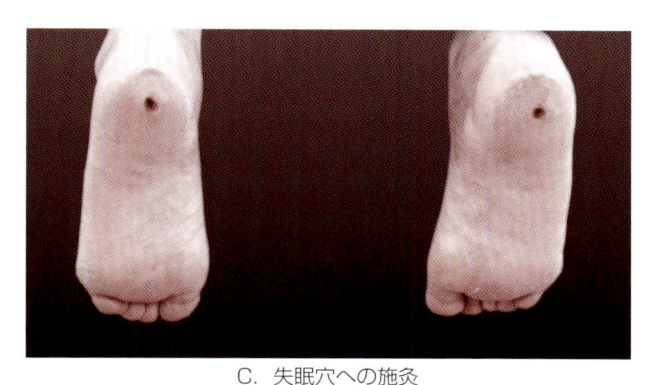

C. 失眠穴への施灸

図25 肝硬変の腹水・胸水治療

症例8　関節炎（ブシャール結節）の治療

　関節炎に対する灸治療にはラットを用いた動物実験がある．アジュバントやコラーゲンなどの薬物による誘発関節炎への施灸により，その有効性が報告されている．ブシャール結節は変形性の関節炎であり，この症例の鍼灸治療における取り扱いは稀で効果のほどは不明であったが，施術した．

　患者は初老の男性で，ゴルフ仲間の知人である．主訴は左中指の基節中節関節（PIP関節）の腫脹と痛みであった．3年前に発症し，約1年前から腫脹して指が太くなり屈曲が障害され徐々に痛みが出てきたという．平成20年6月頃から常時疼痛があるようになった．痛みのためゴルフクラブが握り辛く，グローブを2枚着用していた．既往として，51歳頃からヘバーデン結節（DIP関節）ができ痛みがあった．

　施術は頸肩部の圧痛・緊張部，前腕部に軽く刺鍼して，PIP関節の背側中央，外関，手三里に半米粒大，3壮施灸し，家で毎日施灸をするように指示した（図26）．数日後に痛みが少し楽になったと報告があった．灸を継続するように指示し，約3週間後に再度同様の施術をした．結節そのものが変化したわけではないが，現在（平成21年3月）この施灸により腫れと痛みが改善され，QOLの向上としてグローブも1枚でゴルフができるようになっている．

V．お灸の多彩な体験

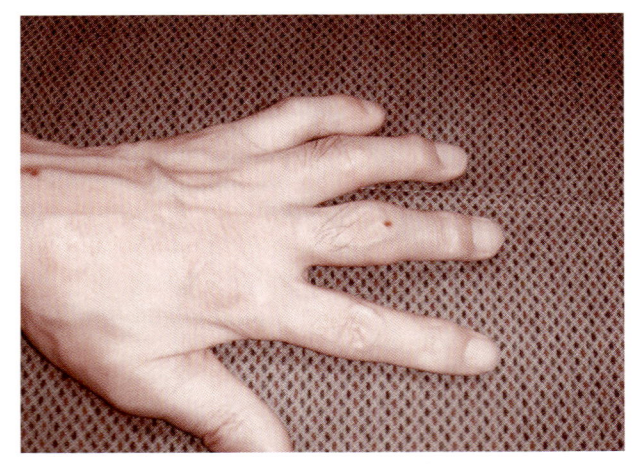

図26　ブシャール結節での施灸例

症例9　逆子の灸

　産科領域での分娩様式に頭位，骨盤位（逆子）がある．骨盤位の胎位矯正法として，至陰穴の灸は有名である．骨盤位分娩は分娩全体の3～5％ほどであるが，矯正しないとその予後に重大な影響がある．東邦大学医学部産婦人科教室の林田和郎らは，妊娠28～38週の骨盤位584例中，頭位への回転成功例は525例（89.9％）であったと報告している（林田和郎：第38回全日本鍼灸学会特別講演）．

　治療は至陰穴に施灸3壮と三陰交に灸頭鍼3回であった（図27）．成功例の中で連続観察した176例中22例（12.5％）は30分以内に回転し，胎児の自己回転を促進する効果があることを示したとしている．治療2回までに32％，3回までに59％が頭位へ回転し，副作用はなかった．

　不成功例では，高度の臍帯巻絡，過短臍帯など骨盤位のままでの経腟分娩に際して十分注意を払うべき合併症を有するものが約40％に認められたとしている．

　筆者の経験からは，臨床的に妊娠9カ月であっても頭位（正常）へ回転した例が数例あったので，諦めずにこの方法を試すべきである．

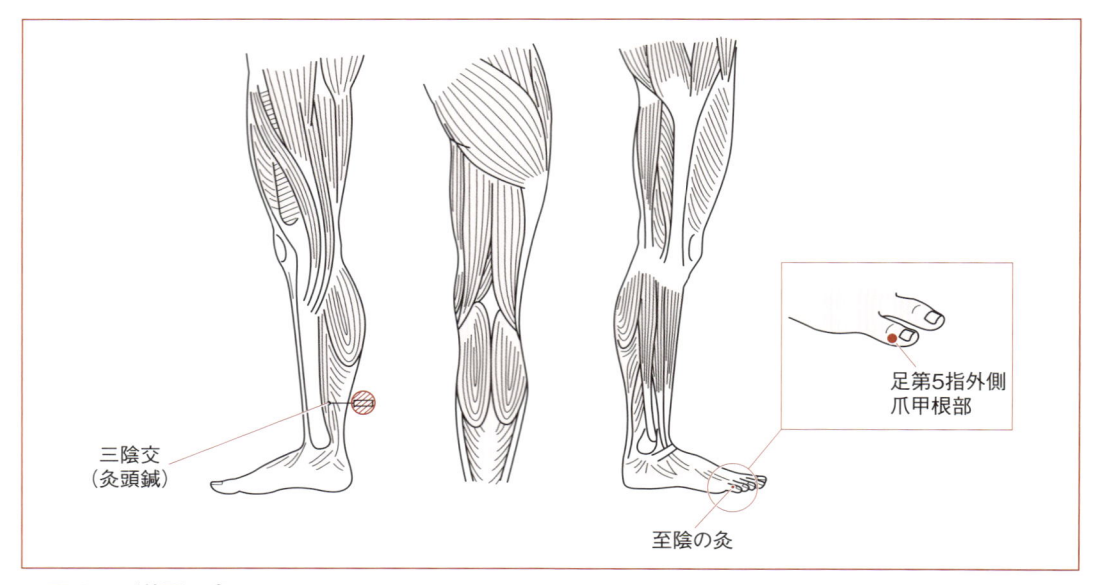

図27　逆子の灸

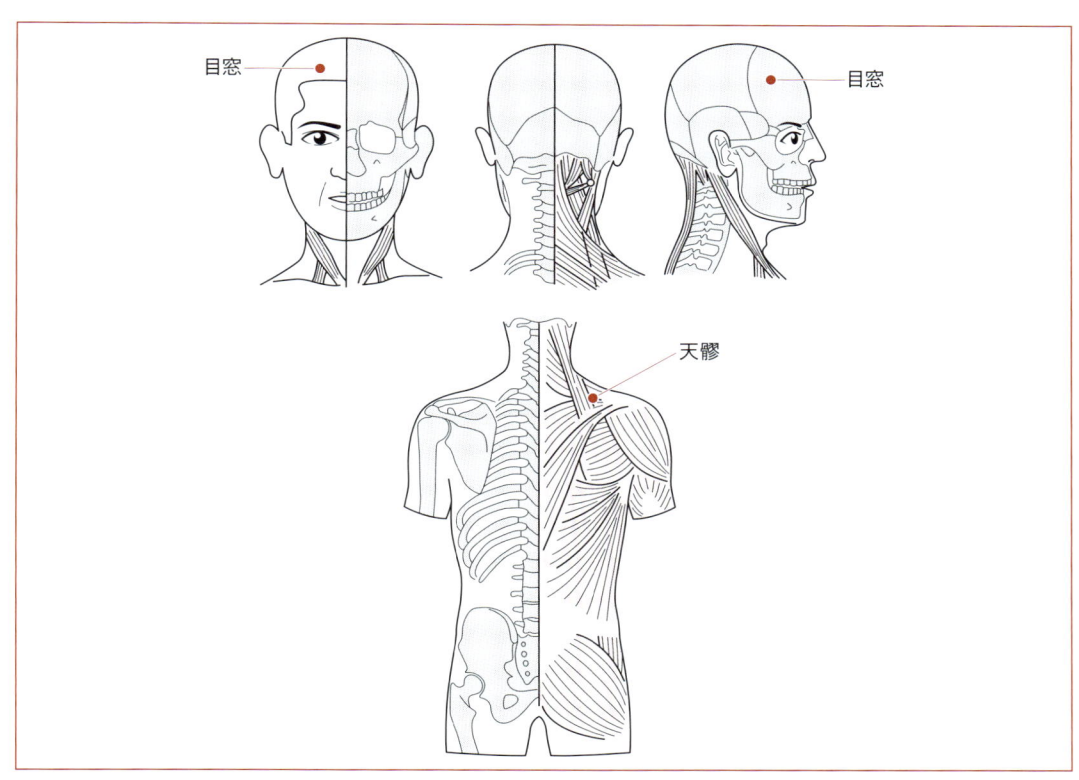

図28　複視と目窓穴

症例10　複視と目窓穴

約35年前，50歳代の女性が外転神経麻痺を患って複視になって来院した．像が二重となり，真っ直ぐに歩行できず，日常生活に支障を生じていた．

原因究明のため大阪の北野病院において脳の検査をした．腫瘍などによるものでないことが判明したため，鍼灸治療をすることになった．患側の目窓穴に強い圧痛があり，肩こりが酷く天髎穴付近がこっていたという印象が強烈に残っている．

週1回の来院であったので，目窓穴と天髎穴に米粒大，各5壮施灸した（図28）後，家でもすえるように指示したところ，肩こりもとれて5～6回の施術で複視が完治した．

症例11　子宮筋腫

妻が40歳代後半のころ，子宮筋腫が発覚した．病院でのエコー検査で手拳大になっていることが判明して，手術するか否かを考えることになった．手術のメリットは年齢的に子どもを生む必要がないから全摘して差しさわりがないし，今後子宮癌にかかる心配がないことであった．しかし，しばらくの時間的猶予があったので，まずお灸をすえることにした．神経支配を考慮して，胸椎下部から圧痛を調べて，第12胸椎（Th$_{12}$）下，次髎，関元に毎日施灸した（図29）．

1カ月後の検診では，少し小さくなっているとの医師の判断であった．その後しばらくお灸を続けたところ，手術をすることなく消失した．閉経期も近いことから，ホルモンの影響で自然に小さくなるケースもあるが，お灸が子宮筋腫の消退への引き金になったことは間違いない．第12胸椎下の灸刺激は腹腔内臓と骨盤内臓との両方にまたがっている神経支配になっており，求心性神経は交感神経幹を経て，小内臓・腰内臓神経から上・下腸管膜神経叢を通り骨盤内臓（子宮）に刺激が伝えられたと考えられる．次髎穴は仙骨部の

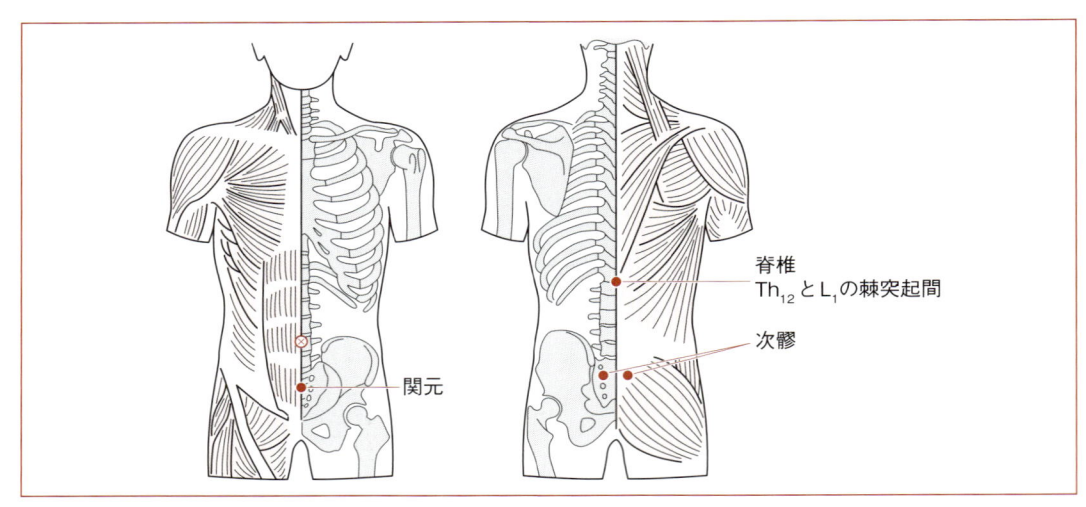

図29　子宮筋腫への施灸例

副交感神経を刺激するのに都合のよい経穴であり，関元穴は下腹部を温めるのに最適なツボである．

症例12　顔の吹き出物や中耳炎と合谷穴

　上眼瞼にできる麦粒腫（ものもらい）の治療として二間穴の灸は有名である．しかし合谷穴もよく効く．同じ経絡上にあり近い部位である．二間穴の部位は中手指節関節の前橈側である．合谷穴は四総穴として「吐腹は三里に止め，腰背は委中に求む．頭項は列缺に尋ね，面目は合谷に収む」と述べられている．したがって，合谷は顔のトラブルに効く経穴で有名である．かつて「にきび」の親玉が右顔面にできたとき，右合谷の多壮灸をして治癒した経験がある．施灸している間に，顔の炎症が治っていくのが感じられた．いずれもトラブルの側（患側）に灸をすえることが大切である．

　中耳炎では，患側の合谷に圧痛が出ることが多い．もちろん患側の耳周囲（角孫，卒谷，浮白，顱息，瘈脈，翳風，耳門など），とくに完骨穴付近やその髪際に圧痛が出ているので，ていねいに調べて施灸する必要がある（図30）．患側合谷の施灸で耳漏は止まり，中耳内は乾燥し治癒に向かう．もちろん耳周囲の施灸でも同様の効果が得られる．

　われわれの実験から鍼刺激でも，合谷は顔面，特に眼の網膜の血流に関与することが判明しているし，鼻の粘膜循環にも関与していることがわかっている．したがって，古人が「面目は合谷に収む」と述べていることは実験的に証明されたわけである．

症例13　膝関節水腫

　2〜3年前，ゴルフのラウンドを終えて帰宅し，寝る前になって掘りごたつに入れていた足を正座に座り代えたとき，少し左膝が張っているような感じがした．そのときは水が溜まりかけているとは思いもよらずにそのまま寝た．翌日同じように正座をすると，左膝が曲げにくくおかしい．水腫と初めて気づいた．膝が腫脹して関節液が貯留しているように感じたので，直ぐに足を伸ばして膝蓋跳動検査をしたところ関節液の貯留を確認した．

　若い頃に酷い捻挫をしたことがあり，「年取るとその膝にトラブルが出るよ」などと言われていたことを思い出した．関節炎（灸の動物実験の項参照）なので，教え子が大学院のときにお灸の実験をしていたことを思い出して，整形外科に行く前にとりあえずお灸をすえてみようと圧痛点を調べ施灸した．圧痛点の部位は両犢鼻，膝眼，陰谷，曲泉，膝関，

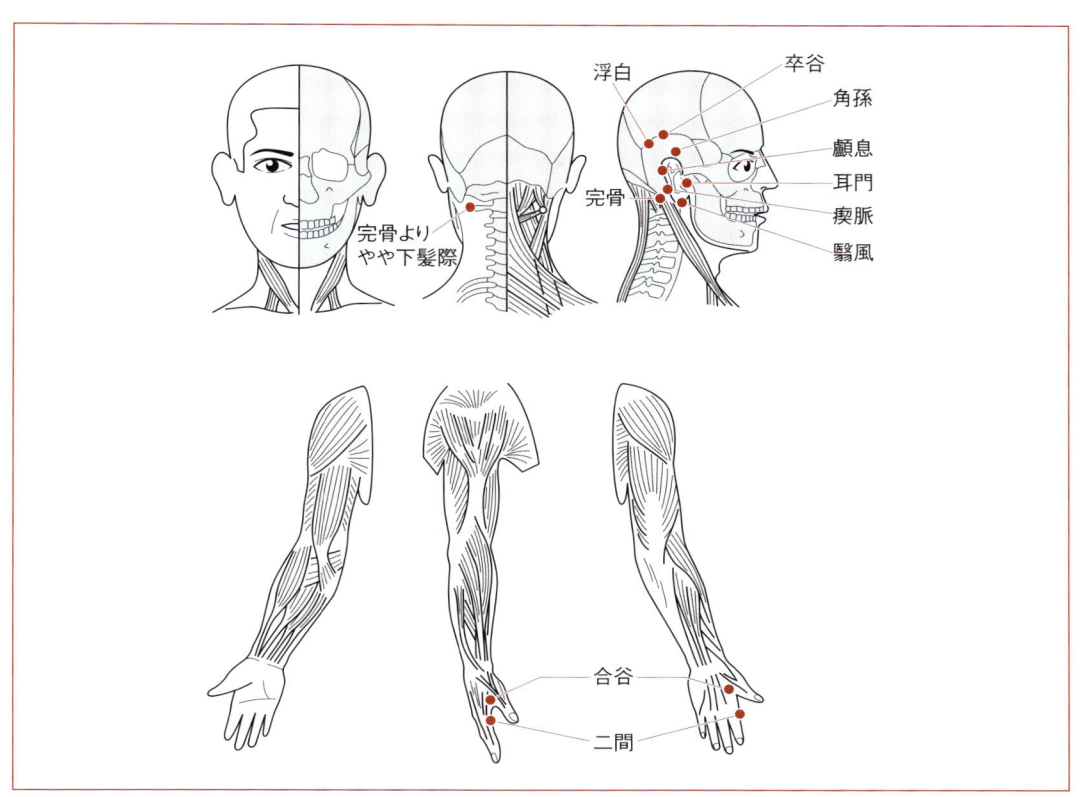

図30　中耳炎と合谷穴

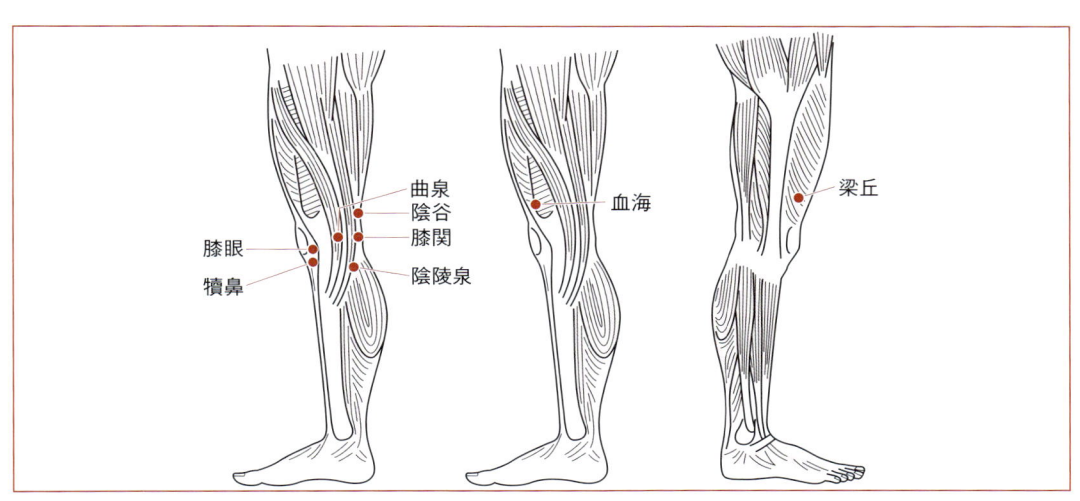

図31　膝の水腫の施灸例

陰陵泉，梁丘，血海穴であり（図31），施灸は半米粒大の艾炷，各3壮，2日（2回）で完治した．

この例のごとく，早期に施灸によって対応することでいろいろな症状の改善を見ることが多い．

症例14　心電図ST異常と膏肓のこり

32歳の頃，鍼灸専門学校の教員になって間もない頃であった．多くの科目を担当していたので，その予習のため寝不足が続いて不整脈が出ていた．脈が結滞して気分が悪く，学内の診療所で心電図を取ったところ，A-V block（房室ブロック）との診断であった．心電図のPQ延長だったように記憶している．

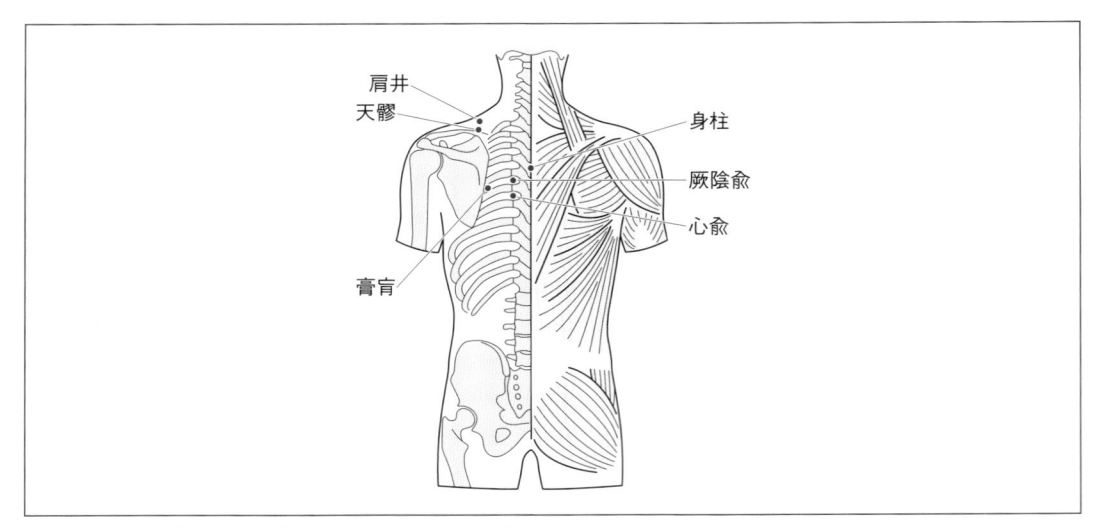

図32　心電図 ST 異常と膏肓のこりへの施灸

　このようなバックグラウンドがあり，アメリカに出張することになった．出張目的は鍼灸専門学校の開校と，日本の正統な鍼灸を普及させることであった．当時，病に苦しむアメリカ人は鍼灸療法がどんな難病にでも効く東洋の素晴らしい治療法だと誤解していたようだ．したがって東洋人であれば，鍼灸師の免許の有無を問わず，鍼ができるといえば需要は多かった．巷には偽の鍼師もいた．筆者らを招聘したある財団はマクロビオティックを普及している団体で，マクロビオティック療法に鍼灸を併用しようと考え，鍼灸学校の創設構想があった．筆者の仕事はその財団関係のセミナーでの講義，University of Massachusetts での医療系の方々を対象に継続教育での講義，他の大学での講義や Acupuncture Center of Massachusetts での臨床などであり，ストレスも多かった．

　自覚的に左膏肓のあたりが酷くこり，千枚通しで突いてほしい感覚があり，心悸亢進，息切れ，汗をよくかき，眼は充血し不眠気味であった．これらの症状は東洋医学的に心臓の調子の悪いときの症状であると知り合いのアメリカ人医師に話したところ，本当かどうか ECG を取ってみようということになった．ECG で ST の上昇があり，急遽，ボストンで有名な M.G.H（マサチューセッツ総合病院）で診てもらうことになった．その間，家内（鍼灸師）に左膏肓，厥陰兪，心兪，肩井，天髎，身柱穴などへ多壮灸をしてもらった（図32）．毎回計100壮ほど施灸してもらっていたので症状も改善し，大事に至らなかった．

　その当時はニクソン大統領訪中のときで，確か随行のニューヨークタイムズ，レットン記者が虫垂炎になり，鍼麻酔で手術して成功した話が世界で一世を風靡した．以後，鍼に麻酔効果があることが判明して，大変に話題になった．その直後の1974年であったので，本当に鍼麻酔が効くかどうか世界の医療関係者が見学や体験をしたものであった．筆者も M.G.H での鍼麻酔の実験に参加した．上腕止血によりできる痛みに対する鍼麻酔効果の検討であった．反対側の鍼で，あるボランティアが止血後30分でギブアップした痛みが1時間以上，耐えられたケースがあった．現在は鍼が薬物に取って代わるのではなく麻酔にアレルギーのある患者など，麻酔薬の使用がしにくい場合に限って，鎮静剤等と鍼を併用する形で行われることもある，と聞いている．

症例15　原式腰部八点灸と健康体

　学生に対する健康維持増進のため，施灸方法として原式の腰部八点灸を指導したことが

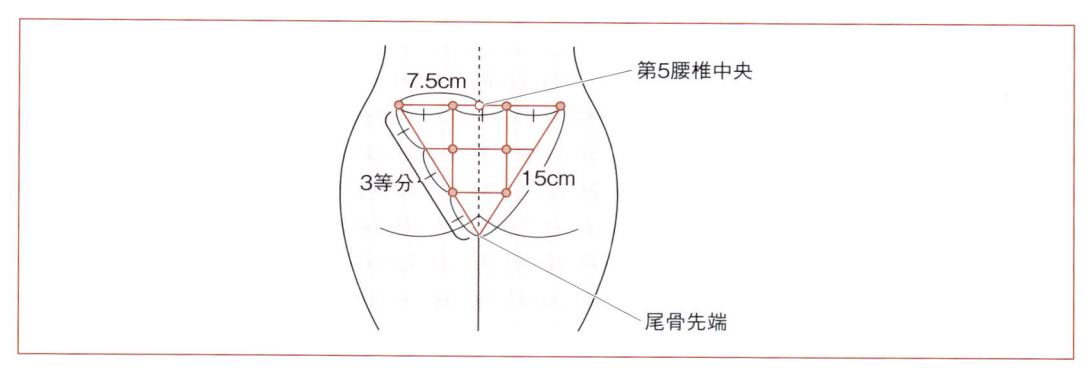

図33　原式八点灸（『新しい灸学』より）

ある．ツボの特殊作用（ある特定の症状，疾患に効くとされること）は考慮せず，一般作用（生理的に発現する反応）を重視した考え方での施灸である．最初各3壮からはじめて徐々に各7壮すえるように施灸を継続する．これによって体質が改善され，見違えるほどに健康体になれる．普通3カ月，虚弱者は1年続けるとよいとしている．

また，なぜこの部位なのかは，未婚の女性や，誰もが灸痕を気にせず施灸できる部位として考案されたものである．三里の灸と併せて原式灸法として提唱されている．

その方法は『新しい灸学』によると，「第5腰椎の両側に並んだ4点と，仙骨孔の両側に縦に2点ずつ4点，合計8点に施灸する」，「正しく伏臥させて，尾骨先端と第5腰椎中央の間に正三角形を描き3等分したものが，原式腰部8点である」．この正三角形の1辺の長さは記されていないが，原式三里灸点板を第5腰椎上の水平線上に4つ並べて1辺としているので，約15cmを1辺としてよいであろう（図33）．

脊柱線上で，第5腰椎の中央に正三角形の1辺の中央を置き両側へ水平上7.5cmのところに点をつけ，この左右計15cmを3等分し，各5cmに点をつける．この新しくつけた2点から縦に平行な垂線を引き，三角形の他の2辺との交点との間を2等分する．したがって，第5腰椎水平線上の4点とこの縦垂線上（2本）の3等分した中の2点の計8点である．

症例16　未病とお灸

未病とは，西洋医学では異常と診断されないが，体調がすぐれず，半病人の状態，あるいは将来病気になる可能性のある未発症状態としている．

辞典によると，未病とは「いまだ発病せざる疾病」をいう．また，「上工は未病を治すとあり，疾病は未発に防ぐを良医となす」（漢方医語辞典）とある．上工とは練達な医師のことである．

「未病を治す」という観点は，発病予防という意味であり，鍼灸，漢方治療を行って体のアンバランスを整えて発病を予防することと解釈される．

たとえば，風邪の予防に大椎穴に米粒大艾炷を7壮施灸するとよいと推奨している（深谷灸）．また，風邪引きのごく初期であれば大椎穴と風門穴に施灸すると，そのまま封じ込むことができる．また多壮灸（20～30壮）をすえると肩甲間部が温かくなり，風邪の治療に欠かせられないツボとして薦めている．

症例17　スポーツトレーニングと灸

医師であり，灸の専門家であった原博士は「6週間の連続施灸を行った実験で，ヘモグロビン（血色素）量の著しい増加を認めた．その増量の主因はヘモグロビン指数の高率化

に基づくものでなく，赤血球数の増加によることが立証された」と述べている．この値は7週目に最高値に達し，数週間高い値を保ち徐々に下降して，施灸前の値にもどるのが22週目であったとしている．

たとえば，高地トレーニングの意義は，低酸素状態での持久力を確保するものであり，ヘモグロビンの酸素（O_2）吸着能力と関係する．高地に住む人々の赤血球数は平地の人々と比較して多いとされている．つまり，低酸素状態の空気中から酸素の取り込み能力を高めるために必然的に赤血球数が多くなり，それに付随するヘモグロビン量も多くなるわけである．

医師であり灸の専門家であった原博士の三里の灸や腰部8点灸という「原式灸法」を長期継続することにより，これらの実験と同様に赤血球数の増加が得られることは，マラソンの高地トレーニングのみでなく，あらゆるスポーツに灸施術を応用することにより，パフォーマンス向上に繋がると考えられる．

5. お灸（効用）のまとめ

お灸による小火傷により人体の免疫系や治癒機転が活性化され，以下に示すように健康維持に有用である．

お灸の効用

1) 白血球の増多現象
　施灸後直ちに増加し始め2～3時間で最高に達し，4～5日持続する．始めは好中球が増加し，継続するとリンパ球が増加する．リンパ球は抗体を産生する細胞であり，体内の免疫力があがっている状態を維持できることになる．

2) 貪食機能の増進
　施灸により白血球の遊走速度や貪食能が亢進する．施灸により骨髄から産生された白血球が血中に増加するので，好中球の核数平均値が低下し，核の左方移動が生じ若返り現象が得られ，細菌やウイルスに対する食作用が旺盛になる．

3) 赤血球に対する影響
　赤血球およびヘモグロビン（血色素）は長期に連続して施灸することにより増加する．医師であり，灸の専門家である原博士によると，連続6週間の施灸により7週目より増加し，8週目に至り最高に達すると報告している．

4) その他
　関節炎では，抗炎症効果や予防効果が得られることが判明した．血管拡張や透過性亢進があり，ライソゾーム酵素活性，ストレス蛋白合成による生体防御反応を賦活し，ラジカル消去物質が生成され，膵内・外分泌細胞の細胞傷害が減少し，再生の期待が大であるなど，灸療法の効用が立証されている．

以上から，お灸の継続により，体の免疫系を高めて，すべての病気に対し非特異性免疫を得ることができる．さらに，施灸により活性酸素を抑制でき病気の予防に繋がり，健康増進に有用と考えられる．

Ⅵ．お灸の処方―100疾患

● 100疾患の利用方法について

1. 「処方」については，下記の経穴選出著書10冊中に記載のある共通疾患に使用された経穴の過半数を選んで，基本処方として記載したものである．したがって，鍼・灸治療ともに使用できるツボである．
2. 概説欄は疾患の概要のみを記したもので，詳しくは専門書を見て頂きたい．
3. 治療上のポイントとして，筆者の経験，先輩の灸専門家の意見や古文献によりコメントを記した．参考にしていただきたい．
4. 取穴部位の記載は専門学校の教科書である『経絡経穴概論』[19]によった．

経穴選出著書
（巻末参考文献一覧，143頁参照）

1) 図解カードツボ療法（芹澤勝助）[51]．
2) 自律神経調整法（中谷善雄）[46]．
3) 針灸治療の実際（上・下）（代田文誌）[31]．
4) 針灸学（上海中医学院編，井垣清明他共訳）[25]．
5) 現代鍼灸治法録（郡山七二）[47]．
6) 鍼灸治療基礎学（代田文誌）[32]．
7) 鍼灸治療学（山下詢）[48]．
8) よく効く灸とはりの療法（代田文誌）[49]．
9) 鍼灸臨床医典（間中喜雄）[50]．
10) 針灸治療の新研究（長浜善夫・編著）[33]．

● お灸の処方―100疾患

呼吸器／42	鼻炎　蓄膿症　扁桃炎　咽頭炎（喉頭炎）　風邪　気管支喘息　慢性気管支炎　肺気腫　肺炎　肺結核
循環器／52	心悸亢進症（動悸）　心臓（血管）神経症（神経循環性無力症）　心臓弁膜症　狭心症　高血圧症　低血圧症
消化器／58	口内炎　歯痛　急性胃炎　慢性胃炎　食道痙攣　胃アトニー（胃弛緩症）　胃下垂症　胃痙攣　胃酸過多症　胃潰瘍　腸炎（腸カタル）　下痢　便秘　腸閉塞（イレウス）　虫垂炎　胆嚢炎　胆石症　肝炎　黄疸　腹膜炎
泌尿・生殖器／78	膀胱炎　尿道炎　前立腺肥大症　陰萎（勃起障害，ED）　遺精
代謝・栄養／83	脚気　貧血　バセドウ病，慢性甲状腺腫　糖尿病
運動器／87	肩こり　五十肩　急性・慢性関節炎　膝関節炎　急性関節リウマチ（リウマチ熱）　関節リウマチ　腱鞘炎　腰痛症
神経・精神／95	脳出血　脳貧血　脳充血　癲癇（てんかん）　神経症（ノイローゼ）　ヒステリー　不眠症　頭痛　顔面神経麻痺　顔面痙攣　間代性横隔膜痙攣（吃逆）　三叉神経痛　後頭神経痛　尺骨神経麻痺　橈骨神経痛　肋間神経痛　坐骨神経痛
産婦人科／112	無月経　月経不順　不妊症　冷え症　更年期障害　妊娠悪阻　乳汁分泌不全　乳腺炎　子宮内膜炎
小児科／121	ひきつけ　夜泣き　夜尿症　吐乳，消化不良症　小児麻痺　小児喘息　百日咳
眼科／128	麦粒腫（ものもらい）　結膜炎　虹彩炎　白内障　緑内障　眼精疲労
耳科／134	中耳炎　耳鳴と難聴　めまい（眩暈）
皮膚科／137	蕁麻疹　湿疹　癤・癰・疔　瘰疽　凍傷（しもやけ）

呼吸器　1. 鼻　炎

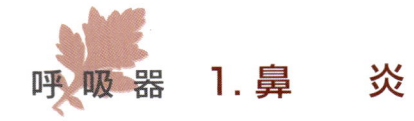

| 処　方 | 合谷, 曲池, 迎香, 風門, 身柱, 懸釐, 風池 |

取　穴

- **合　谷**(LI 4)　第1・第2中手骨底間の下陥凹部, 第2中手骨より
- **曲　池**(LI11)　肘を屈曲してできる肘窩横紋の外方で, 上腕骨外側上顆の前
- **迎　香**(LI20)　鼻孔の外5分, 鼻唇溝中
- **風　門**(BL12)　第2・第3胸椎棘突起間の外1寸5分
- **身　柱**(GV12)　第3・第4胸椎棘突起間
  - (注) 左右の肩甲棘内端を結んだ線と正中線の交わるところが第3・第4胸椎棘突起間に当たる場合が多い
- **懸　釐**(GB 6)　頭維穴の下3寸で側頭下髪際と前兌髪際との接点
- **風　池**(GB20)　乳様突起下端と瘂門穴の中間で, 後髪際陥凹部
  - (注1) 僧帽筋と胸鎖乳突筋の筋間の陥凹部髪際にある
  - (注2) 古書には「之れを按ずれば耳中に引き」とある

疾患概説

急性, 慢性, 肥厚性, アレルギー性などに分類される. 近隣部に波及すると鼻咽頭炎, 蓄膿症を併発する. 鼻水(水様性, 膿性)や鼻閉がおこり, 嗅覚障害などに発展する.

治療上のポイント

鼻の病気には, 上星と顖会（施灸7壮）がよく用いられている.

上星(GV23)：前髪際を入ること1寸, 正中線上
顖会(GV22)：前髪際正中線上を入ること2寸.
　　　　　(注) 大泉門部に当たる

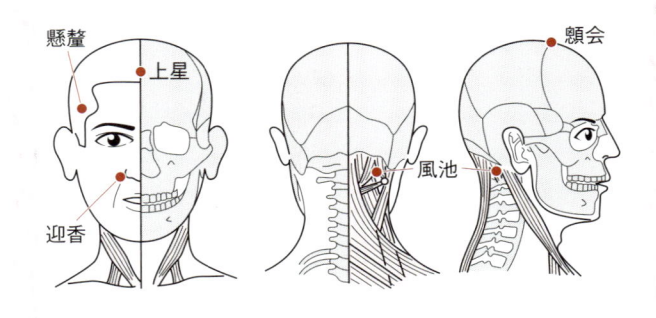

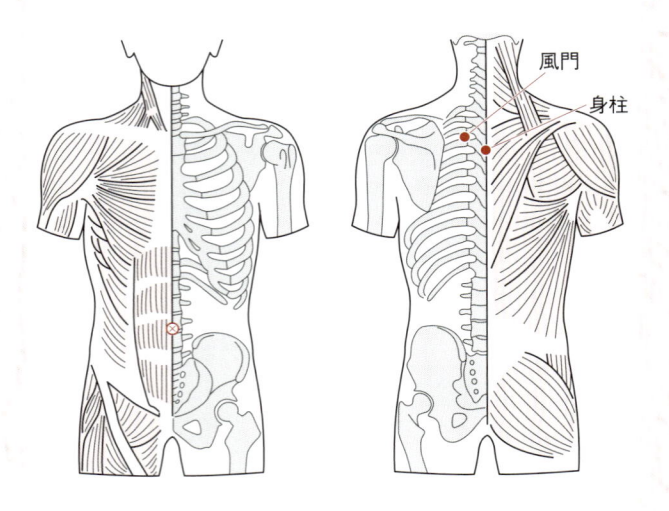

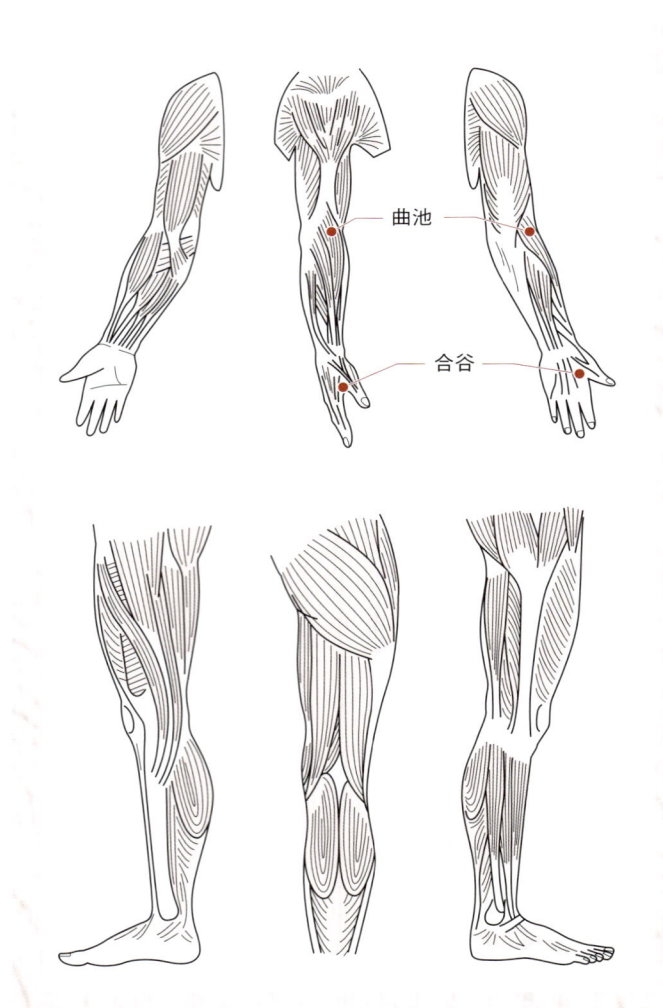

呼吸器 2. 蓄膿症

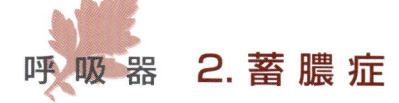

処方
手三里，迎香，足三里，攅竹，天柱，風池，中脘，通天，膏肓，百会，顖会，上星

取穴

手三里（LI10） 前腕後橈側にあり，曲池穴の下2寸，長・短橈側手根伸筋の間

迎香（LI20） 鼻孔の外5分，鼻唇溝中

足三里（ST36） 膝を立て，外膝眼穴の下3寸
- 〔便法〕膝を立て，脛骨の前縁を擦上して指の止まるところの外方陥凹部に取る

攅竹（BL 2） 眉毛の内端陥凹部

天柱（BL10） 瘂門穴の外1寸3分
- 〔注〕頭半棘筋の膨隆部の外縁に当たる

風池（GB20） 乳様突起下端と瘂門穴の中間で，後髪際陥凹部
- 〔注1〕僧帽筋と胸鎖乳突筋の筋間の陥凹部髪際にある
- 〔注2〕古書には「之れを按ずれば耳中に引き」とある

中脘（CV12） 神闕穴の上4寸
- 〔注〕胸骨体下端と臍の中央

通天（BL 7） 曲差穴の後3寸5分，承光穴の後1寸5分

膏肓（BL43） 第4・第5胸椎棘突起間の外3寸

百会（GV20） 前髪際を入ること5寸，正中線上
- 〔便法〕左右の耳尖を結んだ線が正中線と交わる所に取る

顖会（GV22） 前髪際を入ること2寸，正中線上
- 〔注〕大泉門部に当たる

上星（GV23） 前髪際を入ること1寸，正中線上

疾患概説

腔を有する組織・臓器に化膿性炎症がおこり膿がたまった状態．

一般に知られているのは上顎洞に膿が貯留したものを示すことが多いが，胸腔，心嚢，関節腔などにおきやすい．

風邪引きや，鼻炎からの波及も多い．

症状は，頭痛や鼻閉があり，物事に集中しにくくなる．

治療上のポイント

蓄膿症の治療として，上顎洞部（迎香）付近に置鍼し，その部位に棒灸を併用することがある．

鼻の病気，特に蓄膿症について，「臭黄水」「鼻出臭気」「脳亦痛」等蓄膿症の表現（『名家灸選』より）があり，顖会と通天に灸7壮とある．したがって，上星，顖会，通天への施灸がよいとされている．

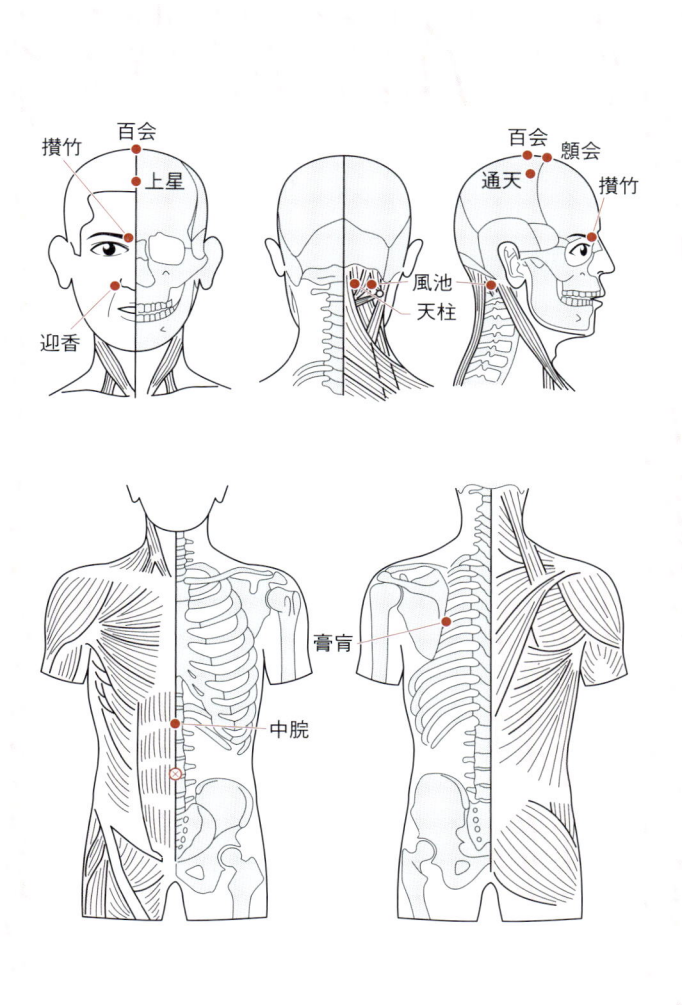

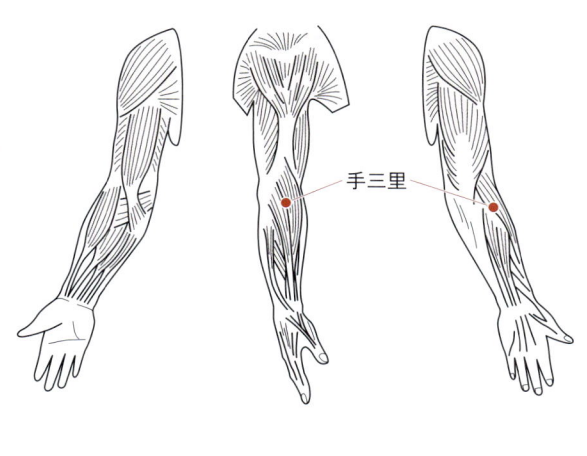

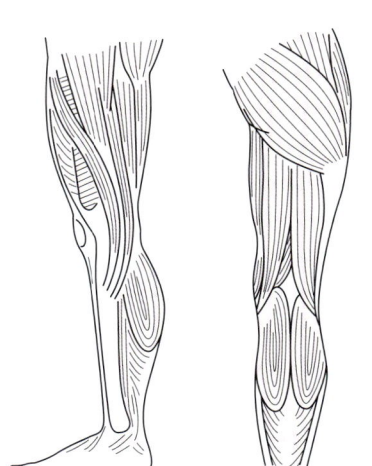

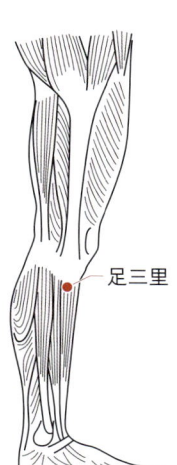

呼吸器　3.扁桃炎

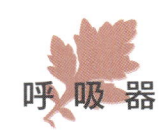

| 処　方 | 曲池，翳風，大椎，手三里，天容，風門，人迎，少商 |

取　穴

曲　池（LI11）　肘を屈曲してできる肘窩横紋の外方で，上腕骨外側上顆の前

翳　風（TE17）　耳垂の後方で，乳様突起と下顎枝の間，陥凹部
- （注）顔面神経幹が深部を走る

大　椎（GV14）　第7頸椎棘突起と第1胸椎棘突起間
- （注）頭を前屈し，一番高く突出する棘突起が第7頸椎棘突起に当たる場合が多い

手三里（LI10）　前腕後橈側にあり，曲池穴の下2寸，長・短橈側手根伸筋の間

天　容（SI17）　下顎角の後ろで，胸鎖乳突筋の前縁

風　門（BL12）　第2・第3胸椎棘突起間の外1寸5分

人　迎（ST 9）　喉頭隆起の外方1寸5分，動脈拍動部
- （注1）頸動脈三角部，喉頭隆起の外方で頸動脈の拍動しているところにある．人迎脈部であり，五臓の気をうかがうところとされている．また，高血圧症には頸動脈洞刺の部位として応用される
- （注2）頸動脈洞刺として施術するときは，少し上方の舌骨外方で，動脈拍動部に取る

少　商（LU11）　母指橈側爪甲根部，爪甲の角を去ること1分

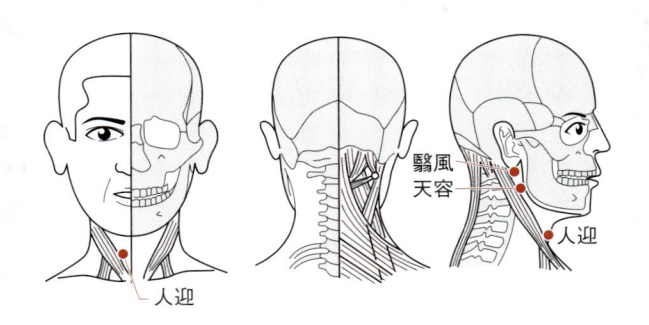

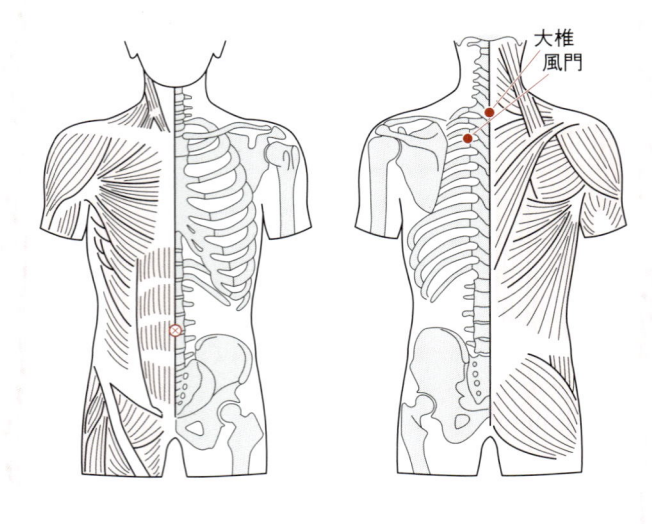

疾患概説

　風邪などが誘因となり，ブドウ球菌，連鎖球菌などの感染により発生する．症状の酷いときには咽頭の扁桃腺表面が膿様になることがある．発熱や嚥下時の痛みは苦痛であり，時に頭痛や全身倦怠感を生じる．慢性化すると病巣感染※をおこし糸球体腎炎を併発することがあるので要注意である．

　※病巣感染とは，ある感染性原病巣（たとえば，扁桃炎，中耳炎など）があって，これが原因で二次的に遠隔臓器に器質的な変化が起こる．このような原病巣と遠隔臓器の関連については細菌代謝産物に対する免疫反応などが考えられる．化膿性レンサ球菌と腎組織との間に共通抗原をもつ菌株が存在するとされている．

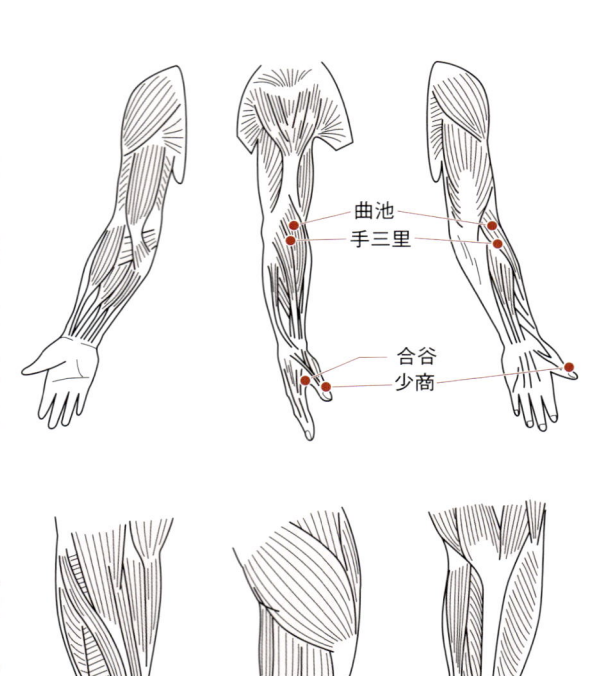

治療上のポイント

　合谷，足母指内側横紋端（奇穴，図45頁参照）に半米粒大各5壮施灸すると軽快すると述べている（名灸穴の研究）．

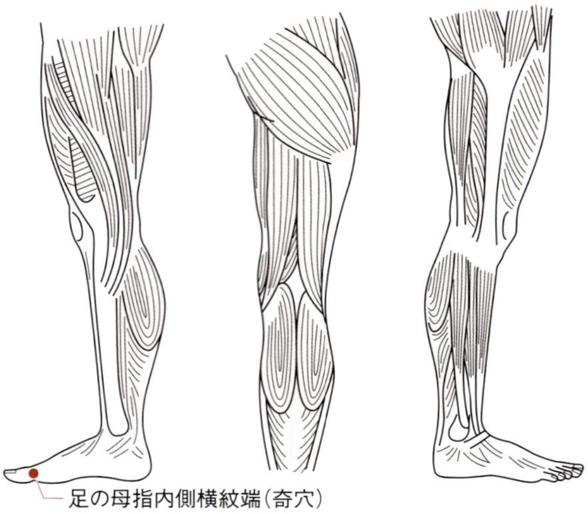

合谷（LI 4）：第1・第2中手骨底間の下陥凹部，第2中手骨より

呼吸器　4. 咽頭炎（喉頭炎）

| 処方 | 尺沢，人迎，大杼，風門，兪府，翳風，天突，風池 |

| 取穴 |

尺　沢（LU 5）　肘窩横紋上にあり，上腕二頭筋腱の橈側
人　迎（ST 9）　喉頭隆起の外方1寸5分，動脈拍動部
- （注1）頸動脈三角部，喉頭隆起の外方で頸動脈の拍動しているところにある．人迎脈部であり，五臓の気をうかがうところとされている．また，高血圧症には頸動脈洞刺の部位として応用される
- （注2）頸動脈洞刺として施術するときは，少し上方の舌骨外方で，動脈拍動部に取る

大　杼（BL11）　第1・第2胸椎棘突起間の外1寸5分
風　門（BL12）　第2・第3胸椎棘突起間の外1寸5分
兪　府（KI27）　璇璣穴（天突の下1寸）の外2寸，鎖骨の下際
翳　風（TE17）　耳垂の後方で，乳様突起と下顎枝の間，陥凹部
- （注）顔面神経幹が深部を走る

天　突（CV22）　頸窩の中央
風　池（GB20）　乳様突起下端と瘂門穴の中間で，後髪際陥凹部
- （注1）僧帽筋と胸鎖乳突筋の筋間の陥凹部髪際にある
- （注2）古書には「之れを按ずれば耳中に引き」とある

疾患概説

　球菌類やウイルス感染による場合が多いが，物理化学的刺激により起こる場合もある．
　症状は，咽頭粘膜の発赤，腫脹，中等度の発熱，咽頭痛，顎下リンパ節腫脹，倦怠感を生じる．耳痛や異物感を伴うこともある．

治療上のポイント

　禁灸部位であるが，喉頭隆起の周囲や天突穴の上部など前頸部圧痛点を調べて，半米粒〜ゴマ粒大の艾炷で直接灸を各3壮すえると，のどの痛みや，咳にも効果がある．

➡ 44頁

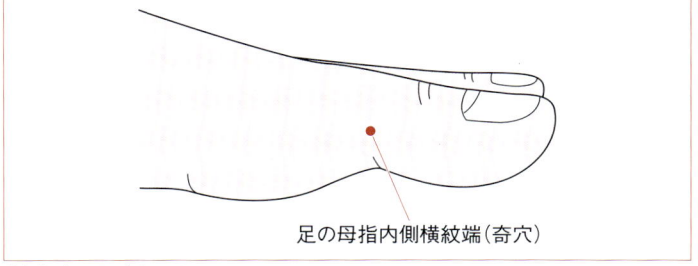

足の母指内側横紋端（奇穴）

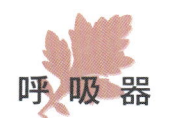

『名灸穴の研究』より

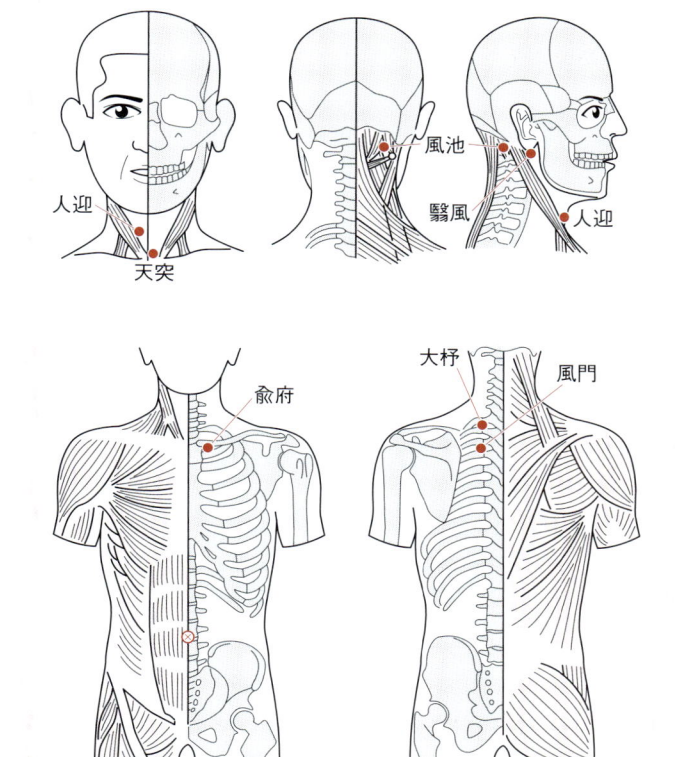

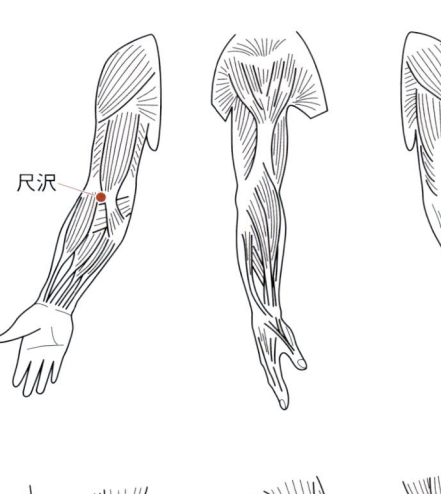

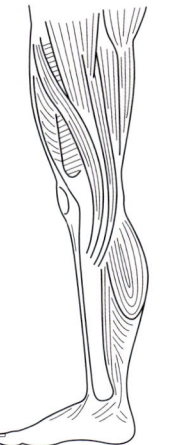

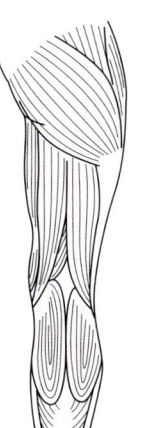

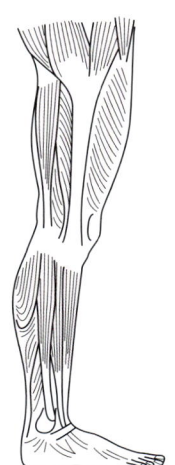

呼吸器 5. 風 邪

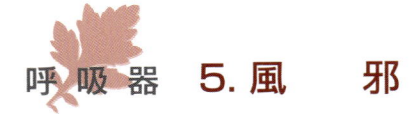

| 処 方 | 風門，迎香，大椎，風池，身柱，尺沢，合谷 |

取 穴

- **風 門** (BL12)　第2・第3胸椎棘突起間の外1寸5分
- **迎 香** (LI20)　鼻孔の外5分，鼻唇溝中
- **大 椎** (GV14)　第7頸椎棘突起と第1胸椎棘突起間
  - (注) 頭を前屈し，一番高く突出する棘突起が第7頸椎棘突起に当たる場合が多い
- **風 池** (GB20)　乳様突起下端と瘂門穴の中間で，後髪際陥凹部
  - (注1) 僧帽筋と胸鎖乳突筋の筋間の陥凹部髪際にある
  - (注2) 古書には「之れを按ずれば耳中に引き」とある
- **身 柱** (GV12)　第3・第4胸椎棘突起間
  - (注) 左右の肩甲棘内端を結んだ線と正中線の交わるところが第3・第4胸椎棘突起間に当たる場合が多い
- **尺 沢** (LU5)　肘窩横紋上にあり，上腕二頭筋腱の橈側
- **合 谷** (LI4)　第1・第2中手骨底間の下陥凹部，第2中手骨より

疾患概説

上気道（鼻，咽・喉頭）の感染による炎症症状として鼻汁，鼻閉，のどの違和感や痛み，咳，クシャミ，鼻乾燥感などがみられ，全身症状として悪寒，頭痛，発熱，倦怠感などの症状がある．

治療上のポイント

風邪を引いたかなと思ったときは，大椎，風門，肺兪に施灸する．自分で施灸する場合は，机の上に米粒大の艾炷を前もって作り，並べておいて，家族などにすえてもらう．大椎から風門，肺兪と順に各7壮すえる．さらに大椎に8〜15壮まですえて終えることにしている．

肺兪（BL13）：第3・第4胸椎棘突起間の外1寸5分

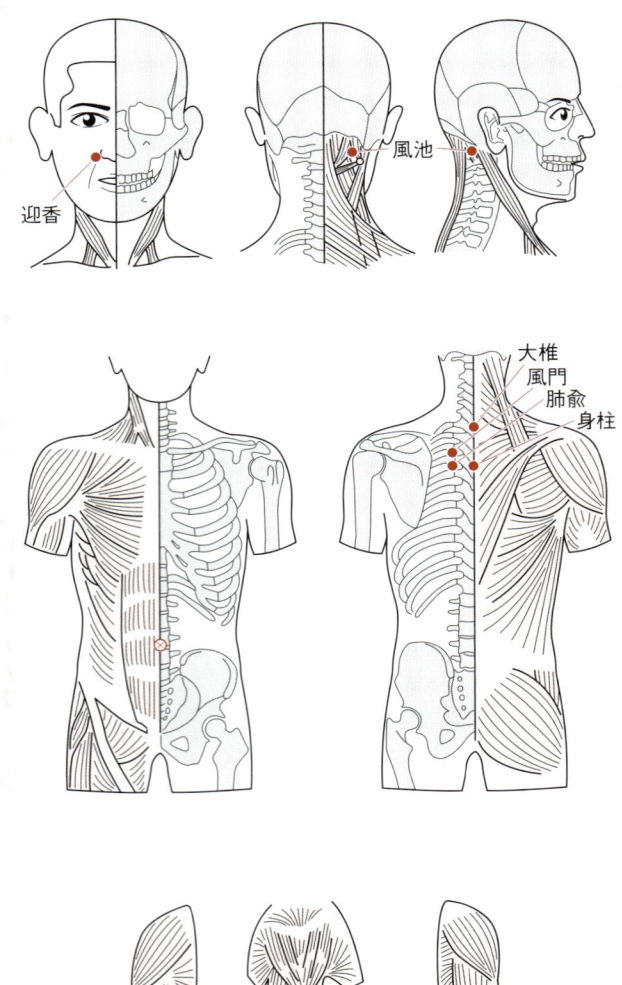

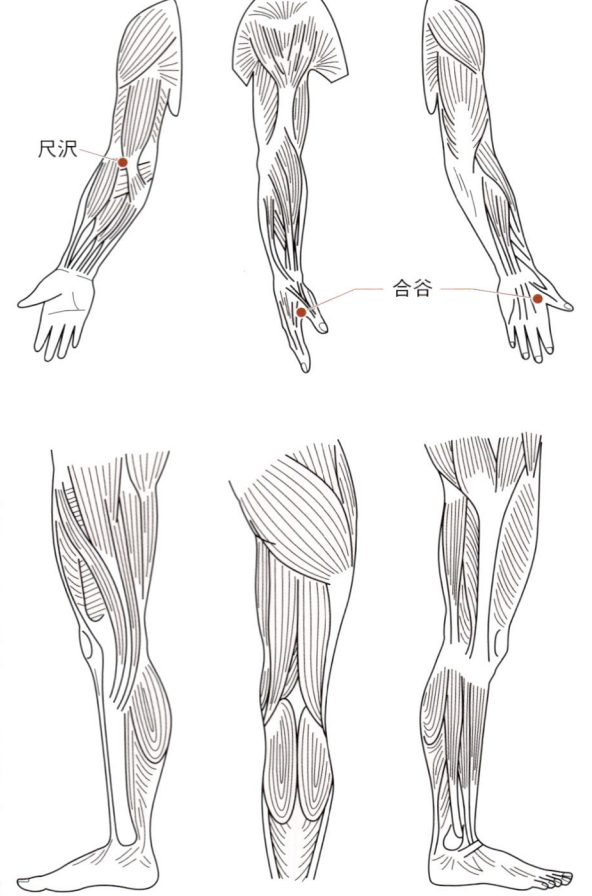

46

呼 吸 器　6. 気管支喘息

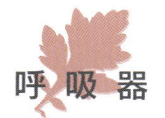

| 処 方 | 中府, 風門, 肺兪, 膈兪, 身柱, 中脘, 巨闕, 膻中, 天突, 霊台 |

取 穴

中　府（LU1）　雲門穴の下1寸
（雲門穴：鎖骨下窩にあり, 烏口突起の内縁, 動脈拍動部）
風　門（BL12）　第2・第3胸椎棘突起間の外1寸5分
肺　兪（BL13）　第3・第4胸椎棘突起間の外1寸5分
膈　兪（BL17）　第7・第8胸椎棘突起間の外1寸5分
身　柱（GV12）　第3・第4胸椎棘突起間
- （注）左右の肩甲棘内端を結んだ線と正中線の交わるところが第3・第4胸椎棘突起間に当たる場合が多い

中　脘（CV12）　神闕穴の上4寸
- （注）胸骨体下端と臍の中央

巨　闕（CV14）　胸骨体下端の下2寸に取る.
膻　中（CV17）　両乳頭を結ぶ線が胸骨体正中線と交わるところ
- （注）乳頭は第4肋間の高さに当たる

天　突（CV22）　頸窩の中央
霊　台（GV10）　第6・第7胸椎棘突起間

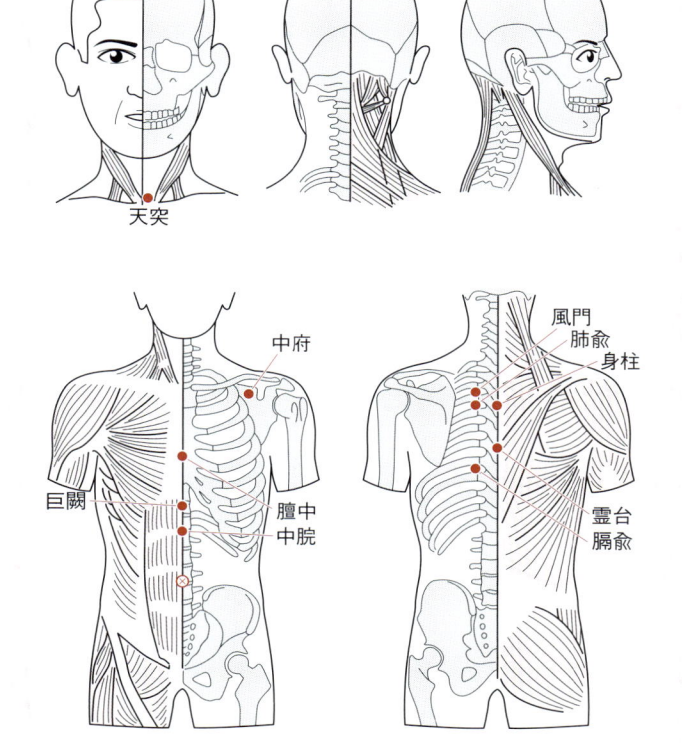

疾患概説

　気管支（平滑筋）の攣縮により発作的な呼吸困難となり, 喘鳴（呼気時にゼイゼイいう）を伴う. アレルギー性で, 気道の過敏性が強い体質の人に, 各種刺激により気道に痙攣発作がおこる.
　気管には炎症性細胞浸潤がある. 治療には消炎剤が用いられる.
　鍼灸治療にも薬のような消炎作用がある.

治療上のポイント

　発作時には, 洞刺がすぐ効くので便利である. 洞部血管壁に鍼を当てて30秒程とどめると呼吸がしやすくなる.
　施灸は風門, 肺兪, 膈兪, 身柱, 霊台にすると効果的である.

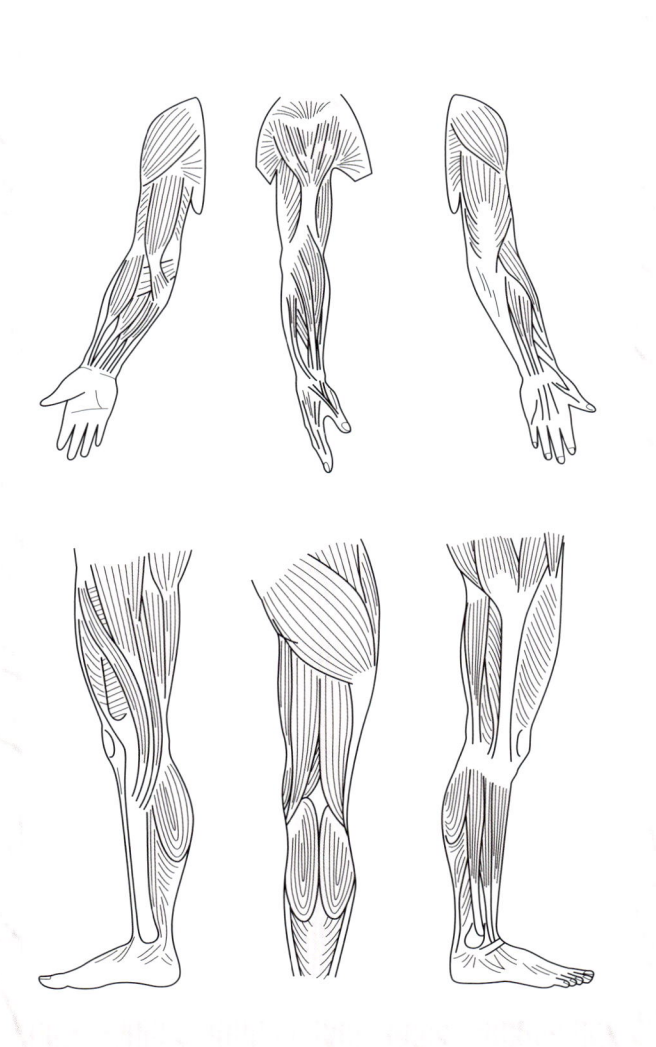

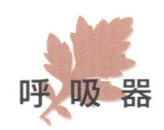

呼吸器　7. 慢性気管支炎

処　方	中府，尺沢，風門，肺兪，兪府，霊台，膈兪

取　穴

- 中　府（LU1）　雲門穴の下1寸
  （雲門穴：鎖骨下窩にあり，烏口突起の内縁，動脈拍動部）
- 尺　沢（LU5）　肘窩横紋上にあり，上腕二頭筋腱の橈側
- 風　門（BL12）　第2・第3胸椎棘突起間の外1寸5分
- 肺　兪（BL13）　第3・第4胸椎棘突起間の外1寸5分
- 兪　府（KI27）　璇璣穴（天突の下1寸）の外2寸，鎖骨の下際
- 霊　台（GV10）　第6・第7胸椎棘突起間
- 膈　兪（BL17）　第7・第8胸椎棘突起間の外1寸5分

疾患概説

　風邪からこじれて発熱，咳，痰が続くと急性気管支炎となり，胸骨の内側が痛く，湿性ラッセル音（肺の中でするプシプシ音）がする．

　急性気管支炎からの移行が多い．

　咳と痰が出て，いつまでも治らず1〜2カ月続く．

　煤煙やほこりの多い環境を避けて，郊外の新鮮な空気を吸うように心がけることが大切である．

治療上のポイント

　風門，肺兪，霊台に7〜10壮施灸し，咳に対し，天突や左右肋間の圧痛点を探し半米粒大各5壮程度施灸するとよい．

天突（CV22）：頸窩の中央

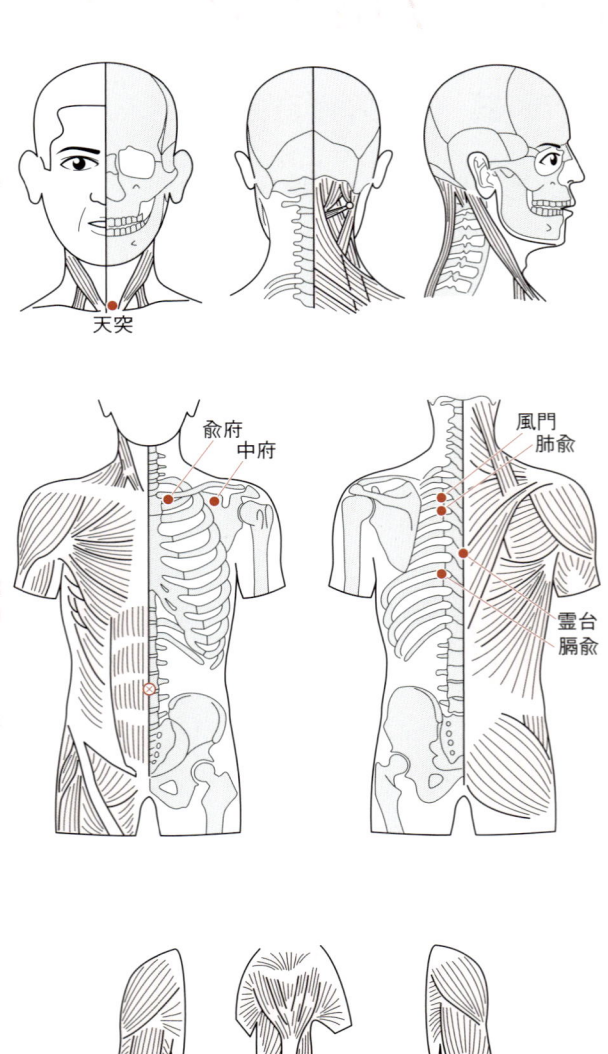

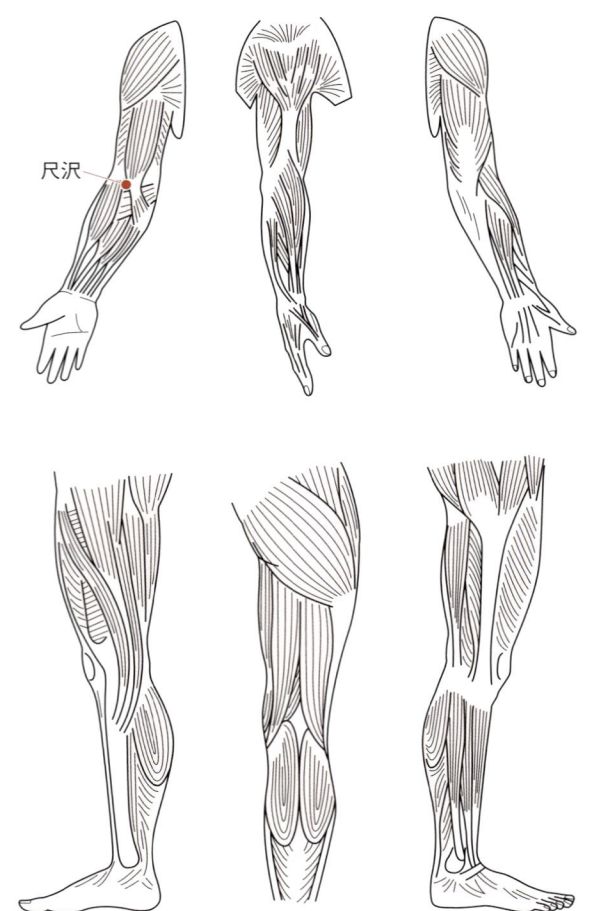

呼吸器 8. 肺気腫

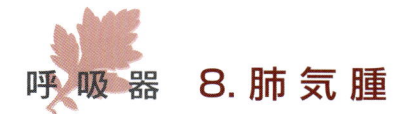

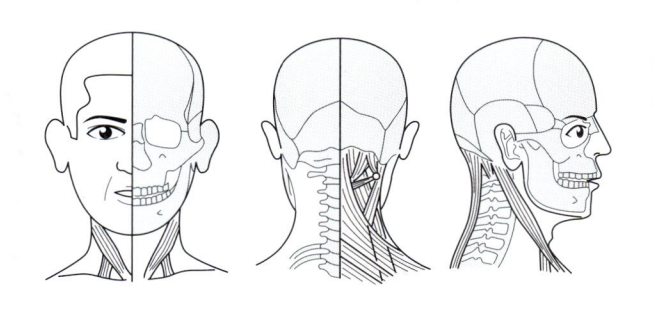

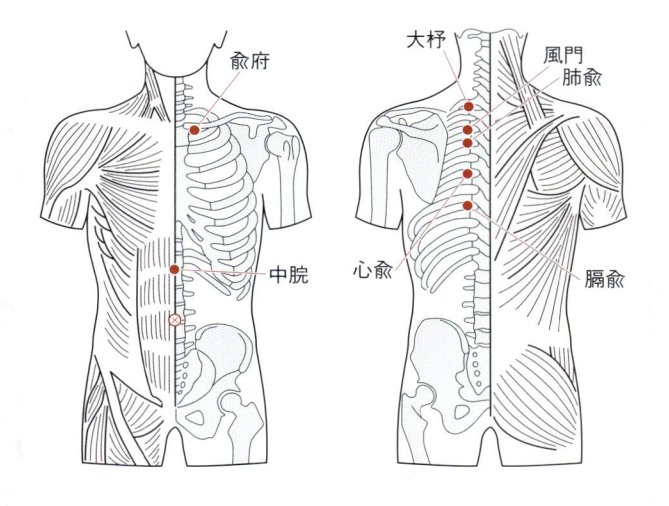

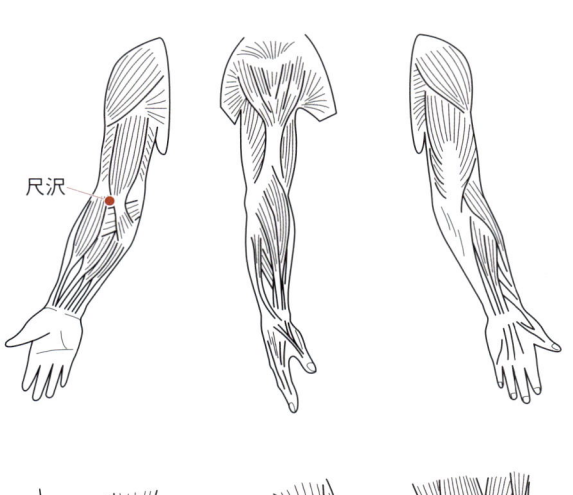

| 処 方 | 尺沢，風門，肺兪，膈兪，大杼，太谿，兪府，中脘 |

取 穴	
尺　沢（LU5）	肘窩横紋上にあり，上腕二頭筋腱の橈側
風　門（BL12）	第2・第3胸椎棘突起間の外1寸5分
肺　兪（BL13）	第3・第4胸椎棘突起間の外1寸5分
膈　兪（BL17）	第7・第8胸椎棘突起間の外1寸5分
大　杼（BL11）	第1・第2胸椎棘突起間の外1寸5分
太　谿（KI3）	内果の最も尖ったところの高さで，内果とアキレス腱の間陥凹部，動脈拍動部
●（注）後脛骨動脈幹が通る	
兪　府（KI27）	璇璣穴（天突の下1寸）の外2寸，鎖骨の下際
中　脘（CV12）	神闕穴の上4寸
●（注）胸骨体下端と臍の中央	

疾患概説

呼吸困難をおこす代表的疾患である．

痰が貯留したりして肺の弾力性が減り，吸気はできるが呼気が不十分となる．胸郭が角形となり，肋骨が持ち上げられた状態になる．

治療は，呼吸を楽にすることが大切である．

発熱，膿痰が出るときは細菌感染に対する処置が必要である．

治療上のポイント

呼吸困難に対して，背部兪穴（肺兪，心兪，膈兪など）の圧痛硬結を探して，半米粒大5～7壮施灸するとよい．

心兪（BL15）：第5・第6胸椎棘突起間の外1寸5分

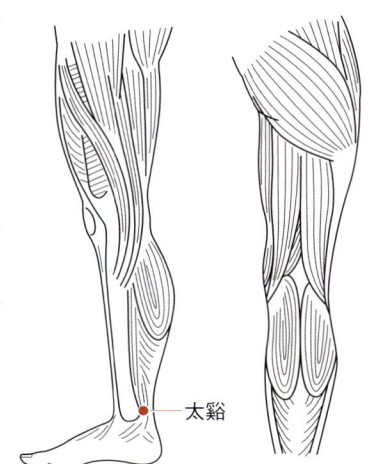

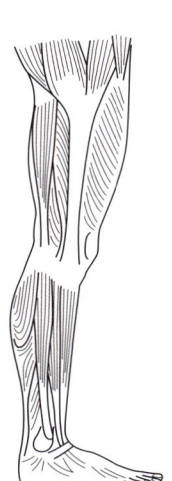

呼吸器　9. 肺　炎

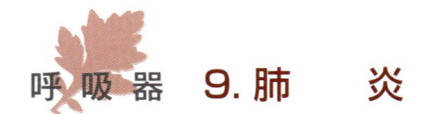

処　方	風門，肺兪，膈兪，大杼，兪府，中脘，尺沢

取　穴	
風　門（BL12）	第2・第3胸椎棘突起間の外1寸5分
肺　兪（BL13）	第3・第4胸椎棘突起間の外1寸5分
膈　兪（BL17）	第7・第8胸椎棘突起間の外1寸5分
大　杼（BL11）	第1・第2胸椎棘突起間の外1寸5分
兪　府（KI27）	璇璣穴（天突の下1寸）の外2寸，鎖骨の下際
中　脘（CV12）	神闕穴の上4寸
●（注）	胸骨体下端と臍の中央
尺　沢（LU5）	肘窩横紋上にあり，上腕二頭筋腱の橈側

疾患概説

　肺炎は肺胞内の感染症である．大きく2つに分かれ，肺葉全体におこる大葉性肺炎と気管支周辺におこる気管支肺炎がある．健康成人の細菌性肺炎は気管支肺炎の形が多い．
　原因は肺炎桿菌，球菌の感染である．症状は発熱，悪寒，咳，胸痛，呼吸困難などで，重症になると呼吸も促迫となり，チアノーゼがみられる．

治療上のポイント

　呼吸困難に対して，背部兪穴（肺兪，心兪，膈兪など）の圧痛硬結を探して，半米粒大5〜7壮施灸するとよい．
　高熱のときは施灸せず，医療機関へ紹介する．

心兪（BL15）：第5・第6胸椎棘突起間の外1寸5分

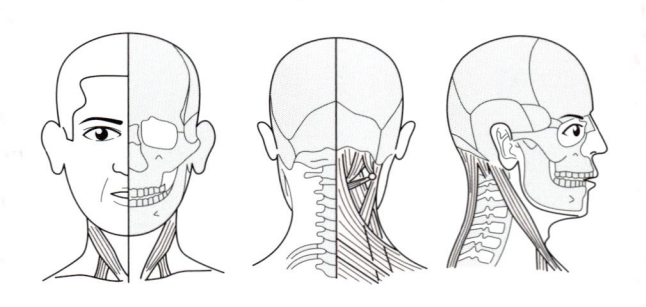

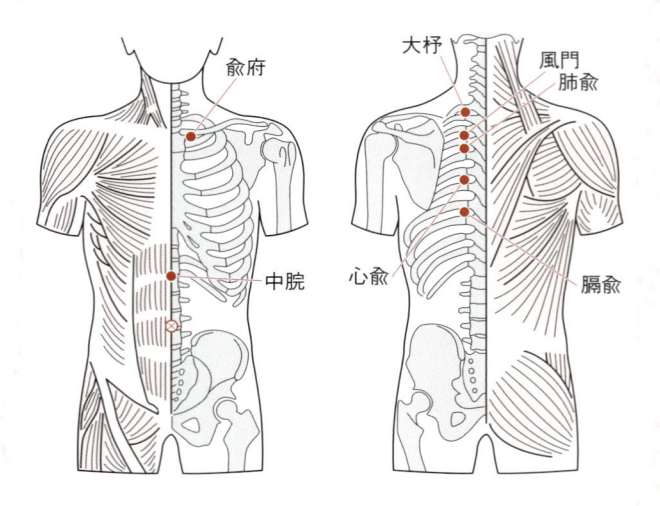

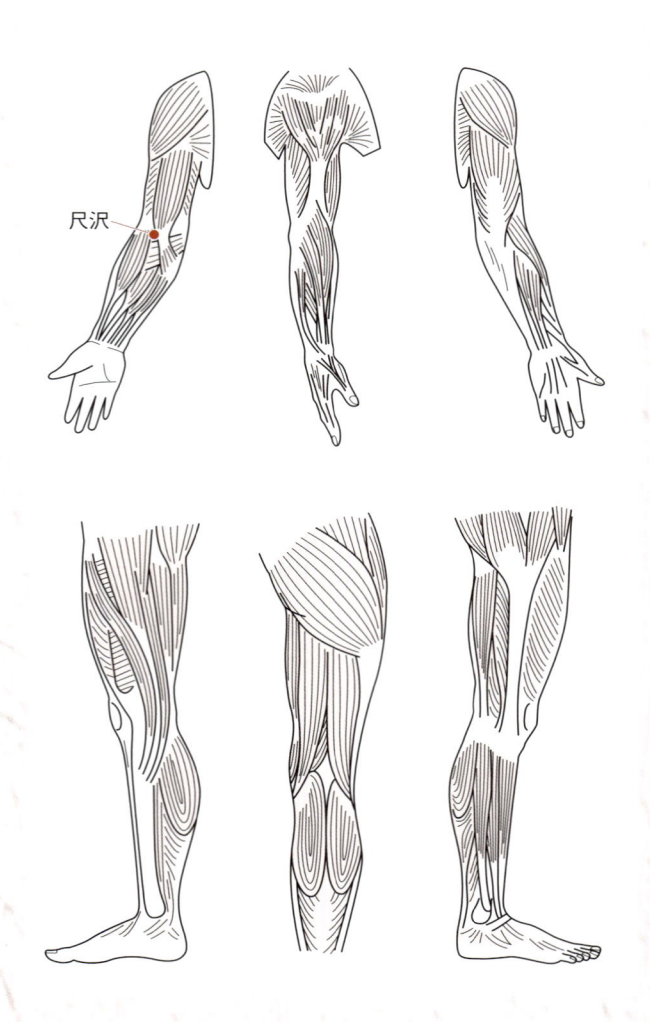

呼吸器　10. 肺結核

処　方	中府，尺沢，足三里，大杼，風門，肺兪，膈兪，霊台，中脘，肝兪

取　穴

中　府（LU 1）　雲門穴の下1寸
（雲門穴：鎖骨下窩にあり，烏口突起の内縁，動脈拍動部）
尺　沢（LU 5）　肘窩横紋上にあり，上腕二頭筋腱の橈側
足三里（ST36）　膝を立て，外膝眼穴の下3寸
- 〈便法〉膝を立て，脛骨の前縁を擦して指の止まるところの外方陥凹部に取る

大　杼（BL11）　第1・第2胸椎棘突起間の外1寸5分
風　門（BL12）　第2・第3胸椎棘突起間の外1寸5分
肺　兪（BL13）　第3・第4胸椎棘突起間の外1寸5分
膈　兪（BL17）　第7・第8胸椎棘突起間の外1寸5分
霊　台（GV10）　第6・第7胸椎棘突起間
中　脘（CV12）　神闕穴の上4寸
- （注）胸骨体下端と臍の中央

肝　兪（BL18）　第9・第10胸椎棘突起間の外1寸5分

疾患概説

　結核菌の飛沫感染によりおこる．ツベルクリン反応の陽転が感染の指標である．
　症状は，咳，体重減少，発熱（夕方に高くなる．また，微熱が続くことも多い），全身倦怠感，喀血，血痰が出る．患者に胸部X線検査と細菌検査の受診を促す．

治療上のポイント

　呼吸器疾患は，背部兪穴の圧痛，硬結を調べ，その反応点に施灸することが基本である．

咳：天突，霊台または至陽，どちらか反応のある穴に10〜15壮の施灸がよい．

頭痛・発熱・倦怠感：大椎に多壮灸がよい．

痰：心兪，膈兪に半米粒大5〜7壮施灸する．

天突（CV22）：頸窩の中央
至陽（GV 9）：第7・第8胸椎棘突起間
　（注）左右の肩甲骨下角を結んだ線と正中線の交わるところが第7・第8胸椎棘突起間に当たる場合が多い
大椎（GV14）：第7頸椎棘突起と第1胸椎棘突起間
　（注）頭を前屈し，一番高く突出する棘突起が第7頸椎棘突起に当たる場合が多い
心兪（BL15）：第5・第6胸椎棘突起間の外1寸5分

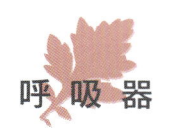

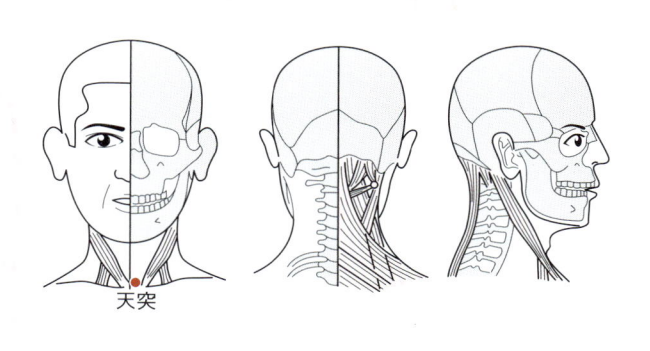

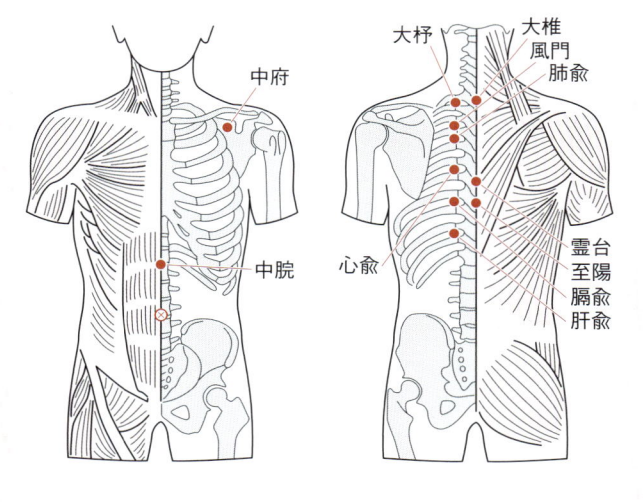

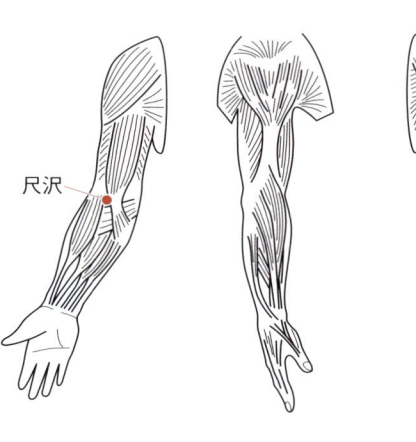

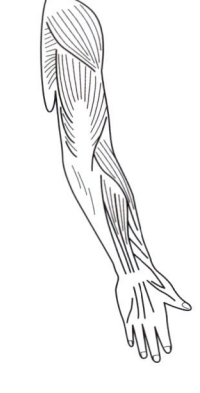

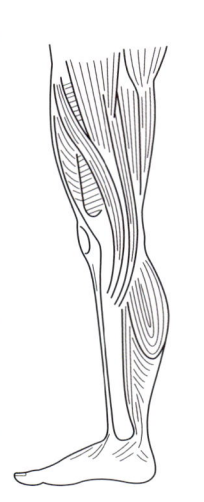

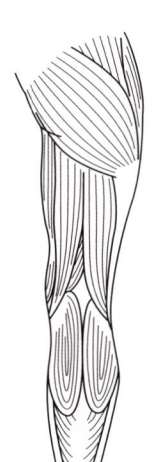

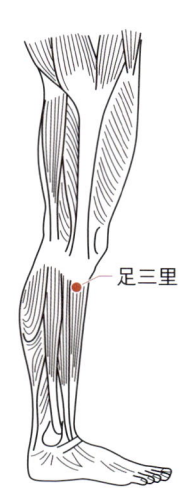

循環器　1. 心悸亢進症（動悸）

処方　三陰交，神門，郄門，中脘，巨闕，心兪，厥陰兪

取穴

三陰交（SP6）　内果の上3寸，脛骨内側縁の骨際
- （注1）内果の最も高いところから測る
- （注2）足の太陰脾経，足の少陰腎経，足の厥陰肝経の足の三陰経が会する

神　門（HT7）　手関節前面横紋の尺側にあり，豆状骨の上際尺側手根屈筋腱の橈側

郄　門（PC 4）　大陵穴から曲沢穴に向かい上5寸
- （注）正中神経幹が走る

中　脘（CV12）　神闕穴の上4寸
- （注）胸骨体下端と臍の中央に当たる

巨　闕（CV14）　胸骨体下端の下2寸に取る．

心　兪（BL15）　第5・第6胸椎棘突起間の外1寸5分

厥陰兪（BL14）　第4・第5胸椎棘突起間の外1寸5分

疾患概説

心臓の鼓動を自覚して不快感を感じることである．生理的には，びっくりしたり，恐怖感を感じたときなどがある．病的なものでは，心臓病（不整脈を伴うこともある）や，心外性の動悸としては，ノイローゼや不安状態で胸痛，呼吸困難を伴うこともある．また閉経期に発汗，のぼせを伴う動悸もある．

治療上のポイント

心悸亢進や息切れに，足底で第2指基節中足関節横紋の中央に3壮ずつ続けてすえると症状が改善するといわれている．

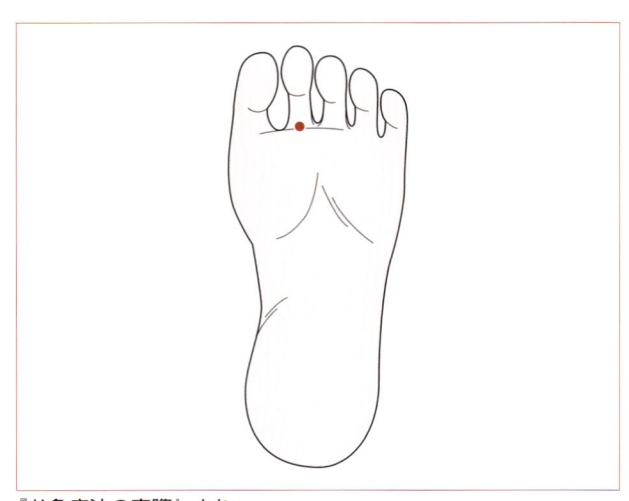

『お灸療法の実際』より

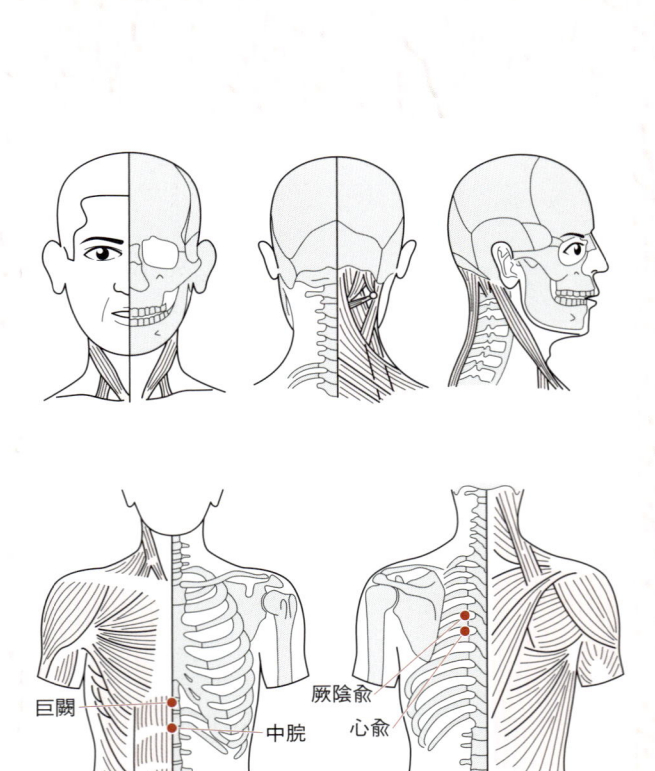

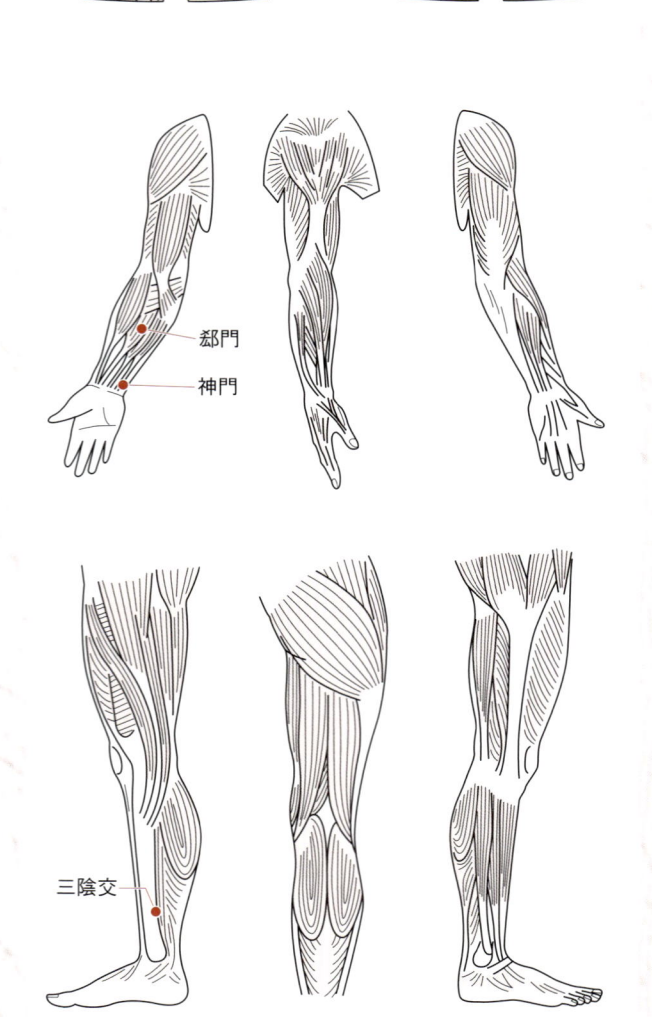

循環器

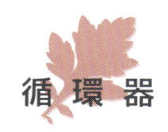

2. 心臓（血管）神経症（神経循環性無力症）

処 方	神門，心兪，郄門，陽陵泉，身柱，中脘，膻中，天柱，風池，百会

取 穴

神 門（HT7） 手関節前面横紋の尺側にあり，豆状骨の上際尺側手根屈筋腱の橈側

心 兪（BL15） 第5・第6胸椎棘突起間の外1寸5分

郄 門（PC4） 大陵穴から曲沢穴に向かい上5寸
- （注）正中神経幹が走る

陽陵泉（GB34） 膝を立てて腓骨頭の前下際
- （注1）陰陵泉穴と内外相対す
- （注2）総腓骨神経が浅・深腓骨神経に分岐するところに当たる

身 柱（GV12） 第3・第4胸椎棘突起間
- （注）左右の肩甲棘内端を結んだ線と正中線の交わるところが第3・第4胸椎棘突起間に当たる場合が多い

中 脘（CV12） 神闕穴の上4寸
- （注）胸骨体下端と臍の中央に当たる

膻 中（CV17） 両乳頭を結ぶ線が胸骨体正中線と交わるところ
- （注）乳頭は第4肋間の高さに当たる

天 柱（BL10） 瘂門穴の外1寸3分
- （注）頭半棘筋の膨隆部の外縁に当たる

風 池（GB20） 乳様突起下端と瘂門穴の中間で，後髪際陥凹部
- （注1）僧帽筋と胸鎖乳突筋の筋間の陥凹部髪際にある
- （注2）古書には「之れを按ずれば耳中に引き」とある

百 会（GV20） 前髪際を入ること5寸，正中線上
- （便法）左右の耳尖を結んだ線が正中線と交わる所に取る

疾患概説

心循環器系の愁訴（胸痛，動悸，呼吸異常，全身倦怠感など）を訴えるが，器質的疾患が見出し得ない場合に診断される疾患である．限局した前胸部痛があるのが特徴とされるが，胸部の圧重感，呼吸困難，不安感，四肢冷感などもある．

第1に，患者の不安感を除去する努力が必要である．精神安定剤（トランキライザー）が用いられる

治療上のポイント

心循環器系の愁訴に郄門と心兪あるいは厥陰兪に各5壮施灸するとよい．

百会と身柱の施灸で不安感が除かれる．

厥陰兪（BL14）：第4・第5胸椎棘突起間の外1寸5分

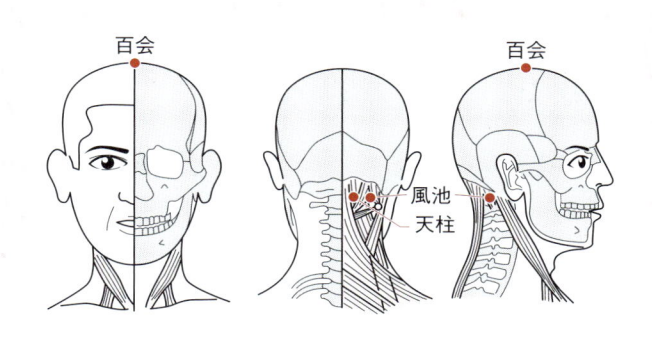

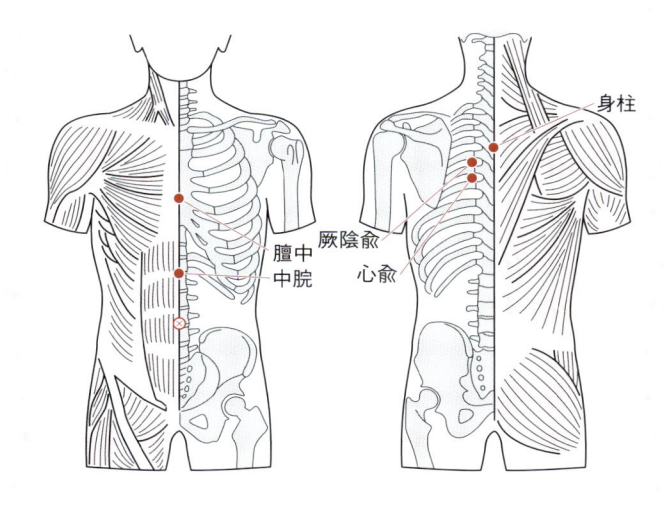

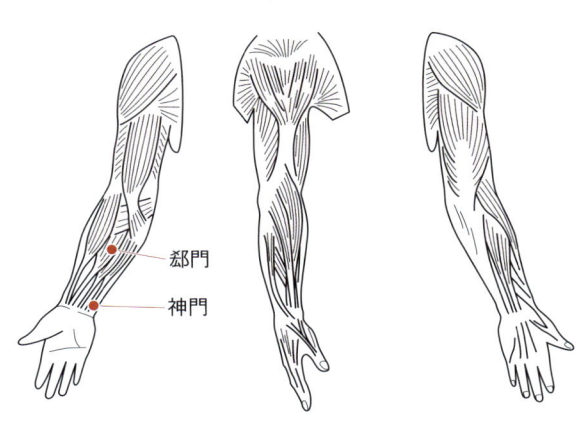

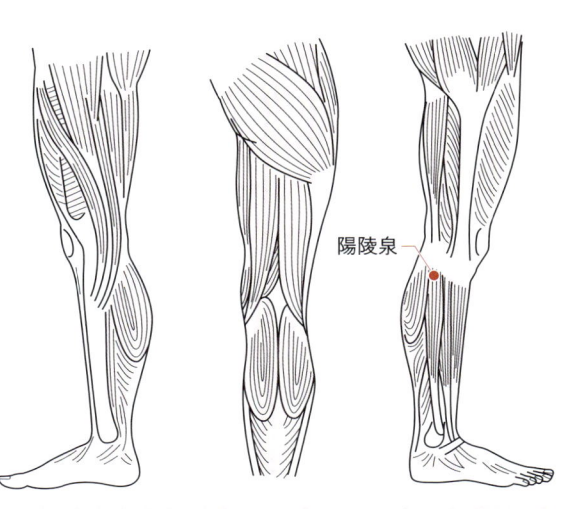

循環器 53

循環器 3. 心臓弁膜症

処 方	神門，心兪，郄門，身柱，中脘，巨闕，膻中

取 穴

- **神 門**（HT 7）手関節前面横紋の尺側にあり，豆状骨の上際尺側手根屈筋腱の橈側
- **心 兪**（BL15）第5・第6胸椎棘突起間の外1寸5分
- **郄 門**（PC 4）大陵穴から曲沢穴に向かい上5寸
  - （注）正中神経幹が走る
- **身 柱**（GV12）第3・第4胸椎棘突起間
  - （注）左右の肩甲棘内端を結んだ線と正中線の交わるところが第3・第4胸椎棘突起間に当たる場合が多い
- **中 脘**（CV12）神闕穴の上4寸
  - （注）胸骨体下端と臍の中央に当たる
- **巨 闕**（CV14）胸骨体下端の下2寸に取る
- **膻 中**（CV17）両乳頭を結ぶ線が胸骨体正中線と交わるところ
  - （注）乳頭は第4肋間の高さに当たる

疾患概説

弁膜性心疾患で，4つの弁（僧帽弁，大動脈弁，三尖弁，肺動脈弁）の狭窄症と閉鎖不全症の組み合わせにより，病型が分けられる．

僧帽弁と大動脈弁の異常が多く，リウマチによる頻度が高い．近年，心筋自体や弁を支える支持組織（乳頭筋，腱索など）の異常も注目されている．

治療上のポイント

厥陰兪，心兪，神道（Th5/6の間）の中で，圧痛のある穴に各3～5壮と，郄門，曲池へ同じく3～5壮施灸するとよい．

厥陰兪（BL14）：第4・第5胸椎棘突起間の外1寸5分
曲池（LI11）：肘を屈曲してできる肘窩横紋の外方で，上腕骨外側上顆の前

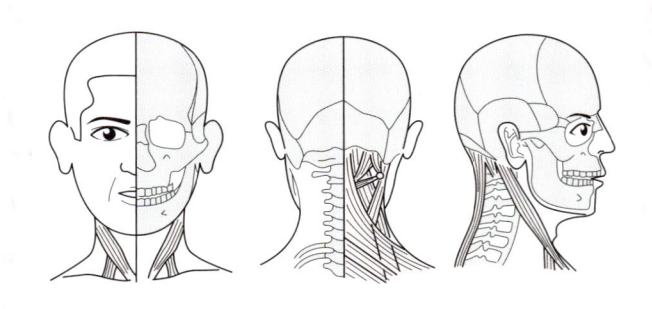

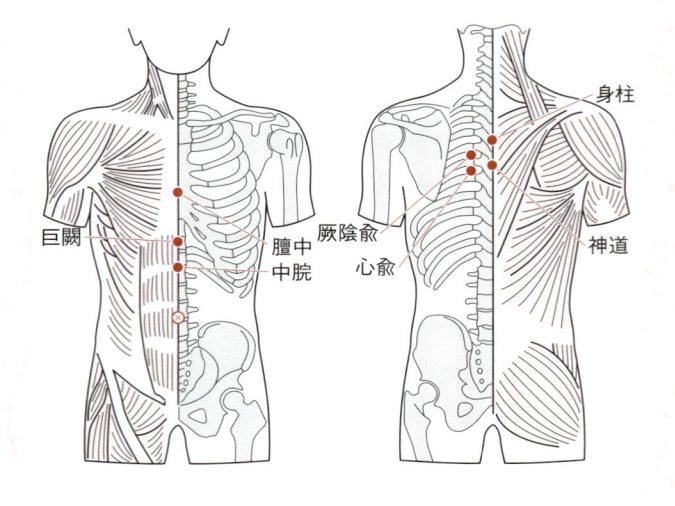

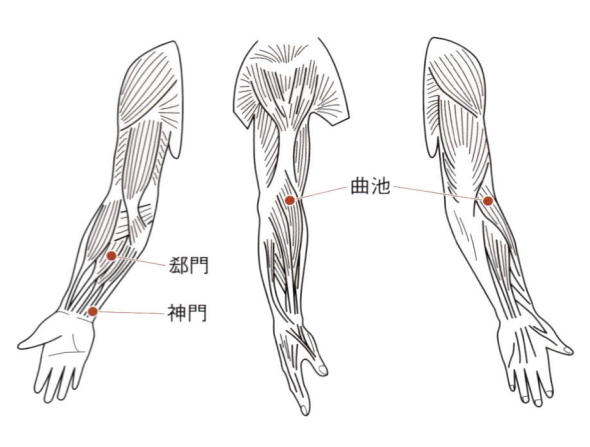

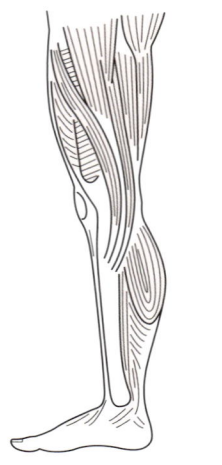

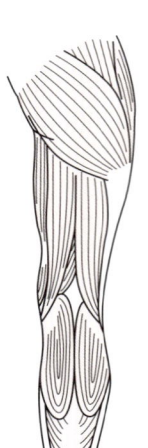

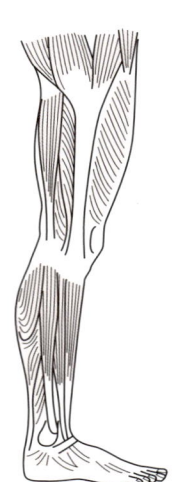

循環器　4. 狭心症

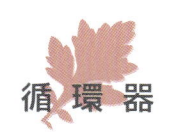

処　方	少海，神門，天宗，厥陰兪，心兪，郄門，身柱，中脘，巨闕，膻中，左庫房

取　穴

- **少　海**（HT 3）　肘を半ば屈曲し，肘窩横紋の内端で，上腕骨内側上顆から橈側へ入ること5分
- **神　門**（HT 7）　手関節前面横紋の尺側にあり，豆状骨の上際尺側手根屈筋腱の橈側
- **天　宗**（SI11）　棘下窩のほぼ中央
- **厥陰兪**（BL14）　第4・第5胸椎棘突起間の外1寸5分
- **心　兪**（BL15）　第5・第6胸椎棘突起間の外1寸5分
- **郄　門**（PC 4）　大陵穴から曲沢穴に向かい上5寸
  - （注）正中神経幹が走る
- **身　柱**（GV12）　第3・第4胸椎棘突起間
  - （注）左右の肩甲棘内端を結んだ線と正中線の交わるところが第3・第4胸椎棘突起間に当たる場合が多い
- **中　脘**（CV12）　神闕穴の上4寸
  - （注）胸骨体下端と臍の中央に当たる
- **巨　闕**（CV14）　胸骨体下端の下2寸に取る
- **膻　中**（CV17）　両乳頭を結ぶ線が胸骨体正中線と交わるところ
  - （注）乳頭は第4肋間の高さに当たる
- **左庫房**（ST14）　第2肋骨上際にあり，乳頭線上

疾患概説

　一過性の心筋虚血に起因する胸痛症候群として理解されているが，その基礎には冠状動脈のアテローム硬化による動脈内腔の狭窄がある．したがって，動脈血量の需要量に対して，供給が十分にできない結果として発症する．冠状動脈の機能的な狭窄も関与する．

　症状は前胸部，胸骨裏部の胸痛発作である．発作持続は数分〜20分ほどで，安静または亜硝酸剤の舌下投与で速やかに症状は消失する．

　発作時のECGが有効な検査である．

治療上のポイント

　足底で第2指基節中足関節横紋の中央に3壮ずつ続けてすえると症状が改善するといわれている（52頁参照）．

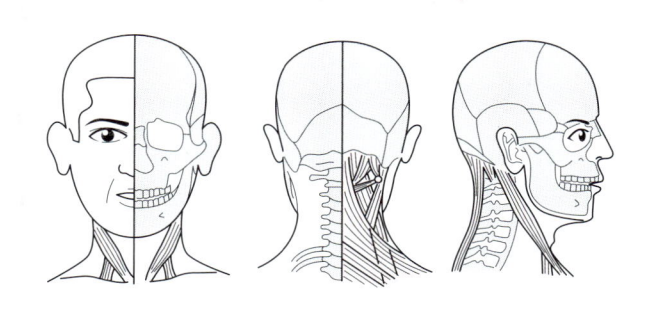

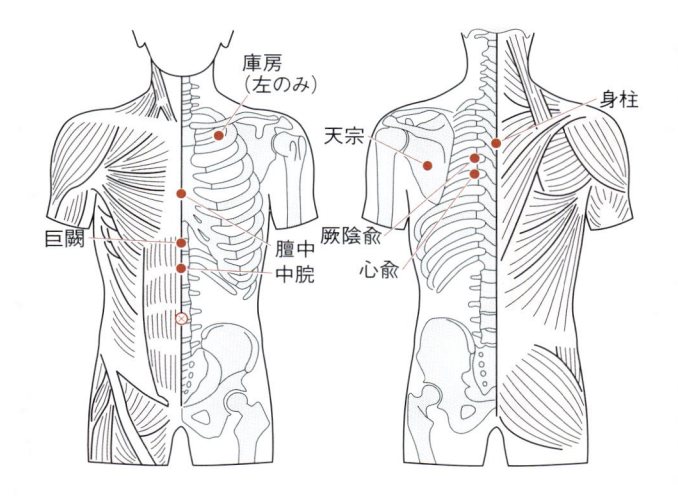

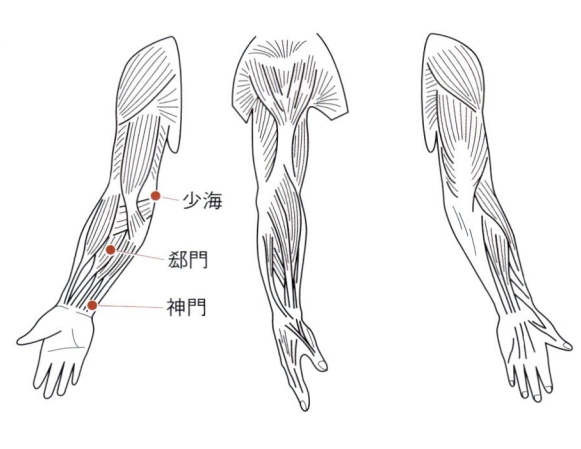

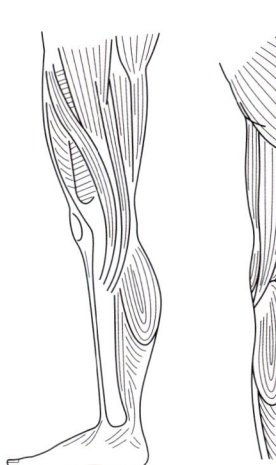

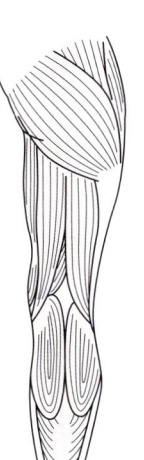

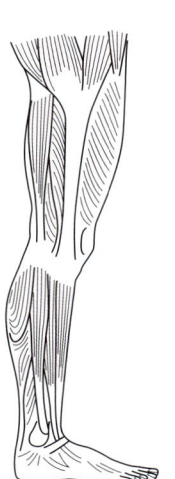

循環器　55

循環器　5. 高血圧症

| 処　方 | 合谷，曲池，足三里，天柱，心兪，次髎，陽陵泉，身柱，百会，気海，三陰交，人迎 |

取　穴

合　谷（LI 4）第1・第2中手骨底間の下陥凹部，第2中手骨より

曲　池（LI11）肘を屈曲してできる肘窩横紋の外方で，上腕骨外側上顆の前

足三里（ST36）膝を立て，外膝眼穴の下3寸
- （便法）膝を立て，脛骨の前縁を擦上して指の止まるところの外方陥凹部に取る

天　柱（BL10）瘂門穴の外1寸3分
- （注）頭半棘筋の膨隆部の外縁に当たる

心　兪（BL15）第5・第6胸椎棘突起間の外1寸5分

次　髎（BL32）第2後仙骨孔部

陽陵泉（GB34）膝を立てて腓骨頭の前下際
- （注1）陰陵泉穴と内外相対す
- （注2）総腓骨神経が浅・深腓骨神経に分岐するところに当たる

身　柱（GV12）第3・第4胸椎棘突起間
- （注）左右の肩甲棘内端を結んだ線と正中線の交わるところが第3・第4胸椎棘突起間に当たる場合が多い

百　会（GV20）前髪際を入ること5寸，正中線上
- （便法）左右の耳尖を結んだ線が正中線と交わるところに取る

気　海（CV 6）神闕穴の下1寸5分

三陰交（SP 6）内果の上3寸，脛骨内側縁の骨際
- （注1）内果の最も高いところから測る
- （注2）足の太陰脾経，足の少陰腎経，足の厥陰肝経の三陰経が会する

人　迎（ST 9）喉頭隆起の外方1寸5分，動脈拍動部
- （注1）頸動脈三角部，喉頭隆起の外方で頸動脈の拍動しているところにある．人迎脈部であり，五臓の気をうかがうところとされている．また，高血圧症には頸動脈洞刺の部位として応用される
- （注2）頸動脈洞刺として施術するときは，少し上方の舌骨外方で，動脈拍動部に取る

疾患概説

中年以降に血圧が上昇する，原因不明の本態性高血圧症と，他の疾患に起因する二次性高血圧症に分けられる．腎性，心臓血管性，内分泌性，神経性などがある．

臨床的（外来）血圧値では，140/90mmHg以上が高血圧といわれ，持続的に高いものである（WHOの基準では160/95mmHg以上をいう）

症状としては，頭痛，めまい，肩こりなどの自覚症状があるが，特有の症状ではない．高血圧の程度が進むと，脳，大きな血管，腎臓，眼などに合併症をきたす．

治療上のポイント

曲池，足三里の灸は高血圧ラットを使った実験で効くと聞いている．

人迎洞刺の鍼では拍動の強い側に刺入することが大切である．鍼尖を動脈壁に当てると迷走神経分枝の減圧神経を介してすぐに効果が出る．

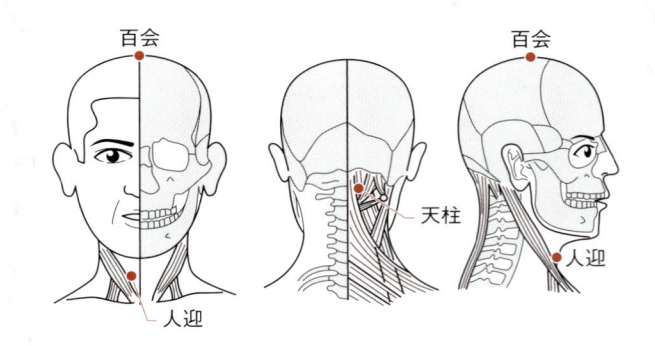

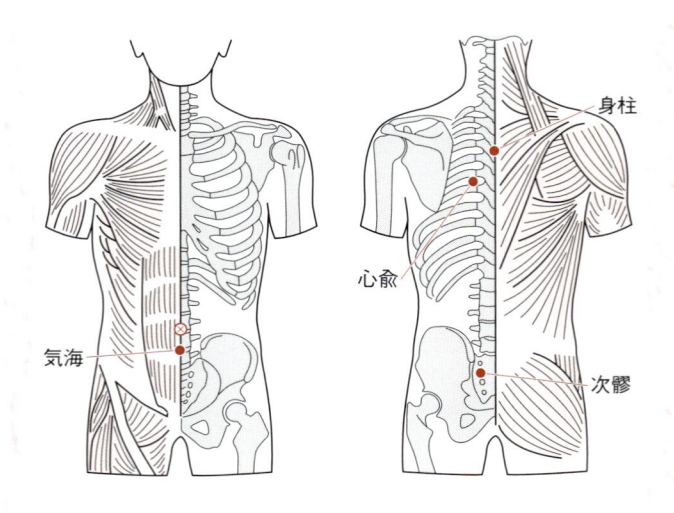

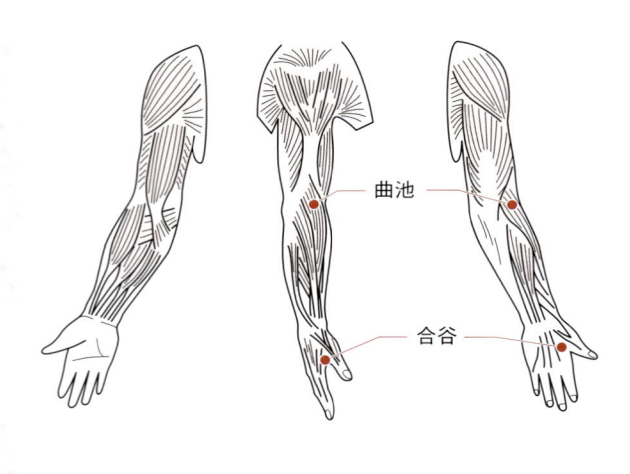

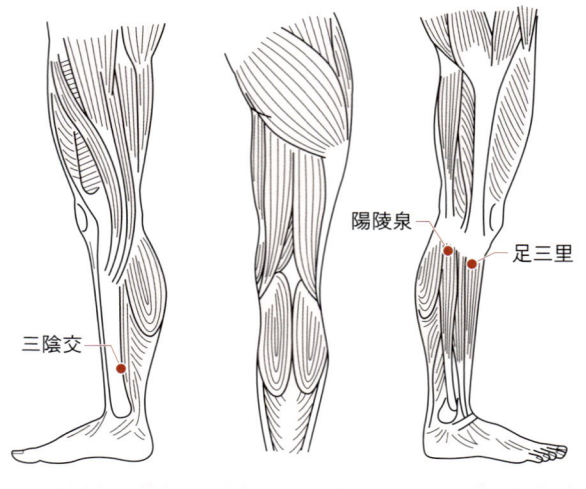

循環器　6. 低血圧症

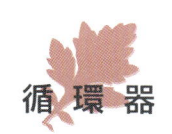

処方	曲池, 足三里, 天柱, 脾兪, 腎兪, 肩井, 百会, 中脘, 章門, 左屋翳

取穴

曲　池（LI11）　肘を屈曲してできる肘窩横紋の外方で, 上腕骨外側上顆の前

足三里（ST36）　膝を立て, 外膝眼穴の下3寸
- （便法）膝を立て, 脛骨の前縁を擦上して指の止まるところの外方陥凹部に取る

天　柱（BL10）　瘂門穴の外1寸3分
- （注）頭半棘筋の膨隆部の外縁に当たる

脾　兪（BL20）　第11・第12胸椎棘突起間の外1寸5分

腎　兪（BL23）　第2・第3腰椎棘突起間の外1寸5分

肩　井（GB21）　肩髃穴と大椎穴を結ぶ線のほぼ中間, 乳頭線上

百　会（GV20）　前髪際を入ること5寸, 正中線上
- （便法）左右の耳尖を結んだ線が正中線と交わるところに取る

中　脘（CV12）　神闕穴の上4寸
- （注）胸骨体下端と臍の中央に当たる

章　門（LR13）　第11肋骨前端下際

左屋翳（ST15）　第2肋間にあり, 乳頭線上

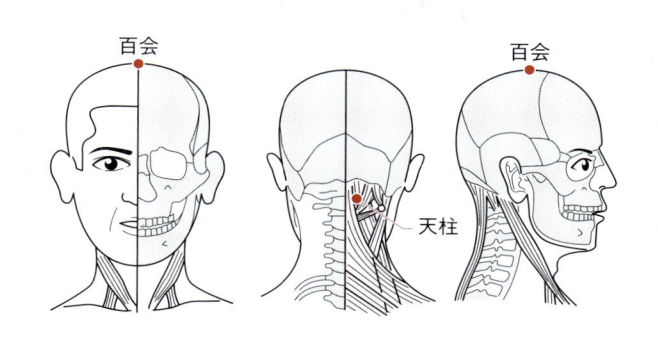

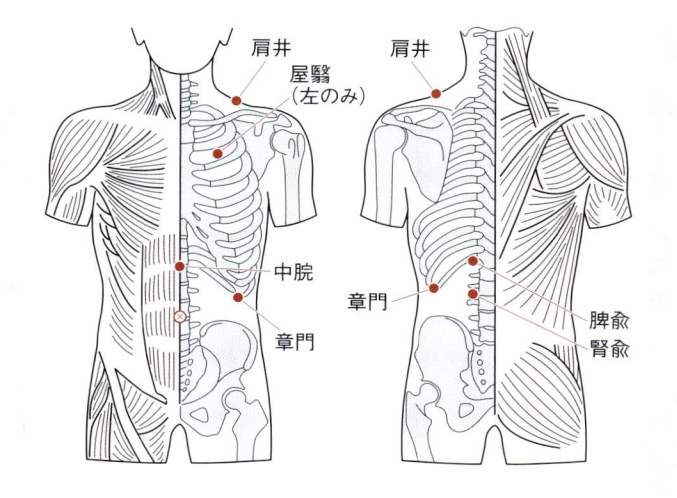

疾患概説

　低血圧症は急性の失神, 立ちくらみ, ショックなどが含まれるが, 一般的には慢性の本態性低血圧（100mmHg以下の収縮期血圧）をいう. 他疾患に起因する症候性低血圧は弁膜症, 心筋症, アジソン病などでみられる.

　症状は, 疲労感, めまい, 四肢厥冷, 肩こり, 心悸亢進, 頭重, 便秘, 不眠, 食欲不振などである.

治療上のポイント

　肩甲間部の圧痛, 硬結を調べて半米粒大各5壮を継続施灸するとよい.

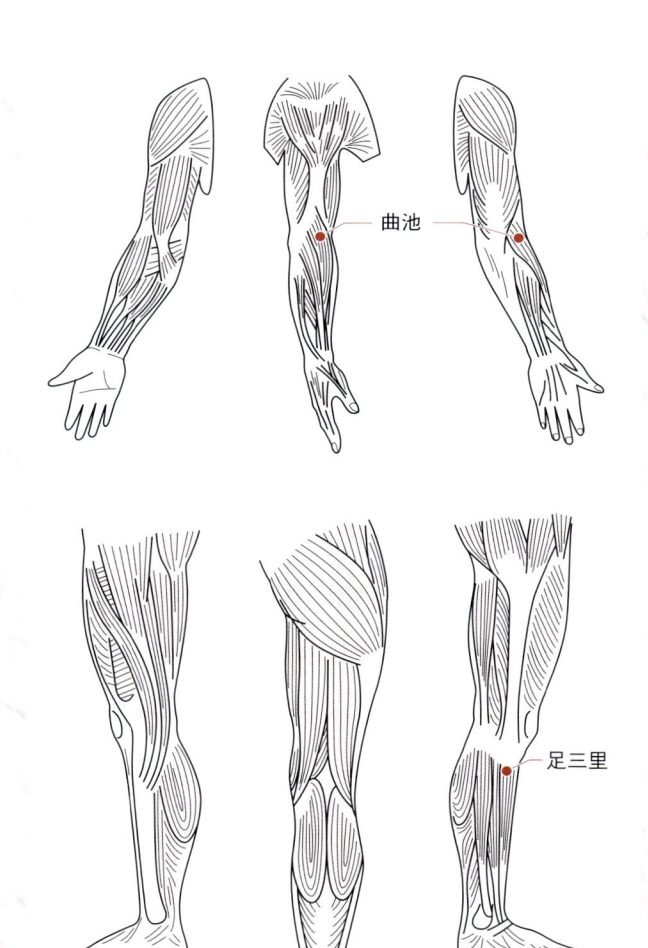

消化器　1. 口内炎

処　方	地倉，足三里，脾兪，胃兪，中脘

取　穴

地　倉（ST 4）　口角の外4分

足三里（ST36）　膝を立て外膝眼穴の下3寸
- （便法）膝を立て，脛骨の前縁を擦上して指の止まるところの外方陥凹部に取る

脾　兪（BL20）　第11・第12胸椎棘突起間の外1寸5分

胃　兪（BL21）　第12胸椎・第1腰椎棘突起間の外1寸5分

中　脘（CV12）　神闕穴の上4寸
- （注）胸骨体下端と臍の中央に当たる

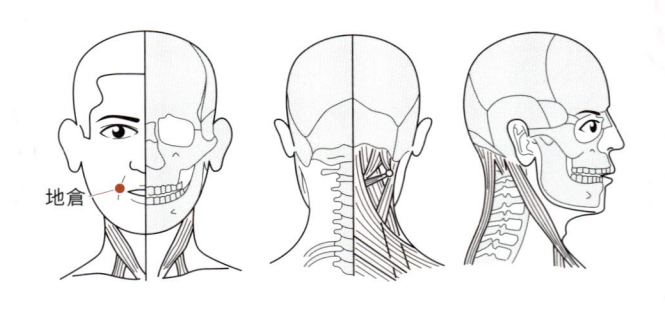

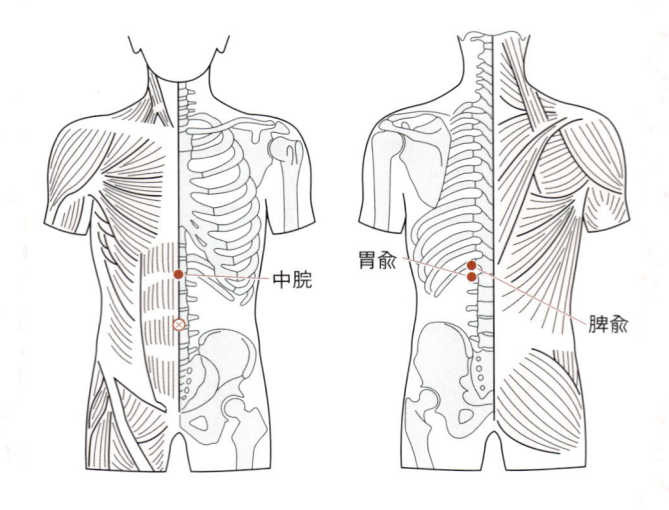

疾患概説

　カタル性，アフタ性，潰瘍性などがある．単なる口内のあれやただれで，歯肉や口唇，頬，口蓋，舌などの粘膜が発赤し，知覚過敏になったりする．薬（アスピリンなど）の過敏体質の場合におきやすい．

　口腔内の粘膜に，斑点が発生（アフタ）し，物をかんだり，熱い物を飲んだりしたときにヒリヒリ痛む．斑点は粟粒や米粒大くらいで，円または楕円形の中央に白または白黄色の部分があり，その回りを赤い輪が囲んでいる．潰瘍性になると，粘膜表面や辺縁に大小不定形の偽膜（帯黄白色）ができ，激痛のある潰瘍ができる．熱いもの冷たいものなど，食事するのが困難になる．

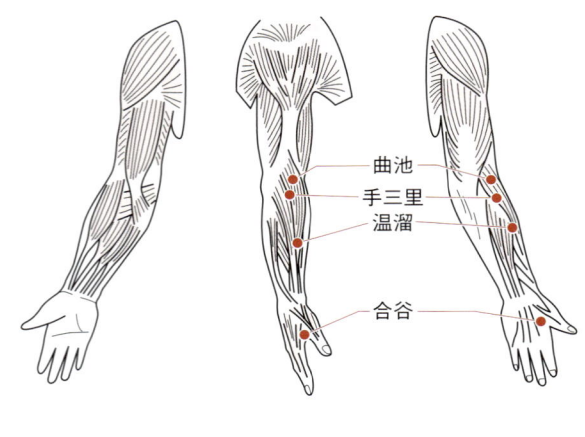

治療上のポイント

　肺経・大腸経に反応が現れることがあるので，合谷，温溜，手三里，曲池へ各5～7壮施灸するとよい．

　基本的にはビタミンB$_2$を多く含む食品（チーズなど）を食べるようにする．また，ビタミンB$_2$剤を服用するとよい．

合谷（LI 4）：第1・第2中手骨底間の下陥凹部，第2中手骨より

手三里（LI10）：前腕後橈側にあり，曲池穴の下2寸，長・短橈側手根伸筋の間

温溜（LI 7）：前腕後橈側にあり，陽谿穴から曲池穴に向かい上5寸，長・短橈側手根伸筋の間

曲池（LI11）：肘を屈曲してできる肘窩横紋の外方で，上腕骨外側上顆の前

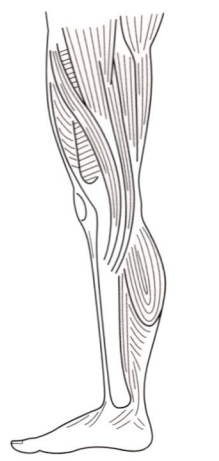

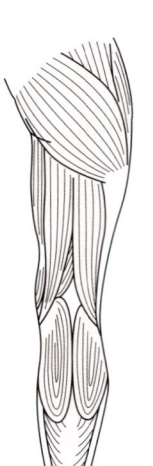

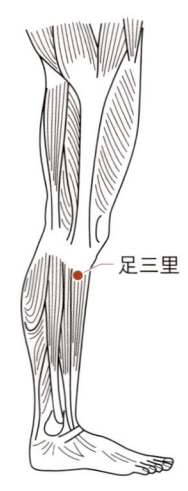

消化器 2. 歯　痛

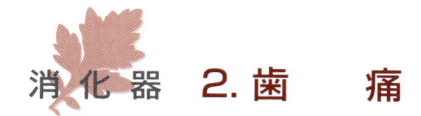

処方　巨髎，大迎，頬車，下関，肩井，上関，合谷，温溜

取穴

- **巨　髎**（ST 3）　鼻孔の外8分，瞳孔線上
- **大　迎**（ST 5）　下顎角の前1寸3分の陥凹部，動脈拍動部
  - （注1）下部に顔面動脈が通る
  - （注2）頸動脈三角部，喉頭隆起の外方で頸動脈の拍動しているところにある．人迎脈診部であり，五臓の気をうかがうところとされている．また，高血圧症には頸動脈洞刺の部位として応用される
  - （注3）頸動脈洞刺として施術するときは，少し上方の舌骨外方で，動脈拍動部に取る
- **頬　車**（ST 6）　耳垂下端と下顎角の間の陥凹部
  - （注）皮下に耳下腺がある
- **下　関**（ST 7）　頬骨弓中央の下際陥凹部
  - （注）古典には「口を閉じると空有り，口を開くとすなわち閉ず」とある
- **肩　井**（GB21）　肩髃穴と大椎穴を結ぶ線のほぼ中間，乳頭線上
- **上　関**（GB 3）　頬骨弓中央の上際
  - （注）客主人とも呼ぶ
- **合　谷**（LI 4）　第1・第2中手骨底間の下陥凹部，第2中手骨より
- **温　溜**（LI 7）　前腕後橈側にあり，陽谿穴から曲池穴に向かい上5寸，長・短橈側手根伸筋の間

疾患概説

　歯や周囲組織の疾患から生ずる痛みで，歯髄の病変として，急性歯髄炎による痛みや知覚過敏症によっておこる痛みなどがある．また，歯周囲の急性歯肉炎，歯根膜炎など様々な病気のときに痛みを生ずる．化膿性歯肉炎などではさらに腫脹，発熱を伴う．

治療上のポイント

　上歯痛には手三里付近の圧痛を調べて施灸する．
　下歯痛，歯肉の腫れには患側温溜または偏歴（圧痛のある方）に7～10壮施灸するとよい．
　翳風に反応があれば施灸するのもよい．
　刺鍼の場合は痛む歯にひびくように刺入することが大切である．取穴時指頭で押し，ひびく方向を確認し，その方向へ刺入する．

- **手三里**（LI10）：前腕後橈側にあり，曲池穴の下2寸，長・短橈側手根伸筋の間
- **翳風**（TE17）：耳垂の後方で，乳様突起と下顎枝の間，陥凹部
  - （注）顔面神経幹が深部を走る
- **偏歴**（LI 6）：前腕後橈側にあり，陽谿穴から曲池穴に向かい上3寸

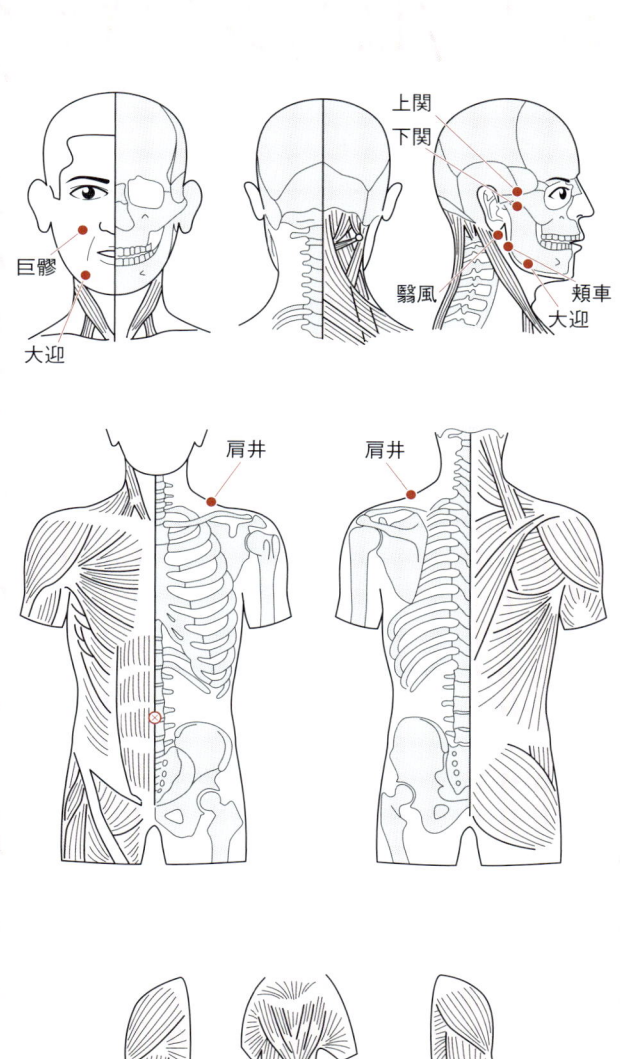

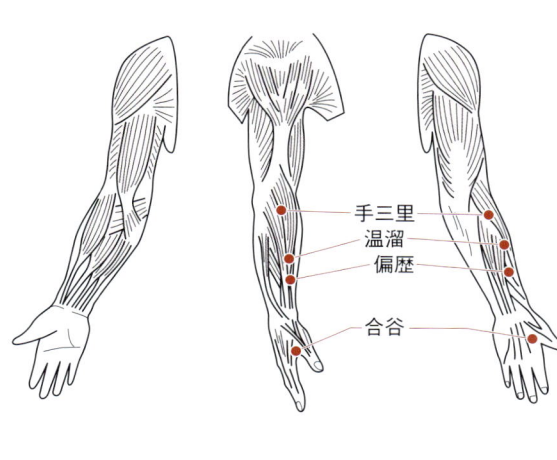

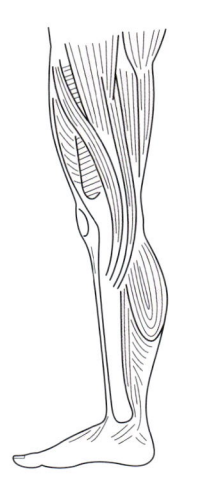

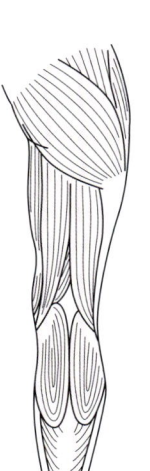

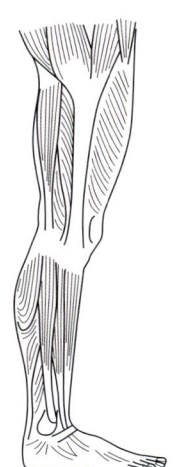

消化器　3. 急性胃炎

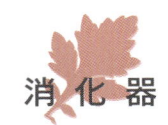

処 方	梁門，梁丘，足三里，膈兪，肝兪，脾兪，胃兪，胃倉，中脘，巨闕

取 穴

梁　門（ST21）　天枢穴の上4寸，中脘穴の外2寸

梁　丘（ST34）　大腿部の前外側にあり，膝蓋骨外上角から髀関穴に向かい上2寸

足三里（ST36）　膝を立て，外膝眼穴の下3寸
- （便法）膝を立て，脛骨の前縁を擦上して指の止まるところの外方陥凹部に取る

膈　兪（BL17）　第7・第8胸椎棘突起間の外1寸5分

肝　兪（BL18）　第9・第10胸椎棘突起間の外1寸5分

脾　兪（BL20）　第11・第12胸椎棘突起間の外1寸5分

胃　兪（BL21）　第12胸椎・第1腰椎棘突起間の外1寸5分

胃　倉（BL50）　第12胸椎・第1腰椎棘突起間の外3寸

中　脘（CV12）　神闕穴の上4寸
- （注）胸骨体下端と臍の中央に当たる

巨　闕（CV14）　胸骨体下端の下2寸に取る

疾患概説

胃粘膜の炎症で，食べすぎ，飲みすぎ，服薬などが原因となる．症状としては，胃痙攣など上腹部の激痛，激しい嘔吐，むかつき，吐き気，上腹部の鈍痛などがみられる．

治療上のポイント

激しい痛みや嘔吐の場合，食中毒を含めて，裏内庭に熱く感じるまで施灸するとよい．

裏内庭：足第2指の指腹（高い箇所）に仮点を付け，足底に指を折り曲げて灸点を複写する

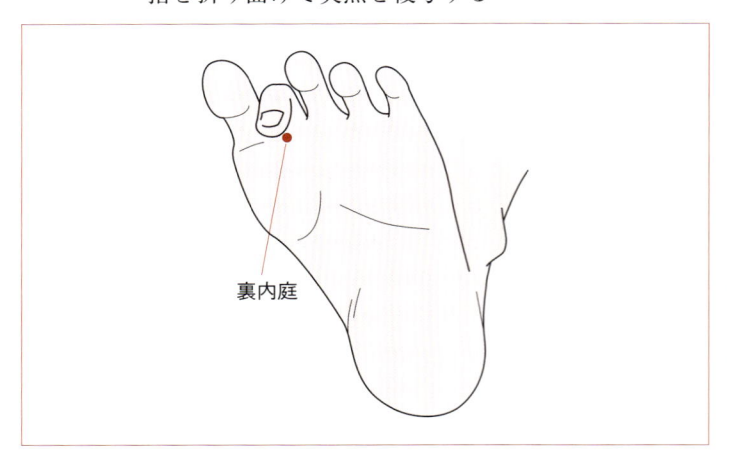

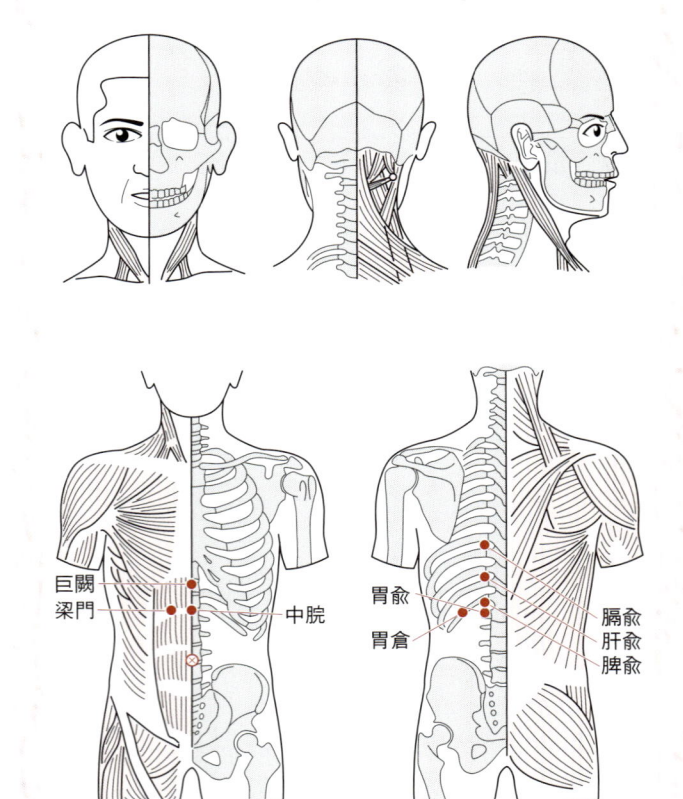

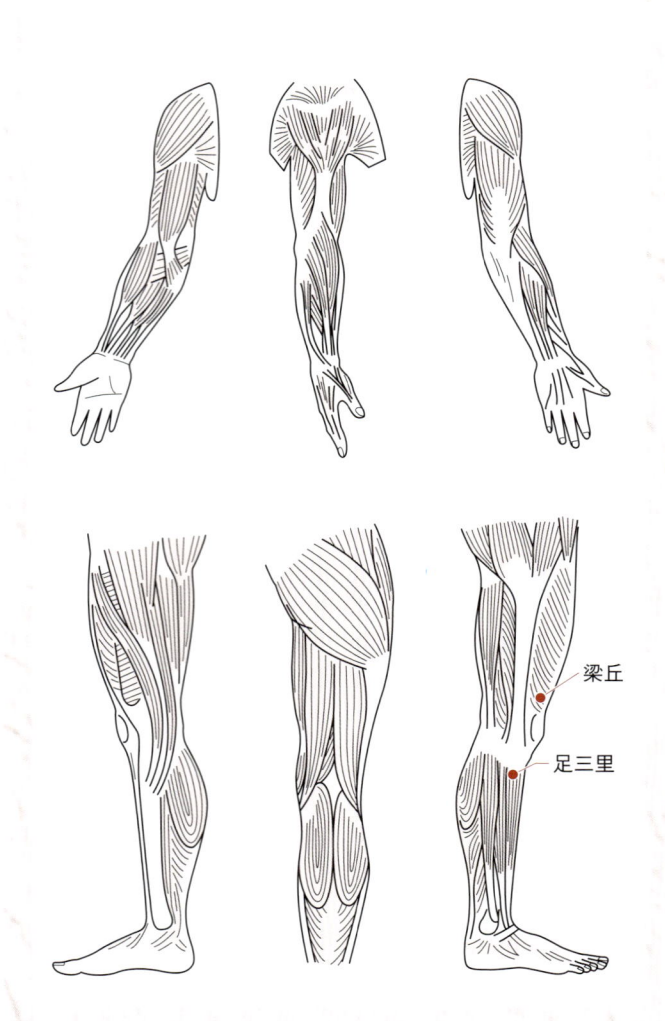

消化器　4. 慢性胃炎

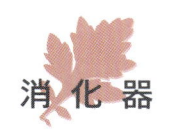

処 方	曲池，足三里，膈兪，肝兪，脾兪，胃兪，胃倉，章門，中脘，巨闕，天枢

取　穴

曲　池(LI11)	肘を屈曲してできる肘窩横紋の外方で，上腕骨外側上顆の前
足三里(ST36)	膝を立て，外膝眼穴の下3寸

- (便法)膝を立て，脛骨の前縁を擦上して指の止まるところの外方陥凹部に取る

膈　兪(BL17)	第7・第8胸椎棘突起間の外1寸5分
肝　兪(BL18)	第9・第10胸椎棘突起間の外1寸5分
脾　兪(BL20)	第11・第12胸椎棘突起間の外1寸5分
胃　兪(BL21)	第12胸椎・第1腰椎棘突起間の外1寸5分
胃　倉(BL50)	第12胸椎・第1腰椎棘突起間の外3寸
章　門(LR12)	第11肋骨前端下際
中　脘(CV12)	神闕穴の上4寸

- (注)胸骨体下端と臍の中央に当たる

巨　闕(CV14)	胸骨体下端の下2寸に取る
天　枢(ST25)	臍の外2寸

疾患概説

粘膜の状態から表層性，萎縮性，肥厚性胃炎に分類される．

症状は表層性では腹が張ったり，胃粘膜の出血，みぞおちの鈍痛がある．萎縮性では，食後の早発痛，上腹部の圧迫感と膨満感，空腹時の上腹部の痛み，悪心，嘔吐などがある．肥厚性ではみぞおちの疼痛を訴えることが多い．

治療上のポイント

胃の六つ灸（別名六華の灸）（医学入門，李梴）：左右の膈兪，肝兪，脾兪に各7壮，施灸を継続するとよい．腹部では中脘にも施灸する．

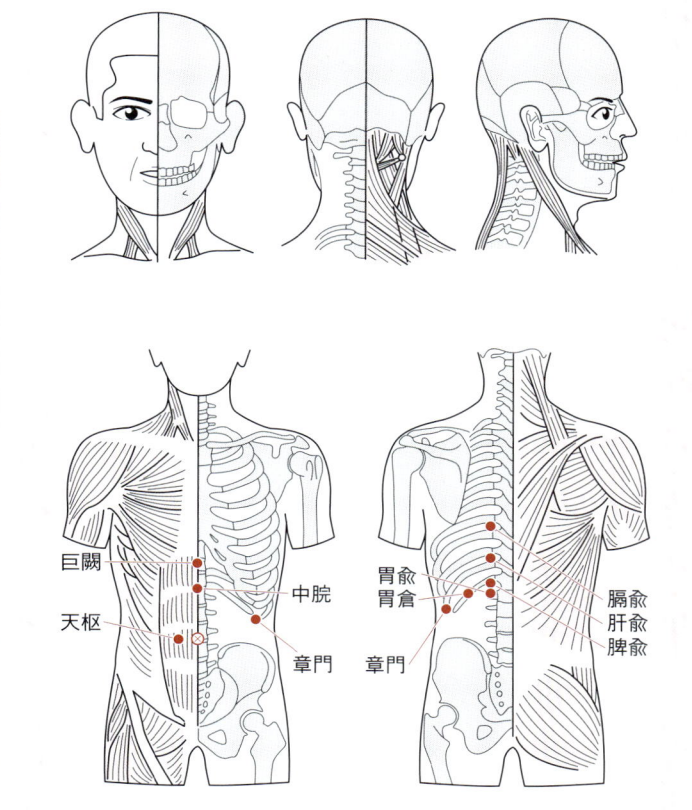

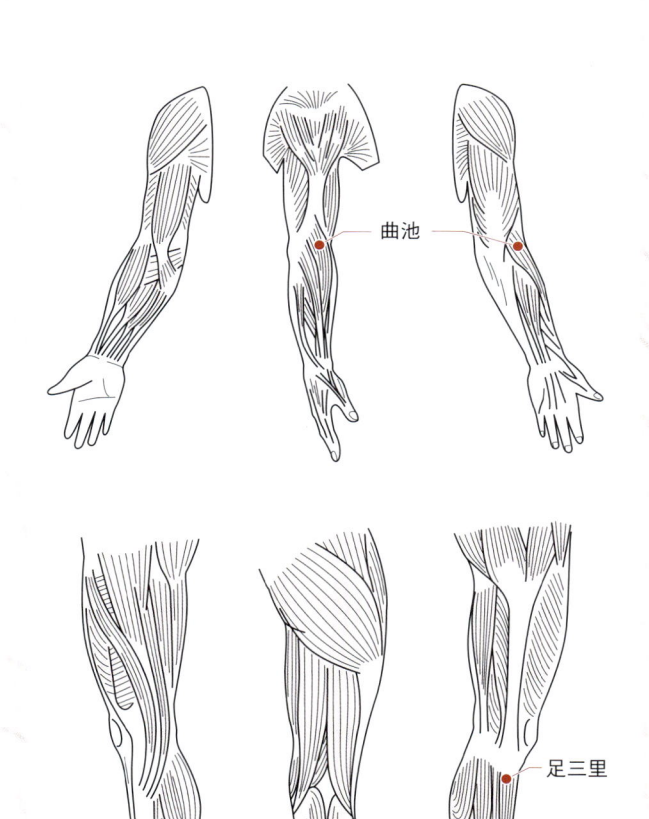

消化器　5. 食道痙攣

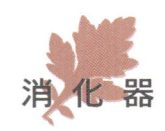

| 処　方 | 心兪，膈兪，身柱，中脘，巨闕，膻中，天柱，至陽 |

取　穴

- **心　兪**（BL15）　第5・第6胸椎棘突起間の外1寸5分
- **膈　兪**（BL17）　第7・第8胸椎棘突起間の外1寸5分
- **身　柱**（GV12）　第3・第4胸椎棘突起間
  - （注）左右の肩甲棘内端を結んだ線と正中線の交わるところが第3・第4胸椎棘突起間に当たる場合が多い
- **中　脘**（CV12）　神闕穴の上4寸
  - （注）胸骨体下端と臍の中央に当たる
- **巨　闕**（CV14）　胸骨体下端の下2寸に取る
- **膻　中**（CV17）　両乳頭を結ぶ線が胸骨体正中線と交わるところ
  - （注）乳頭は第4肋間の高さに当たる
- **天　柱**（BL10）　瘂門穴の外1寸3分
  - （注）頭半棘筋の膨隆部の外縁に当たる
- **至　陽**（GV 9）　第7・第8胸椎棘突起間
  - （注）左右の肩甲骨下角を結んだ線と正中線の交わるところが第7・第8胸椎棘突起間に当たる場合が多い

疾患概説

迷走神経の緊張異常でおこる食道の痙攣状態で，多くは神経質，ヒステリー患者に現れる．食道粘膜の刺激や他臓器疾患からの反射などで生じる．食道入口部，噴門部の急激な痙攣をきたす．痙攣は約5分〜数日間続く．

治療上のポイント

急激な場合は，医療機関へ紹介する．
落ちつけば身柱，霊台，至陽の圧痛を調べ，強い目の7〜10壮施灸してみるとよい．

霊台（GV10）：第6・第7胸椎棘突起間

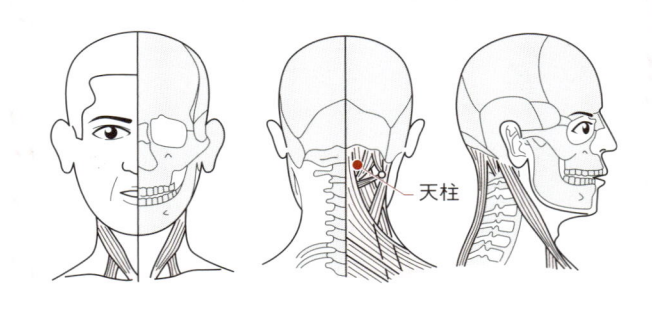

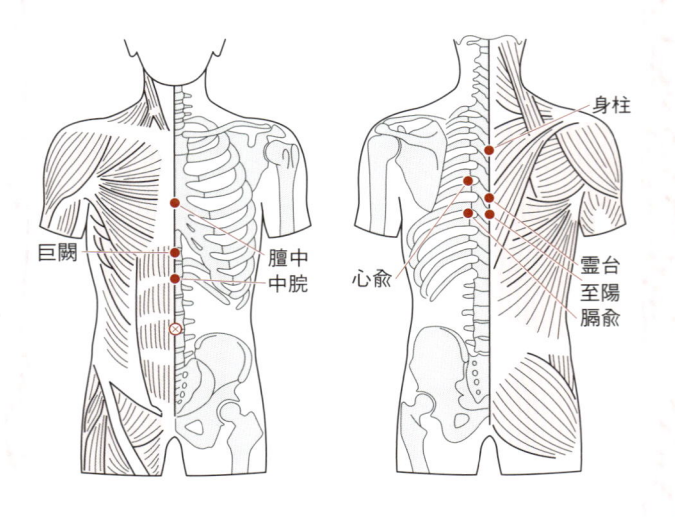

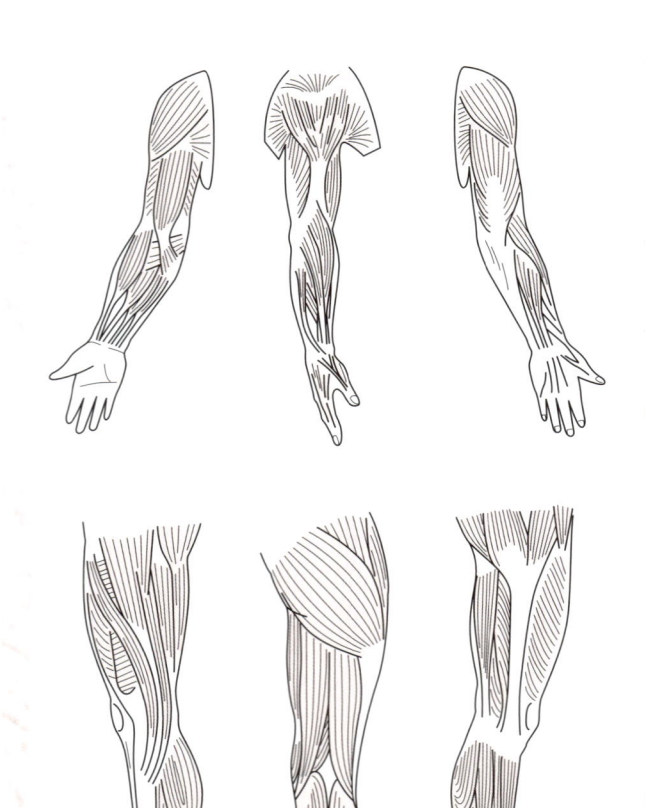

消化器　6. 胃アトニー（胃弛緩症）

| 処 方 | 天枢，足三里，膈兪，肝兪，脾兪，胃兪，章門，百会，中脘，滑肉門，梁門 |

取 穴

天　枢（ST25）　臍の外2寸
足三里（ST36）　膝を立て，外膝眼穴の下3寸
- 〔便法〕膝を立て，脛骨の前縁を擦上して指の止まるところの外方陥凹部に取る

膈　兪（BL17）　第7・第8胸椎棘突起間の外1寸5分
肝　兪（BL18）　第9・第10胸椎棘突起間の外1寸5分
脾　兪（BL20）　第11・第12胸椎棘突起間の外1寸5分
胃　兪（BL21）　第12胸椎・第1腰椎棘突起間の外1寸5分
章　門（LR12）　第11肋骨前端下際
百　会（GV20）　前髪際を入ること5寸，正中線上
- 〔便法〕左右の耳尖を結んだ線が正中線と交わる所に取る

中　脘（CV12）　神闕穴の上4寸
- 〔注〕胸骨体下端と臍の中央に当たる

滑肉門（ST24）　天枢穴の上1寸，水分穴の外2寸
梁　門（ST21）　天枢穴の上4寸，中脘穴の外2寸

疾患概説

　胃壁の3層ある筋が弛緩している状態で，胃・平滑筋の緊張低下や消失があり，胃下垂状態との区別が困難な状態である．体質的に無力性な人にみられ，胃の蠕動運動の低下や胃酸分泌不足，無酸症など，消化器としての機能低下がみられる．

治療上のポイント

　胃の六つ灸（別名六華の灸）（医学入門，李梴）：左右の膈兪，肝兪，脾兪の6穴に5～7壮，根気よく施灸するとよい．

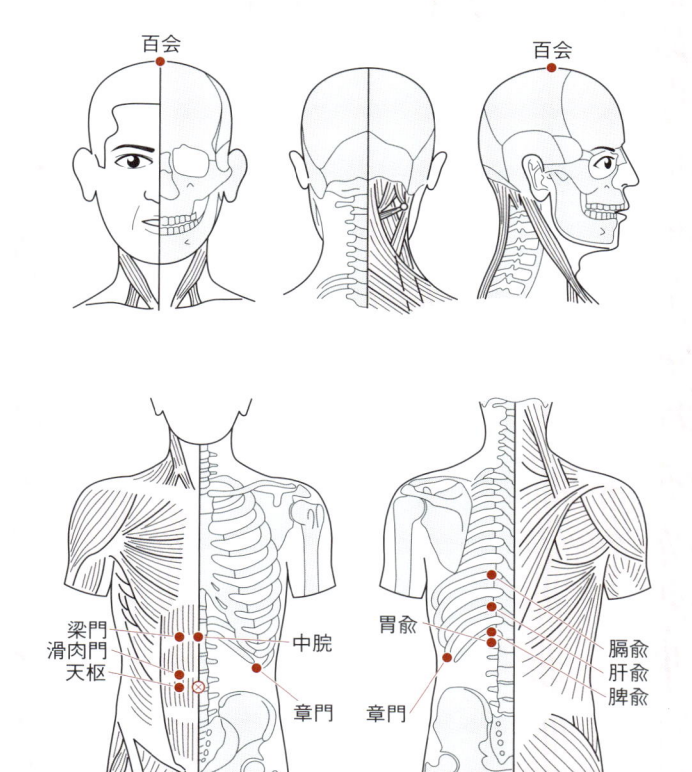

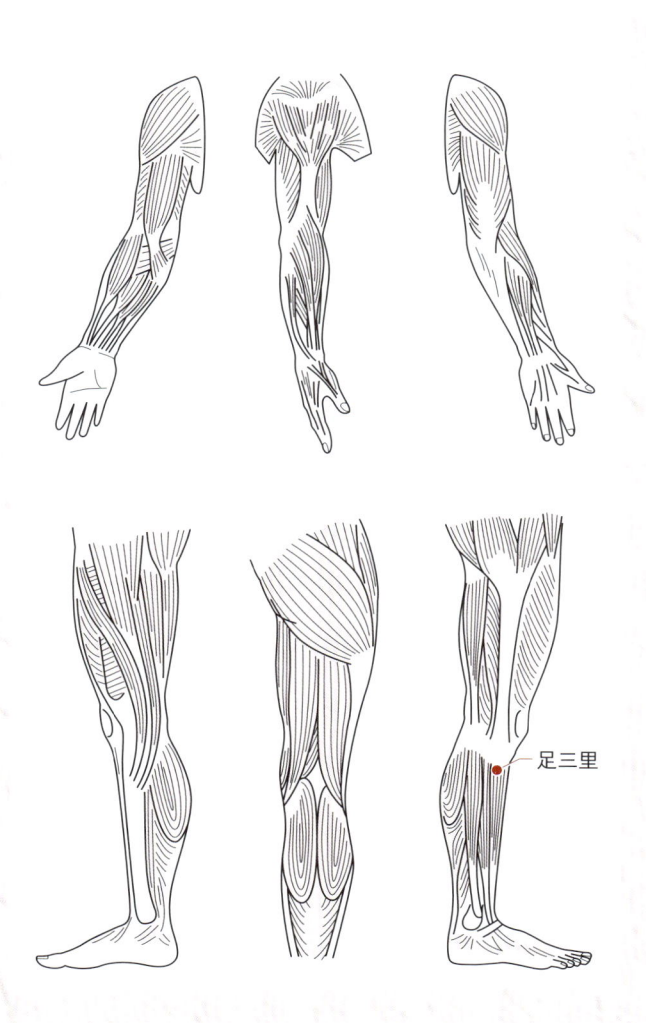

消化器　63

消化器　7. 胃下垂症

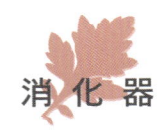

処　方	足三里，膈兪，脾兪，腎兪，章門，百会，中脘，胃兪，梁門，滑肉門，胃倉

取　穴

足三里(ST36)　膝を立て，外膝眼穴の下3寸
- (便法)膝を立て，脛骨の前縁を擦上して指の止まるところの外方陥凹部に取る

膈　兪(BL17)　第7・第8胸椎棘突起間の外1寸5分

脾　兪(BL20)　第11・第12胸椎棘突起間の外1寸5分

腎　兪(BL23)　第2・第3腰椎棘突起間の外1寸5分

章　門(LR12)　第11肋骨前端下際

百　会(GV20)　百会：前髪際を入ること5寸，正中線上
- (便法)左右の耳尖を結んだ線が正中線と交わる所に取る

中　脘(CV12)　神闕穴の上4寸
- (注)胸骨体下端と臍の中央に当たる

胃　兪(BL21)　第12胸椎・第1腰椎棘突起間の外1寸5分

梁　門(ST21)　天枢穴の上4寸，中脘穴の外2寸

滑肉門(ST24)　天枢穴の上1寸，水分穴の外2寸

胃　倉(BL50)　第12胸椎・第1腰椎棘突起間の外3寸

疾患概説

　内臓下垂症の一つで，骨盤まで胃が下垂している状態で細長い体型の神経質な人に多い．

　胃の蠕動運動の減弱で，胃内に食物が停滞しやすく，十二指腸へ送り出す能力が低下し，消化能力の低下がみられる．したがって，胃がもたれる，胸がつかえたり腹がすかない，という症状がある．

　加えて，神経質なため，不安になったり心配することが胃の機能低下に影響を及ぼす結果となる．

治療上のポイント

　前項6.胃アトニーと同様に，「胃の六つ灸」を継続するとよい．

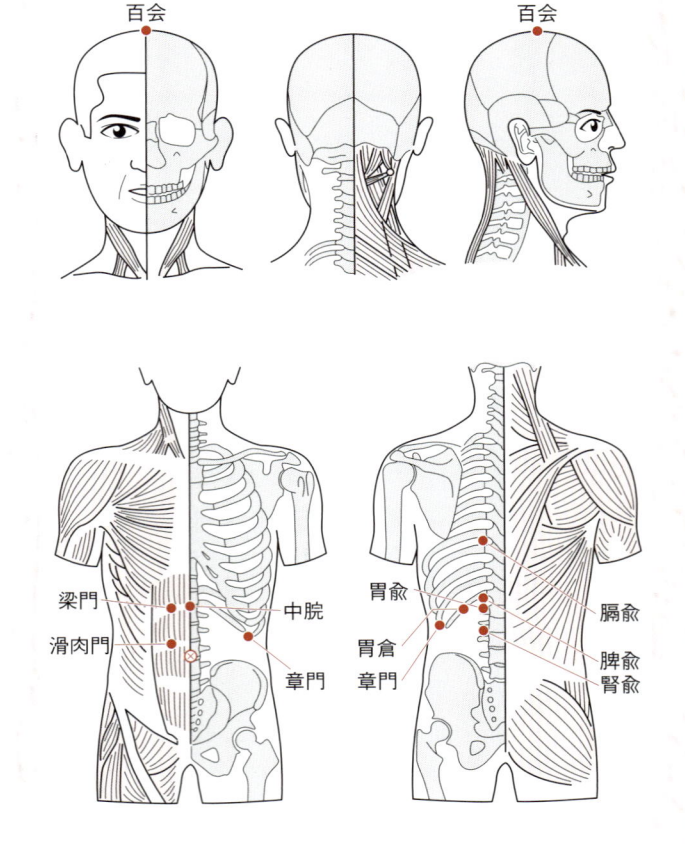

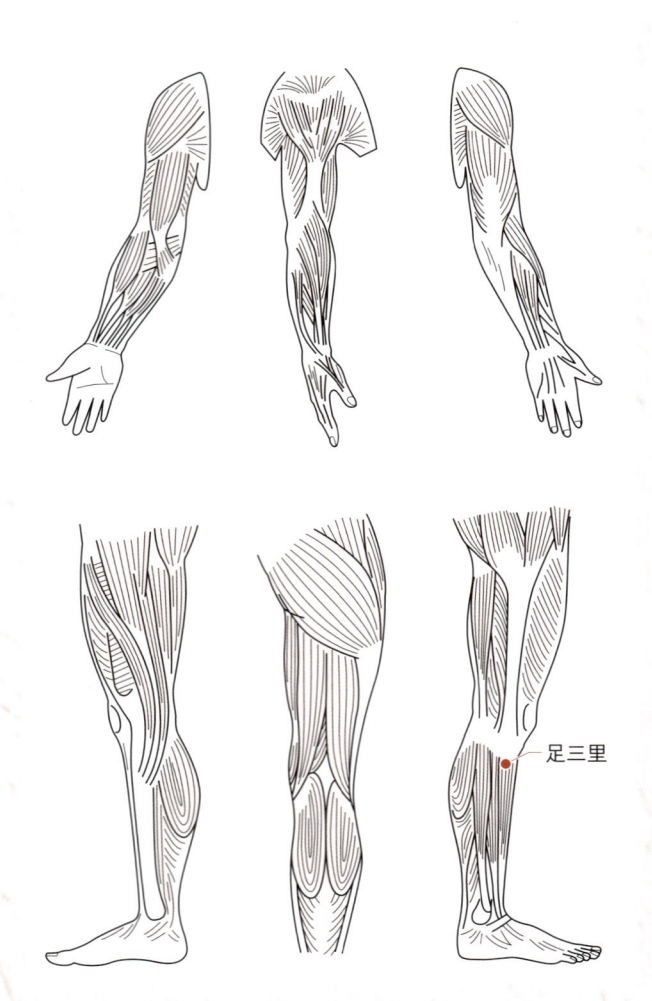

消化器 8. 胃痙攣

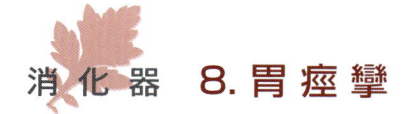

処 方	梁門,滑肉門,足三里,膈兪,脾兪,胃兪,胃倉,中脘,上脘,巨闕,肝兪,胆兪

取 穴

梁 門 (ST21)	天枢穴の上4寸,中脘穴の外2寸
滑肉門 (ST24)	天枢穴の上1寸,水分穴の外2寸
足三里 (ST36)	膝を立て,外膝眼穴の下3寸

- (便法) 膝を立て,脛骨の前縁を擦上して指の止まるところの外方陥凹部に取る

膈 兪 (BL17)	第7・第8胸椎棘突起間の外1寸5分
脾 兪 (BL20)	第11・第12胸椎棘突起間の外1寸5分
胃 兪 (BL21)	第12胸椎・第1腰椎棘突起間の外1寸5分
胃 倉 (BL50)	第12胸椎・第1腰椎棘突起間の外3寸
中 脘 (CV12)	神闕穴の上4寸

- (注) 胸骨体下端と臍の中央に当たる

上 脘 (CV13)	胸骨体下端の下3寸,中脘穴の上1寸
巨 闕 (CV14)	胸骨体下端の下2寸に取る
肝 兪 (BL18)	第9・第10胸椎棘突起間の外1寸5分
胆 兪 (BL19)	第10・第11胸椎棘突起間の外1寸5分

疾患概説

胃壁の筋層が異常に緊張亢進している状態で,発作性の激痛を訴える.中腔性臓器におこる痙攣性の痛みは疝痛といわれる.原因として,他の疾患(胆石,十二指腸潰瘍,膵炎など)の影響がある.

治療上のポイント

上腹部痛の特効穴として,梁丘に7～10壮,足三里にも併せて施灸するとよい.

足三里に鍼で強刺激(雀啄)すると鎮痙効果が得られる.

梁丘 (ST34):大腿部の前外側にあり,膝蓋骨外上角から髀関穴に向かい上2寸

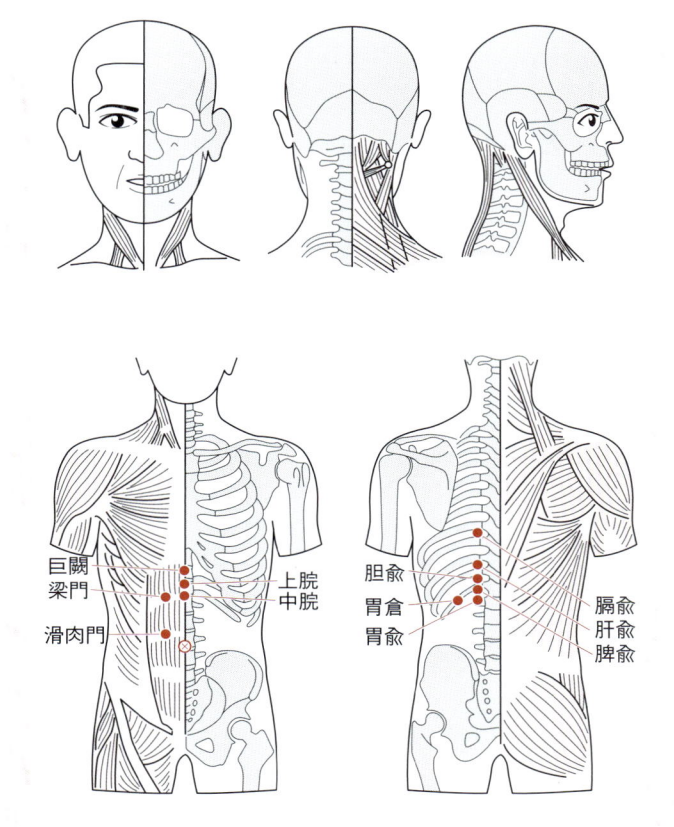

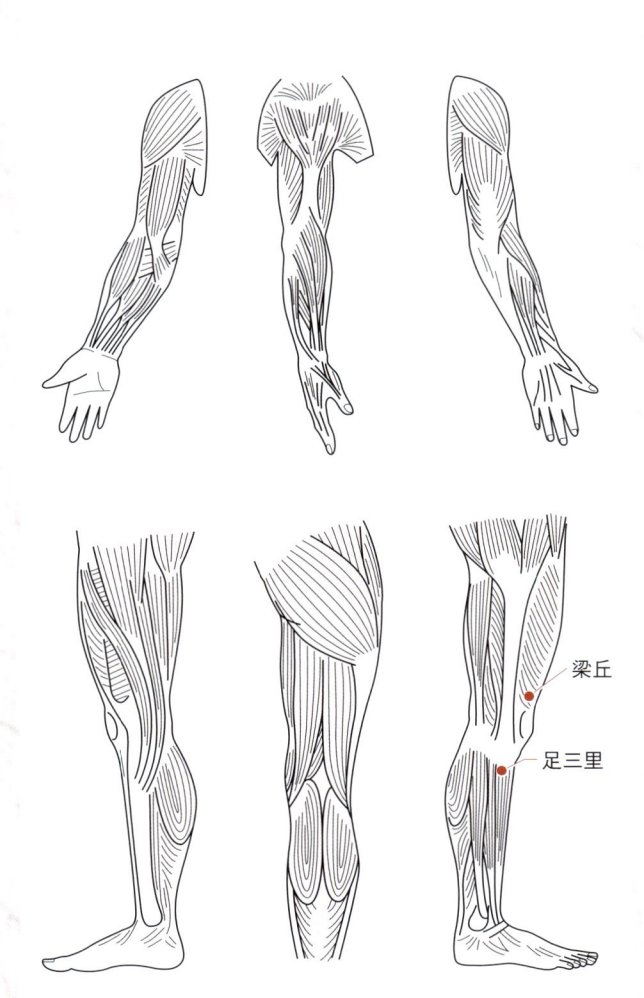

消化器　9. 胃酸過多症

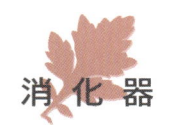

処方　膈兪，中脘，巨闕，不容，肝兪，胃倉，陽陵泉

取穴

- 膈　兪（BL17）　第7・第8胸椎棘突起間の外1寸5分
- 中　脘（CV12）　神闕穴の上4寸
  - (注) 胸骨体下端と臍の中央に当たる
- 巨　闕（CV14）　胸骨体下端の下2寸に取る
- 不　容（ST19）　天枢穴の上6寸，巨闕穴の外2寸
- 肝　兪（BL18）　第9・第10胸椎棘突起間の外1寸5分
- 胃　倉（BL50）　第12胸椎・第1腰椎棘突起間の外3寸
- 陽陵泉（GB34）　膝を立てて腓骨頭の前下際
  - (注1) 陰陵泉穴と内外相対す
  - (注2) 総腓骨神経が浅・深腓骨神経に分岐するところに当たる

疾患概説

　胃の粘膜上皮にある胃腺から胃液が分泌されるが，その腺細胞の一つである壁細胞から胃酸（塩酸）が分泌されている．壁細胞が多数である場合や，分泌が異常に多くなる状態をいう．

　原因として，胃液分泌抑制ホルモンの低下や十二指腸潰瘍による分泌の亢進などが関与する．

治療上のポイント

　中脘，巨闕，不容，膈兪，肝兪，胃倉に各5～7壮施灸するとよい．足三里は胃液分泌を亢進するので，注意する．

足三里（ST36）：膝を立て，外膝眼穴の下3寸
　（便法）膝を立て，脛骨の前縁を擦上して指の止まるところの外方陥凹部に取る

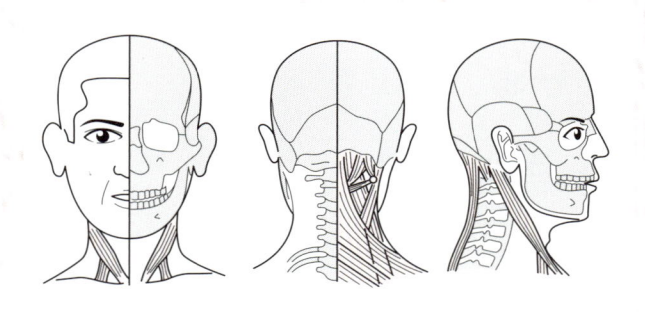

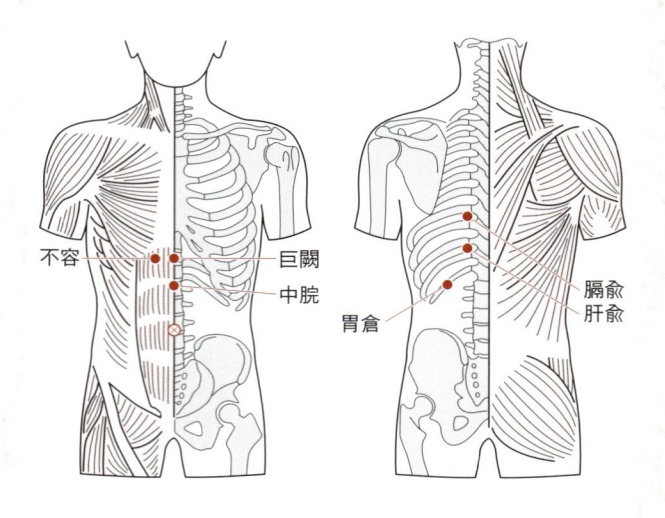

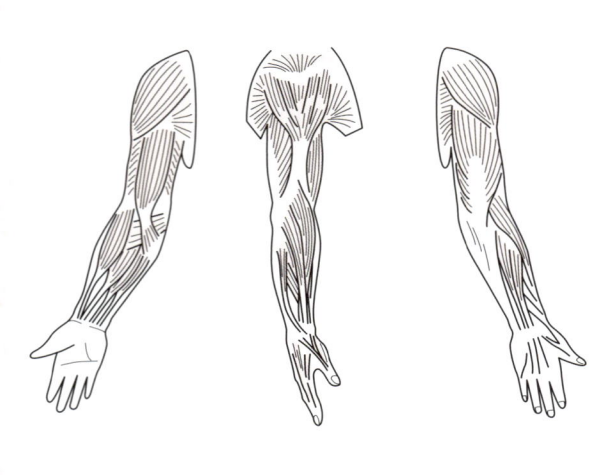

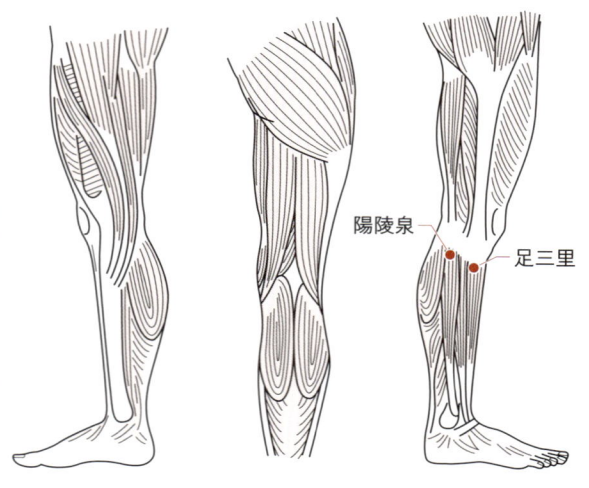

消化器　10. 胃潰瘍

処方　足三里，膈兪，脾兪，胃倉，中脘，不容，陽陵泉，地機，巨闕

取穴

足三里（ST36）　膝を立て，外膝眼穴の下3寸
- （便法）膝を立て，脛骨の前縁を擦上して指の止まるところの外方陥凹部に取る

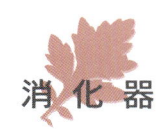

膈兪（BL17）　第7・第8胸椎棘突起間の外1寸5分

脾兪（BL20）　第11・第12胸椎棘突起間の外1寸5分

胃倉（BL50）　第12胸椎・第1腰椎棘突起間の外3寸

中脘（CV12）　神闕穴の上4寸
- （注）胸骨体下端と臍の中央に当たる

不容（ST19）　天枢穴の上6寸，巨闕穴の外2寸

陽陵泉（GB34）　膝をたてて腓骨頭の前下際
- （注1）陰陵泉穴と内外相対す
- （注2）総腓骨神経が浅・深腓骨神経に分岐するところに当たる

地機（SP8）　内果の上8寸，脛骨内側縁の骨際
- （注）脛骨内側顆の下際から下5寸に当たる

巨闕（CV14）　胸骨体下端の下2寸に取る

疾患概説

攻撃因子（塩酸，ペプシン分泌など）と防御因子（粘膜の抵抗性など）のアンバランスにより，攻撃因子である胃液の消化作用が亢進し，粘膜から筋層へと潰瘍が進む．症状として，心窩部痛が多く，胃の膨満感，悪心，嘔吐，胸やけなどがある．穿孔や幽門狭窄が合併する場合は手術を要する．

治療上のポイント

中脘と胃の六つ灸（61頁参照）を毎日根気よく続けるとよい．半米粒大5壮程度の施灸をする．胃部への血液循環を改善し，防御因子が活性化され，潰瘍の修復が促進される．

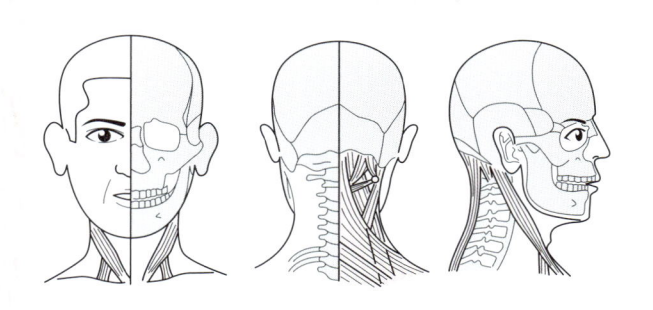

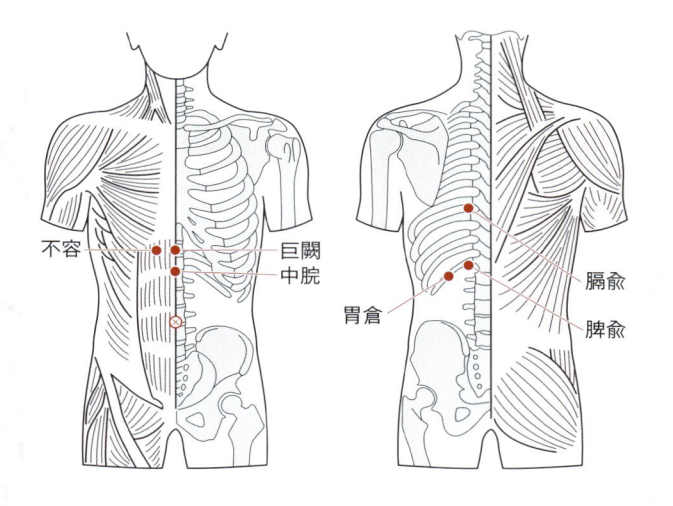

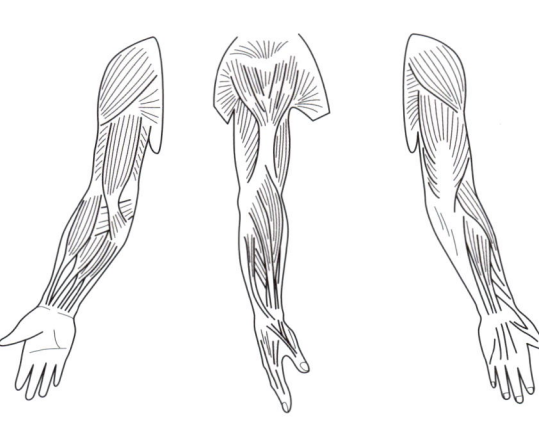

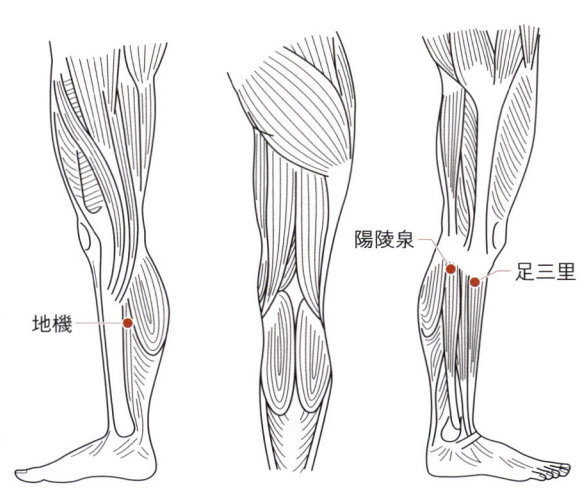

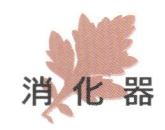

消化器　11. 腸炎（腸カタル）

処方	天枢，大巨，足三里，関元，中脘，水分，梁丘，大腸兪，中髎，気海

取穴

- 天　枢（ST25）　臍の外2寸
- 大　巨（ST27）　天枢穴の下2寸，石門穴の外2寸
- 足三里（ST36）　膝を立て，外膝眼穴の下3寸
  - （便法）膝を立て，脛骨の前縁を擦上して指の止まるところの外方陥凹部に取る
- 関　元（CV 4）　神闕穴の下3寸
- 中　脘（CV12）　神闕穴の上4寸
  - （注）胸骨体下端と臍の中央に当たる
- 水　分（CV 9）　神闕穴の上1寸
- 梁　丘（ST34）　大腿部の前外側にあり，膝蓋骨外上角から髀関穴に向かい上2寸
- 大腸兪（BL25）　第4・第5腰椎棘突起間の外1寸5分
- 中　髎（BL33）　第3後仙骨孔部
- 気　海（CV 6）　神闕穴の下1寸5分

疾患概説

　急性・慢性腸炎がある．原因として細菌感染，消化不良による発酵・腐敗による異常産物の作用がある．腸結核のような特異的な腸炎症もある．
　症状は腹痛，食思不振，腹部膨満感，嘔気，下痢などである．

治療上のポイント

　古来から臍の周囲のツボがよく使用されている．
　水分，気海，天枢，肓兪，各5壮施灸するとよい．

肓兪（KI16）：臍の外5分

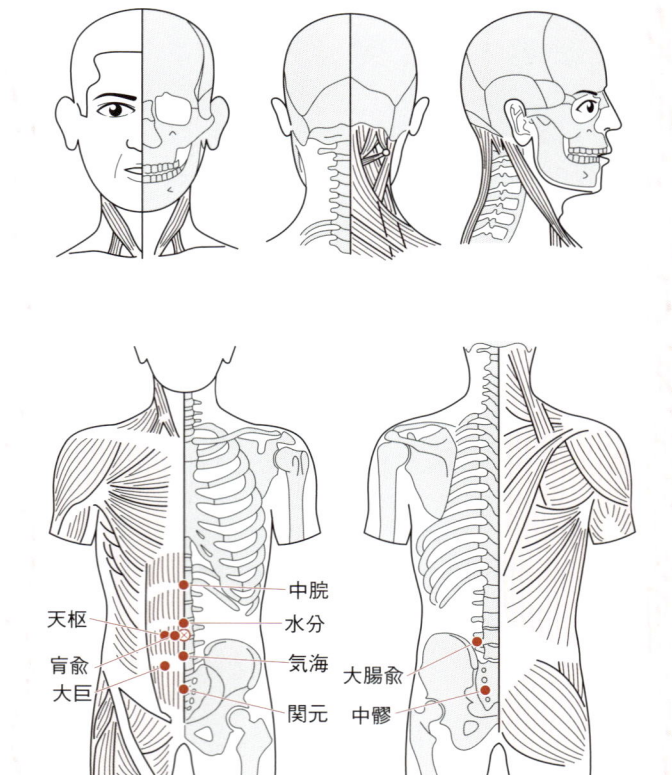

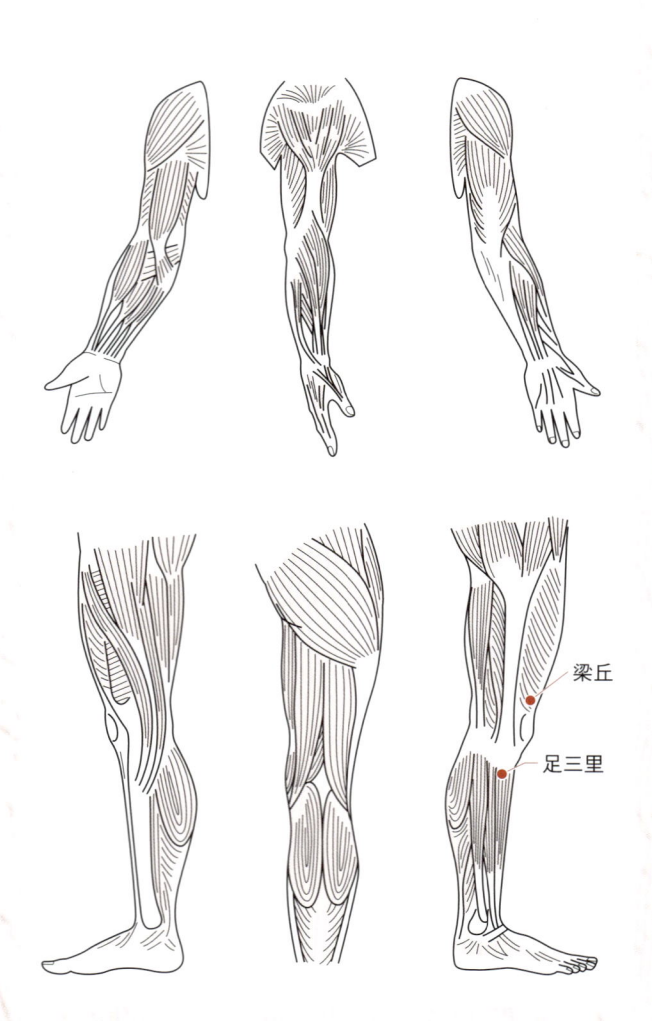

消化器　12. 下　痢

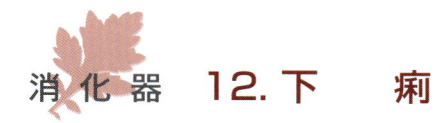

処 方	天枢, 足三里, 梁丘, 脾兪, 腎兪, 大腸兪, 中脘, 水分, 大巨

取 穴

- 天　枢 (ST25)　臍の外2寸
- 足三里 (ST36)　膝を立て, 外膝眼穴の下3寸
  - (便法) 膝を立て, 脛骨の前縁を擦上して指の止まるところの外方陥凹部に取る
- 梁　丘 (ST34)　大腿部の前外側にあり, 膝蓋骨外上角から髀関穴に向かい上2寸
- 脾　兪 (BL20)　第11・第12胸椎棘突起間の外1寸5分
- 腎　兪 (BL23)　第2・第3腰椎棘突起間の外1寸5分
- 大腸兪 (BL25)　第4・第5腰椎棘突起間の外1寸5分
- 中　脘 (CV12)　神闕穴の上4寸
  - (注) 胸骨体下端と臍の中央に当たる
- 水　分 (CV 9)　神闕穴の上1寸
- 大　巨 (ST27)　天枢穴の下2寸, 石門穴の外2寸

疾患概説

　腸の病気や内容物の異常によって大腸で水分が吸収されないまま排出された状態である. 原因として, 食物が消化不良となり, 腸内で異常発酵したり腐敗する, 細菌の出す毒素, 腸疾患, 神経過敏などで腸の蠕動運動が亢進し水分の吸収が悪化する, などがある.

　症状は便意により腹痛がおき, 排便後も痛みや腹部の不快感がある. また便意が頻回になる. ガスで腹部膨満感が生じたり, 感染症や中毒では発熱することもある.

治療上のポイント

　梁丘は下痢の特効穴であり, 5〜7壮, 水分, 肓兪, 大腸兪へ7〜10壮施灸するとよい.

肓兪 (KI16)：臍の外5分

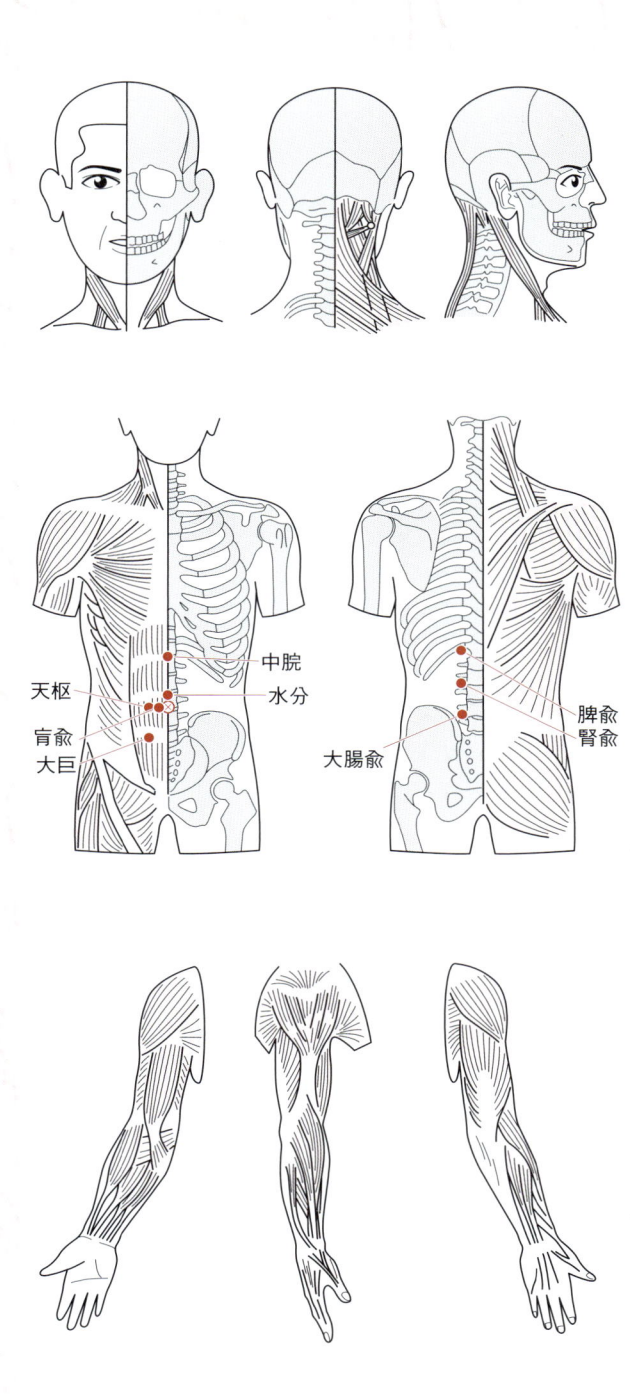

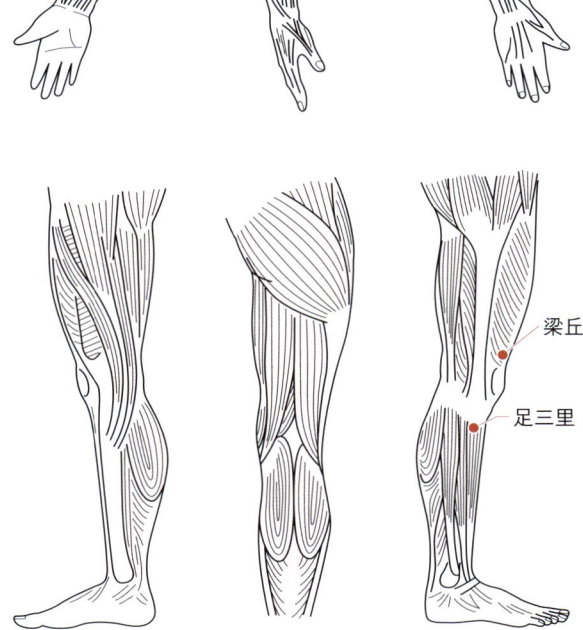

消化器　13. 便　秘

| 処　方 | 大腸兪，中脘，天枢，足三里，腹結，三焦兪，肓兪，左大横 |

取　穴

大腸兪(BL25)　第4・第5腰椎棘突起間の外1寸5分
中　脘(CV12)　神闕穴の上4寸
- (注)胸骨体下端と臍の中央に当たる

天　枢(ST25)　臍の外2寸
足三里(ST36)　膝を立て，外膝眼穴の下3寸
- (便法)膝を立て，脛骨の前縁を擦上して指の止まるところの外方陥凹部に取る

腹　結(SP14)　大横穴の下1寸3分
三焦兪(BL22)　第1・第2腰椎棘突起間の外1寸5分
肓　兪(KI16)　臍の外5分
左大横(SP15)　左の臍の外3寸5分

疾患概説

　排便が困難か，極めて稀にしか排便できず苦痛を伴うものをいう．腸内の水分過吸収，粘膜分泌低下，腸蠕動の障害などがある．

　便秘には，大腸癌や狭窄による便の通過障害による器質的な便秘もあるが，大半は常習性便秘といわれるものである．大腸の働きの低下により排便が弱まっておこる弛緩性便秘と，神経過敏で食後の胃部膨満感や強い腹痛を伴うなどの痙攣性便秘がある．

　一般的で多いケースは，生活習慣，栄養状態などが原因となる習慣性便秘である．朝など時間的に排便を我慢したり，家のトイレ使用が重なったりして便意を催したときに行けずに，後にずらすなど，習慣で便意がなくなる．

治療上のポイント

　澤田流神門（手関節掌側横紋の内端と尺骨茎状突起の下端の中央部陥凹）に3～5壮，また，木下便通穴（左第4腰椎の外方5cm）に5～7壮施灸するとよい．

　慢性では処方穴とともに長期施灸が必要となる．

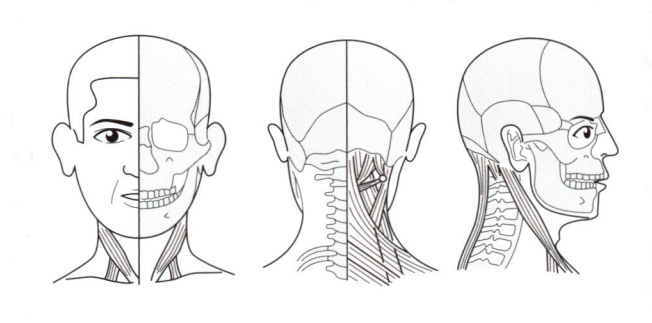

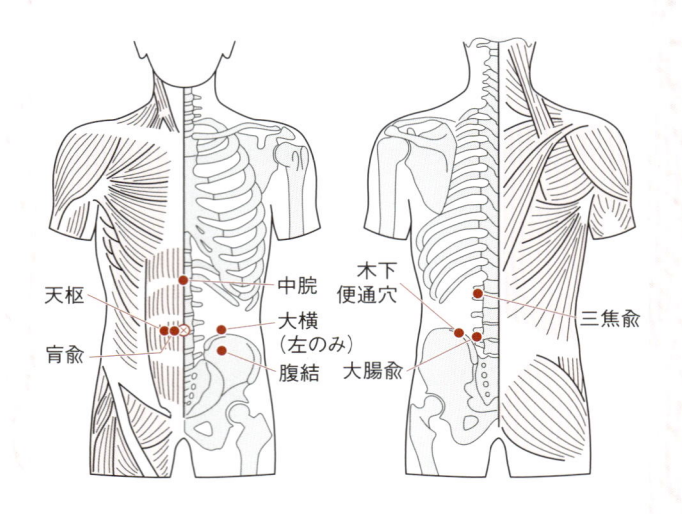

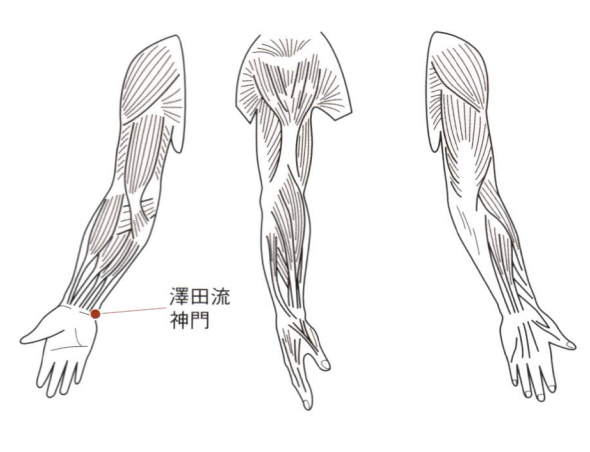

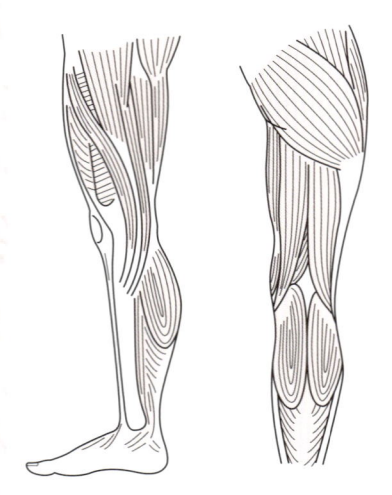

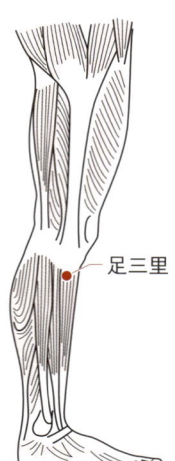

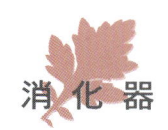

消化器　14. 腸閉塞（イレウス）

処　方	腎兪，気海

取　穴	
腎　兪（BL23）	第2・第3腰椎棘突起間の外1寸5分
気　海（CV 6）	神闕穴の下1寸5分

疾患概説

　腸内容物の通過障害をきたす状態をいい，腹痛，嘔吐，排便の停止した状態をいう．腹部は膨隆し，異常発酵などのガスにより腸管拡張をおこす．また，腸内の毒性物質の吸収によるショック状態に移行する場合があり，早期に専門医を紹介し，診察・治療を受ける必要がある．

治療上のポイント

　速やかに専門医に転医させる．

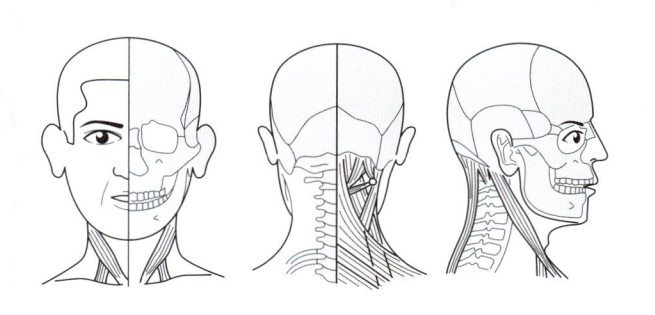

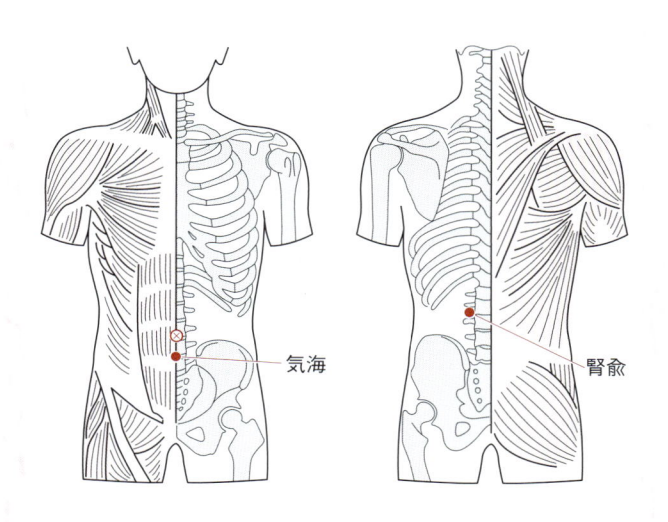

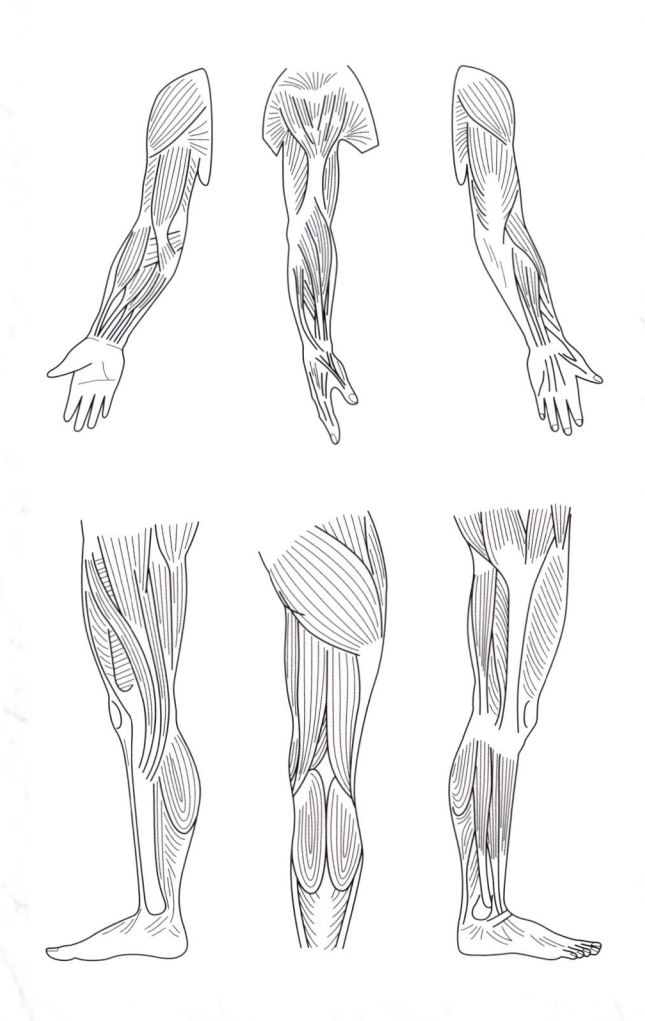

消化器　15. 虫垂炎

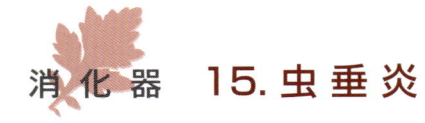

処　方	梁丘, 腎兪, 大腸兪, 曲泉, 気海, 中脘, 上巨虚, 志室

取　穴

梁　丘(ST34)　大腿部の前外側にあり, 膝蓋骨外上角から髀関穴に向かい上2寸

腎　兪(BL23)　第2・第3腰椎棘突起間の外1寸5分

大腸兪(BL25)　第4・第5腰椎棘突起間の外1寸5分

曲　泉(LR 8)　膝を深く屈曲し, 膝窩横紋の内端

気　海(CV 6)　神闕穴の下1寸5分

中　脘(CV12)　神闕穴の上4寸
- (注)胸骨体下端と臍の中央に当たる

上巨虚(ST37)　膝を立て, 足三里穴から解谿穴に向かい下3寸

志　室(BL52)　第2・第3腰椎棘突起間の外3寸

疾患概説

　病因として細菌説, ウイルス説, アレルギー説などがあり, 糞石, 異物などにより虫様突起の内腔が狭窄・閉塞し, 血行障害をおこし, 感染が加わって発症すると考えられている.

　症状は腹痛, 嘔気, 嘔吐であり, 初期は上腹部痛で発症することが多い. 進むと発熱がみられる. マックバーネー点, ランツ点などに圧痛があり, 進行すると右下腹部の圧迫により筋性防御がみられる.

治療上のポイント

　筆者の体験談(虫垂炎の体験, 29頁)を参照されたい.

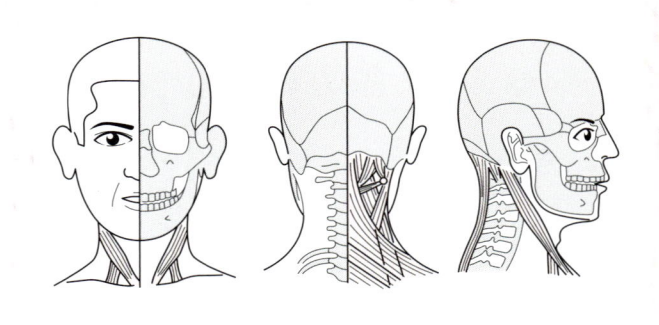

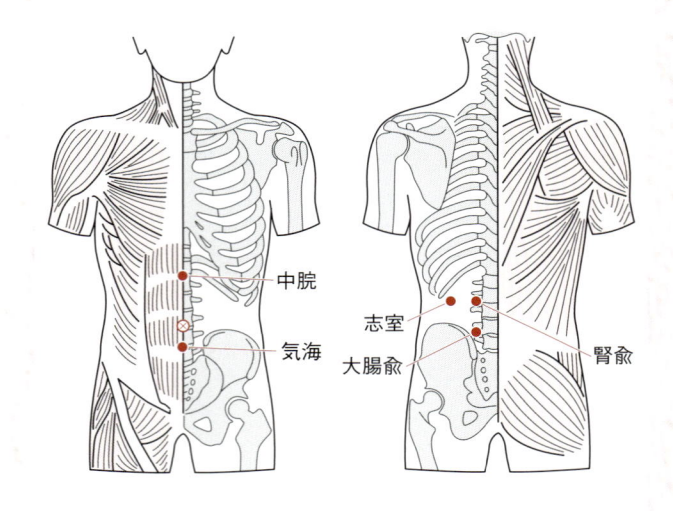

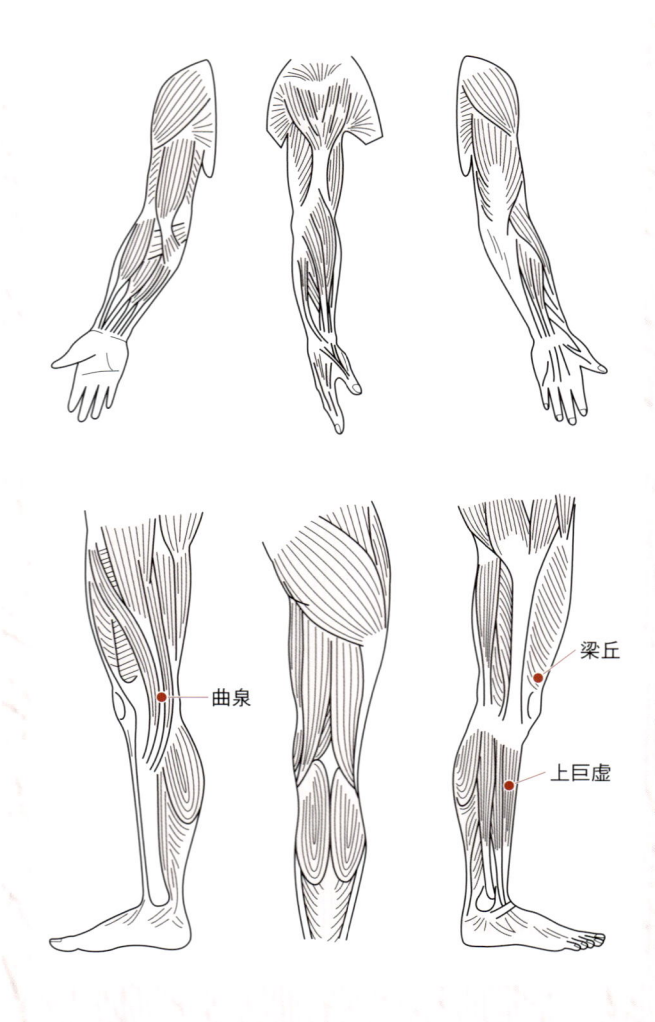

消化器　16. 胆嚢炎

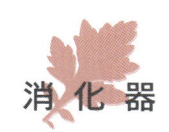

処　方	梁門，脾兪，膈兪，肝兪，胆兪，風池，日月，陽陵泉，丘墟，期門，中脘，巨闕

取　穴

- 梁　門（ST21）　天枢穴の上4寸，中脘穴の外2寸
- 脾　兪（BL20）　第11・第12胸椎棘突起間の外1寸5分
- 膈　兪（BL17）　第7・第8胸椎棘突起間の外1寸5分
- 肝　兪（BL18）　第9・第10胸椎棘突起間の外1寸5分
- 胆　兪（BL19）　第10・第11胸椎棘突起間の外1寸5分
- 風　池（GB20）　乳様突起下端と瘂門穴の中間で，後髪際陥凹部
  - (注1) 僧帽筋と胸鎖乳突筋の筋間の陥凹部髪際にある
  - (注2) 古書には「之れを按ずれば耳中に引き」とある
- 日　月（GB24）　期門穴の直下5分
- 陽陵泉（GB34）　膝をたてて腓骨頭の前下際
  - (注1) 陰陵泉穴と内外相対す
  - (注2) 総腓骨神経が浅・深腓骨神経に分岐するところに当たる
- 丘　墟（GB40）　外果の前下方，足部を外転背屈し，最も陥凹するところ
- 期　門（LR14）　第9肋軟骨付着部の下際
- 中　脘（CV12）　神闕穴の上4寸
  - (注) 胸骨体下端と臍の中央に当たる
- 巨　闕（CV14）　胸骨体下端の下2寸に取る

疾患概説

　胆嚢，胆管に細菌が入り炎症をおこしたもので，急性と慢性に分けられ，胆石を伴う場合が多い．急性にはカタル性，化膿性，壊疽性の3種類がある．
　症状は右季肋部痛があり，発熱や，右背部より右肩への放散痛を伴う．慢性胆嚢炎は急性からの移行性による．慢性では，胆嚢壁の肥厚や線維化により，周囲の組織との癒着がおこり圧迫感や不快感が生じる．

治療上のポイント

　背部兪穴（膈兪，肝兪，胆兪，脾兪）の反応（圧痛，硬結）を確認し，反応部に10～15壮施灸する．

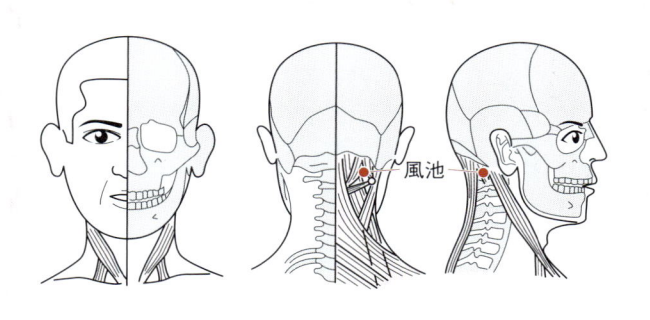

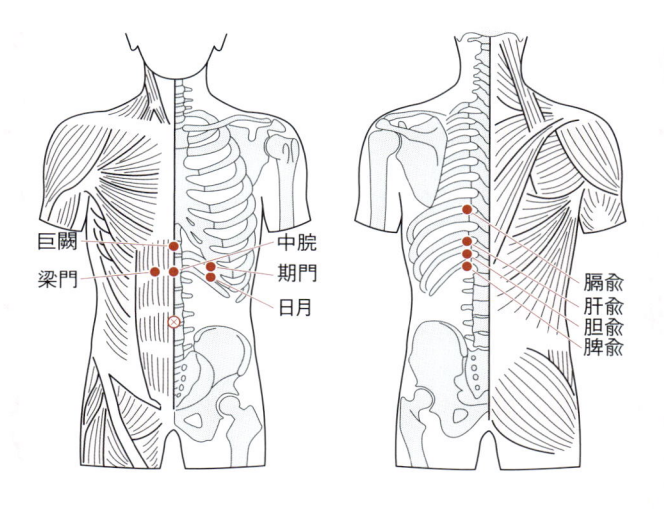

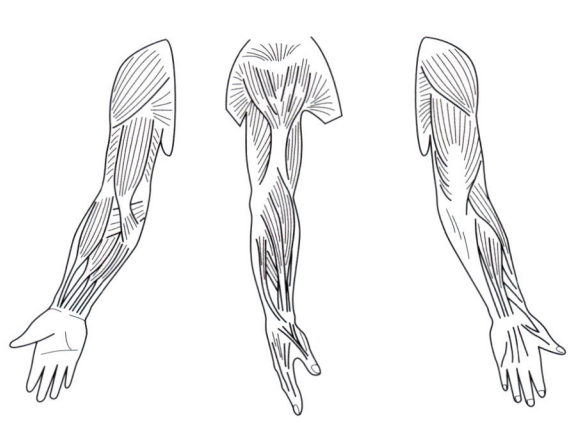

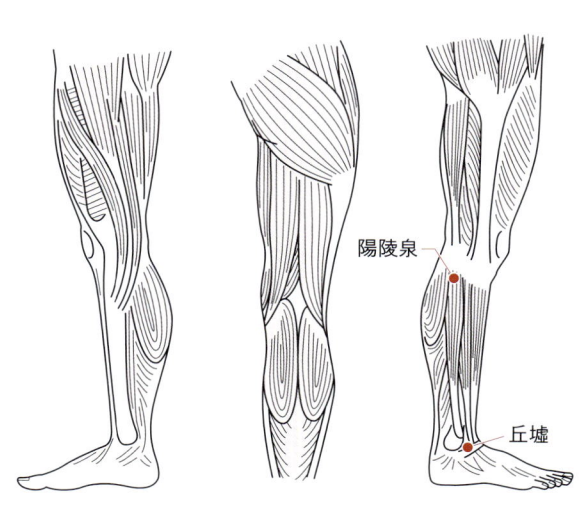

消化器　17. 胆石症

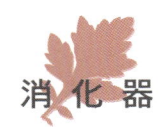

処方	梁門，膈兪，肝兪，胆兪，脾兪，日月，陽陵泉，足臨泣，期門，中脘，巨闕，右章門

取穴

梁　門 (ST21)	天枢穴の上4寸，中脘穴の外2寸
膈　兪 (BL17)	第7・第8胸椎棘突起間の外1寸5分
肝　兪 (BL18)	第9・第10胸椎棘突起間の外1寸5分
胆　兪 (BL19)	第10・第11胸椎棘突起間の外1寸5分
脾　兪 (BL20)	第11・第12胸椎棘突起間の外1寸5分
日　月 (GB24)	期門穴の直下5分
陽陵泉 (GB34)	膝をたてて腓骨頭の前下際

- (注1) 陰陵泉穴と内外相対す
- (注2) 総腓骨神経が浅・深腓骨神経に分岐するところに当たる

足臨泣 (GB41)	第4，第5中足骨底間の前，陥凹部に取る
期　門 (LR14)	第9肋軟骨付着部の下際
中　脘 (CV12)	神闕穴の上4寸

- (注) 胸骨体下端と臍の中央に当たる

巨　闕 (CV14)	胸骨体下端の下2寸に取る
右章門 (LR13)	第11肋骨前端下際

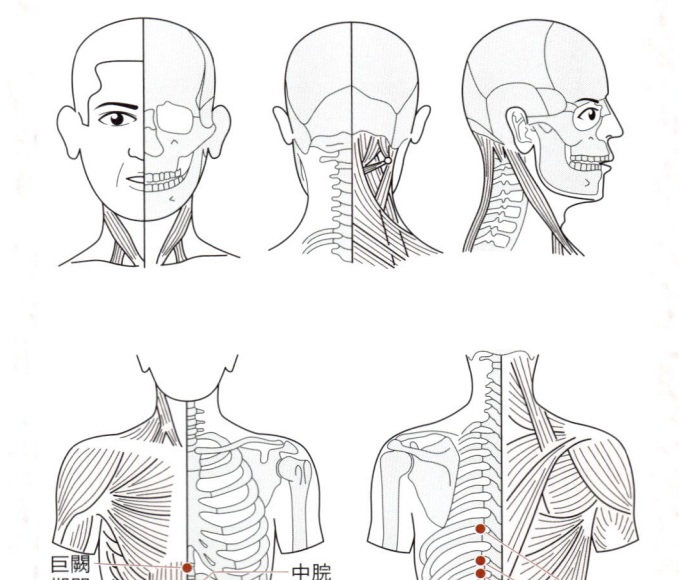

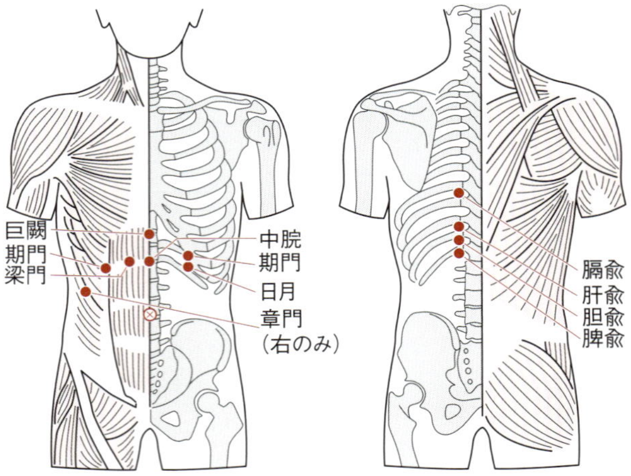

疾患概説

　胆道に結石ができ，胆石疝痛の発作を起こすもので，胆汁のうっ帯，代謝異常と炎症が成因と考えられている．
　結石成分は，ビリルビン結石，コレステリン結石に大別される．最近は食生活の欧米化に伴いコレステリン結石が増加しているといわれている．症状は胆石疝痛，発熱，悪心，嘔吐，黄疸である．また，右肩背部の放散痛を生じる．

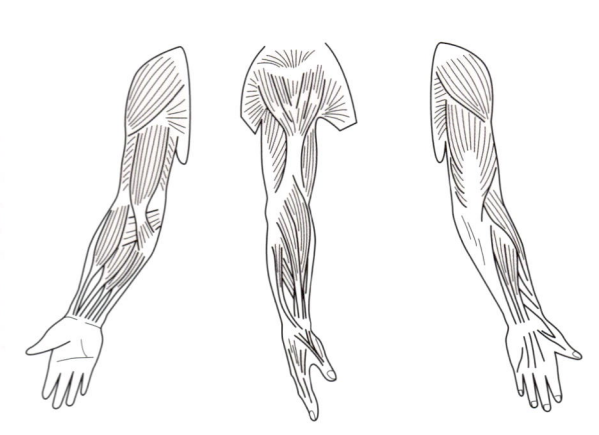

治療上のポイント

　胆嚢炎に準ずるが，期門，日月，中脘への各10壮〜多壮施灸するとよい．

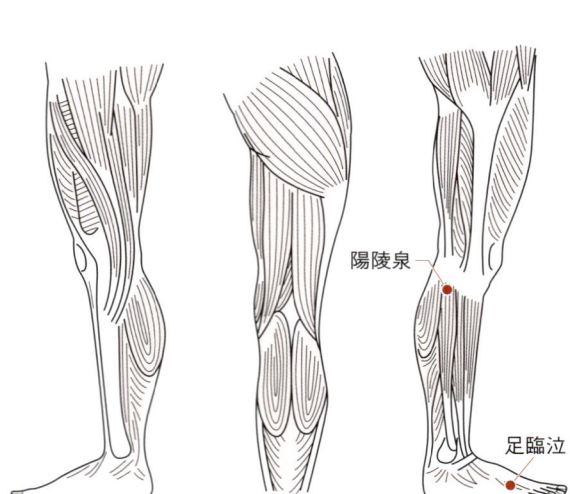

消化器 18. 肝　炎

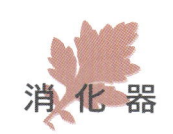

処　方	曲池，足三里，三陰交，膈兪，肝兪，胆兪，脾兪，日月，陽陵泉，期門，至陽，中脘，巨闕

取　穴

曲　池（LI11）　肘を屈曲してできる肘窩横紋の外方で，上腕骨外側上顆の前

足三里（ST36）　膝を立て外膝眼穴の下3寸
- （便法）膝を立て，脛骨の前縁を擦上して指の止まるところの外方陥凹部に取る

三陰交（SP 6）　内果の上3寸，脛骨内側縁の骨際
- （注1）内果の最も高いところから測る
- （注2）足の太陰脾経，足の少陰腎経，足の厥陰肝経の三陰経が会する

膈　兪（BL17）　第7・第8胸椎棘突起間の外1寸5分
肝　兪（BL18）　第9・第10胸椎棘突起間の外1寸5分
胆　兪（BL19）　第10・第11胸椎棘突起間の外1寸5分
脾　兪（BL20）　第11・第12胸椎棘突起間の外1寸5分
日　月（GB24）　期門穴の直下5分
陽陵泉（GB34）　膝を立てて腓骨頭の前下際
- （注1）陰陵泉穴と内外相対す
- （注2）総腓骨神経が浅・深腓骨神経に分岐するところに当たる

期　門（LR14）　第9肋軟骨付着部の下際
至　陽（GV 9）　第7・第8胸椎棘突起間
- （注）左右の肩甲骨下角を結んだ線と正中線の交わるところが第7・第8胸椎棘突起間に当たる場合が多い

中　脘（CV14）　神闕穴の上4寸
- （注）胸骨体下端と臍の中央に当たる

巨　闕（CV14）　胸骨体下端の下2寸に取る

疾患概説

　病因によりウイルス性，中毒性などがあり，また急性・慢性や劇症肝炎などに分けられる．ウイルス性の中には流行性や輸血による血清肝炎があり，中毒性の中に，毒物（砒素，黄燐，四塩化炭素など），毒キノコなど口から体内に入るもの，注射によるものなどがある．また，アルコール性肝炎もある．

　発熱，黄疸，全身倦怠，食欲不振，悪心，頭痛や不眠を伴うことも多い．

治療上のポイント

　膈兪，肝兪，胆兪，脾兪または期門付近の圧痛部に各5～7壮施灸する．

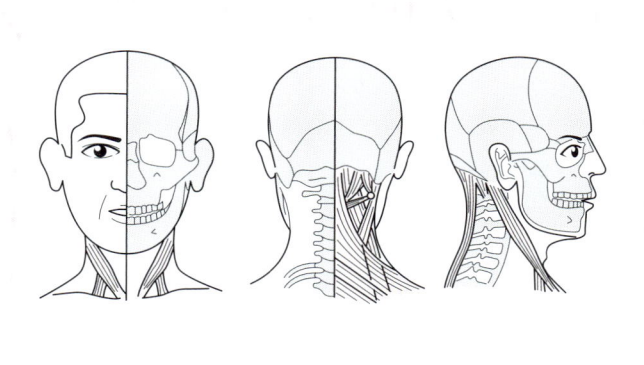

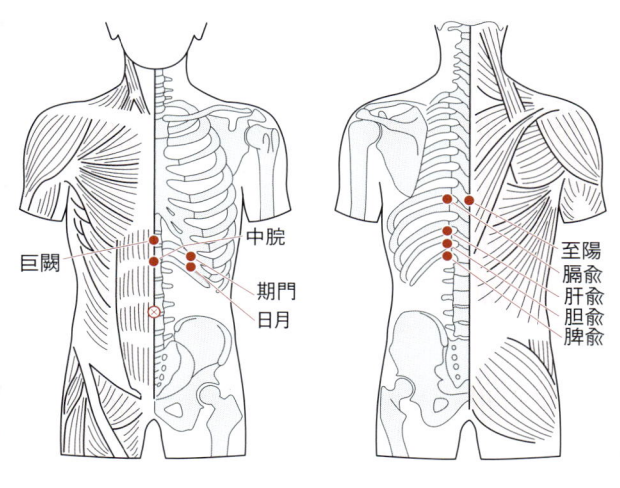

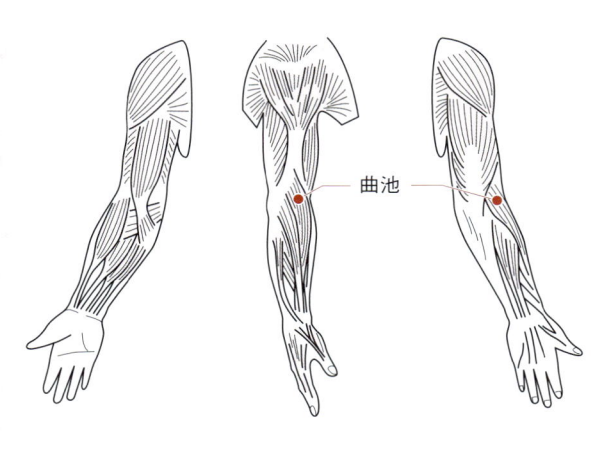

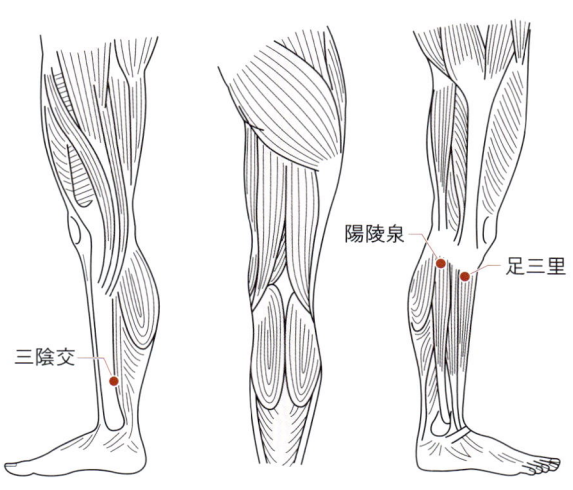

消化器　19. 黄　疸

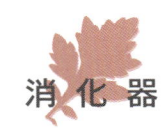

| 処　方 | 曲池, 梁門, 足三里, 三陰交, 膈兪, 肝兪, 脾兪, 陽陵泉, 章門, 期門, 至陽, 中脘 |

取　穴

曲　池（LI11）　肘を屈曲してできる肘窩横紋の外方で, 上腕骨外側上顆の前

梁　門（ST21）　天枢穴の上4寸, 中脘穴の外2寸

足三里（ST36）　膝を立て, 外膝眼穴の下3寸
- （便法）膝を立て, 脛骨の前縁を擦上して指の止まるところの外方陥凹部に取る

三陰交（SP 6）　内果の上3寸, 脛骨内側縁の骨際
- （注1）内果の最も高いところから測る
- （注2）足の太陰脾経, 足の少陰腎経, 足の厥陰肝経の三陰経が会する

膈　兪（BL17）　第7・第8胸椎棘突起間の外1寸5分
肝　兪（BL18）　第9・第10胸椎棘突起間の外1寸5分
脾　兪（BL20）　第11・第12胸椎棘突起間の外1寸5分

陽陵泉（GB34）　膝をたてて腓骨頭の前下際
- （注1）陰陵泉穴と内外相対す
- （注2）総腓骨神経が浅・深腓骨神経に分岐するところに当たる

章　門（LR13）　第11肋骨前端下際
期　門（LR14）　第9肋軟骨付着部の下際
至　陽（GV 9）　第7・第8胸椎棘突起間
- （注）左右の肩甲骨下角を結んだ線と正中線の交わるところが第7・第8胸椎棘突起間に当たる場合が多い

中　脘（CV12）　神闕穴の上4寸
- （注）胸骨体下端と臍の中央

疾患概説

　血中のビリルビンが増加し, 眼球や皮膚が黄色化した状態である. 健康成人の血中にもビリルビンという胆汁色素があるが, 肝炎（肝性黄疸）や胆石（閉塞性黄疸）などで血中に吸収され, 多くのビリルビンが混入すると黄疸を発生する.

治療上のポイント

　前項 18. 肝炎に準じて施灸する.

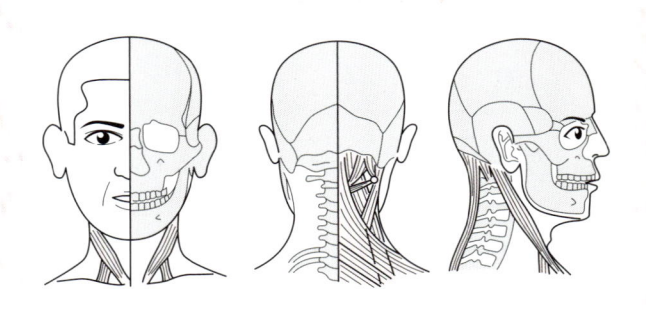

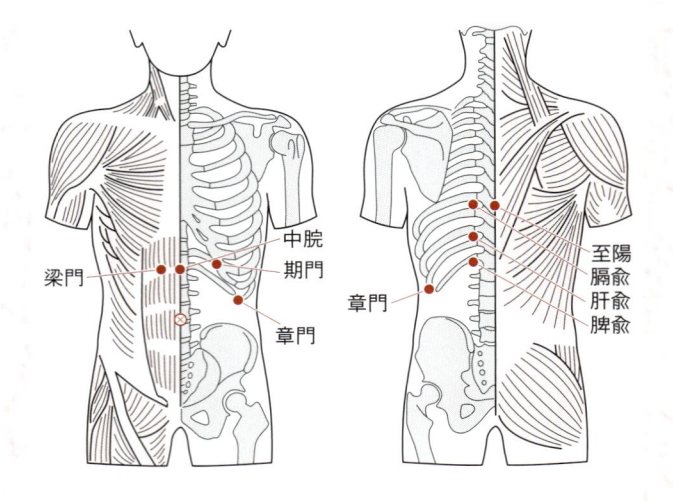

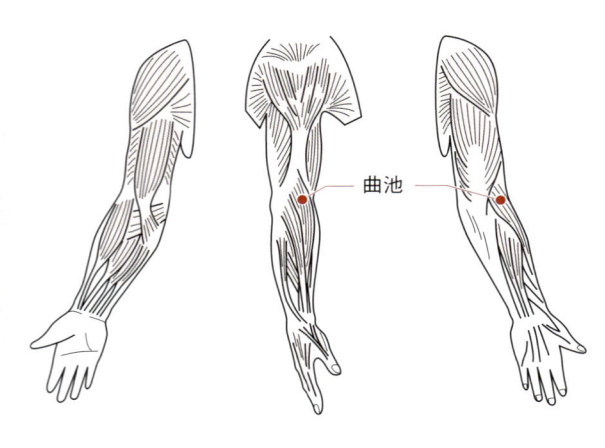

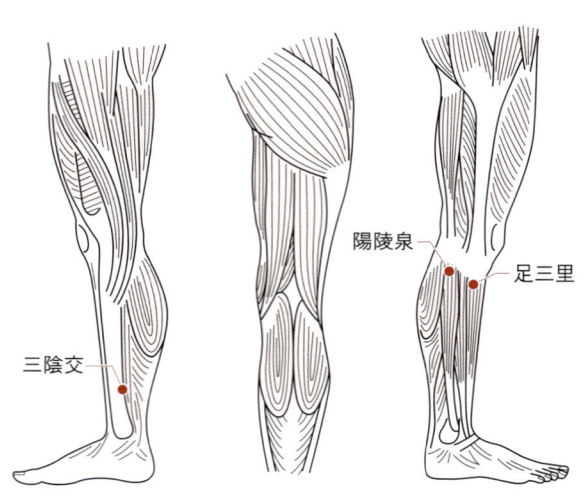

消化器　20. 腹膜炎

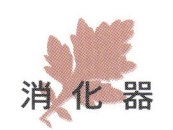

処　方	大巨，肝兪，脾兪，腎兪，大腸兪，章門，水分，中脘

取　穴	
大　巨（ST27）	天枢穴の下2寸，石門穴の外2寸
肝　兪（BL18）	第9・第10胸椎棘突起間の外1寸5分
脾　兪（BL20）	第11・第12胸椎棘突起間の外1寸5分
腎　兪（BL23）	第2・第3腰椎棘突起間の外1寸5分
大腸兪（BL25）	第4・第5腰椎棘突起間の外1寸5分
章　門（LR13）	第11肋骨前端下際
水　分（CV 9）	神闕穴の上1寸
中　脘（CV12）	神闕穴の上4寸

● (注) 胸骨体下端と臍の中央

疾患概説

　腹膜の炎症により腹腔内に組織液が貯留した状態である．
　原因は感染，外傷や臓器の穿孔等によって病原菌が侵入し，発生することが多い．

治療上のポイント

　適応は，一般に慢性に移行して，発熱も37.5℃以下になった状態で，治療が可能となる．
　中脘，水分，気海，大巨，肝兪，脾兪，腎兪，大腸兪等の中で，反応のある部位に半米粒大各3壮程度施灸するとよい．

気海（CV 6）：神闕穴の下1寸5分

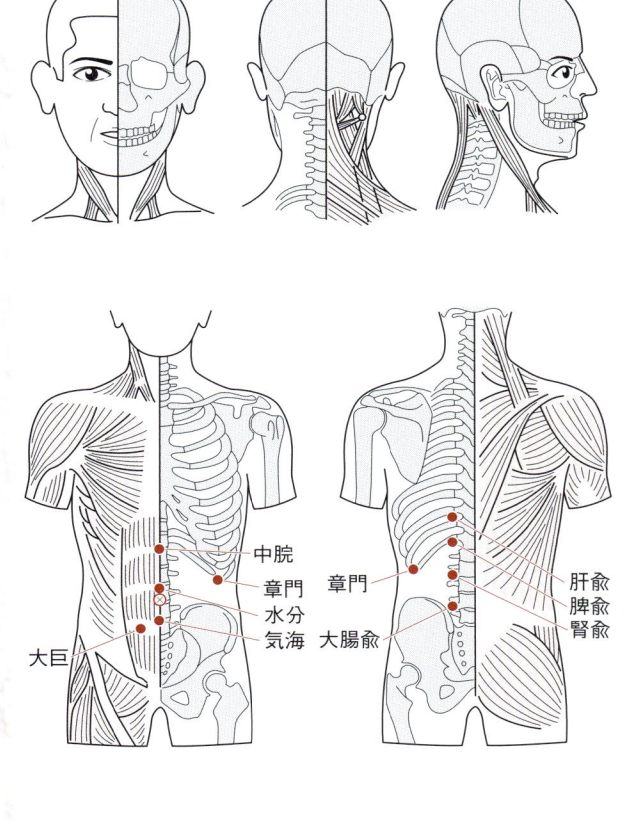

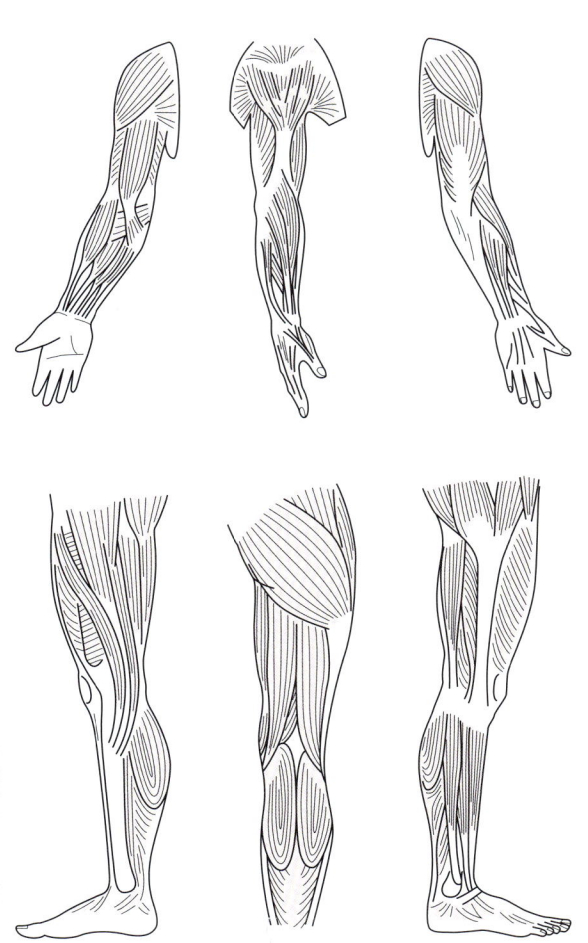

泌尿・生殖器　1. 膀胱炎

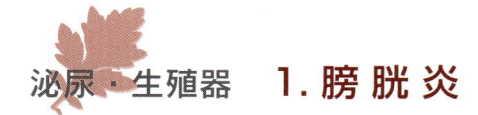

処　方	腎兪，膀胱兪，次髎，大赫，曲泉，曲骨，中極，水分，中髎，関元，水道

取　穴

腎　兪	(BL23)	第2・第3腰椎棘突起間の外1寸5分
膀胱兪	(BL28)	正中仙骨稜第2仙椎棘突起部の下外方1寸5分
次　髎	(BL32)	第2後仙骨孔部
大　赫	(KI12)	中極穴の外5分，肓兪穴の下4寸
曲　泉	(LR 8)	膝を深く屈曲し，膝窩横紋の内端
曲　骨	(CV2)	前正中線上で，恥骨結合の上際

● (注) 任脈経は前正中線上に取る

中　極	(CV 3)	神闕穴の下4寸，曲骨穴の上1寸
水　分	(CV 9)	神闕穴の上1寸
中　髎	(BL33)	第3後仙骨孔部
関　元	(CV 4)	神闕穴の下3寸
水　道	(ST28)	天枢穴の下3寸，関元穴の外2寸

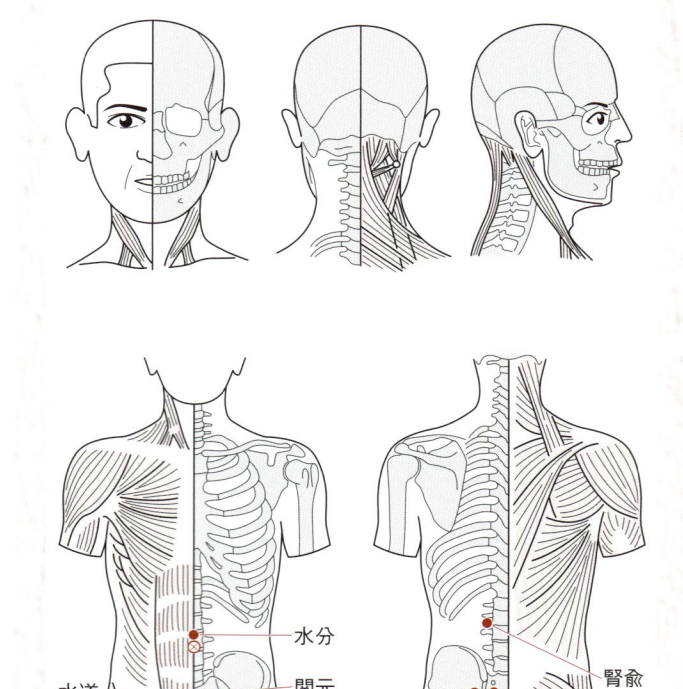

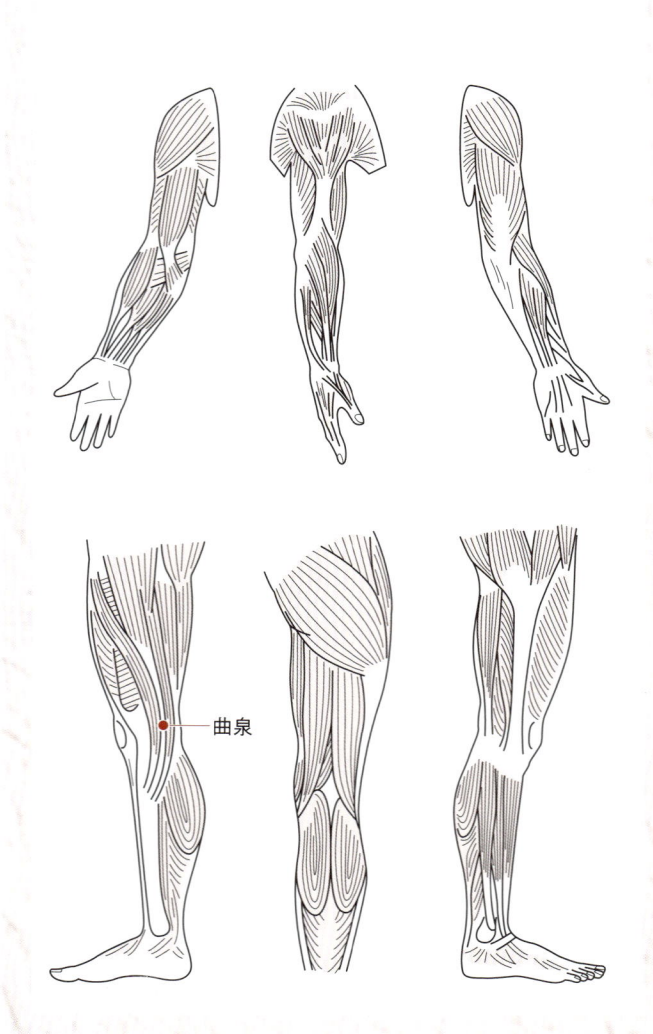

疾患概説

　膀胱粘膜の炎症で，細菌が尿道から上行性に感染することによって発症するものが多い．また機械的，化学的刺激によってもおこることがある．

　上行性以外に腎臓からの下行性や，周囲の生殖器，腸管の炎症が波及するものもある．

　頻尿，排尿時痛，尿の混濁，残尿感があったり，下腹部の不快感，腰の冷感や倦怠感などがある．血尿になることもある．

治療上のポイント

　腹部（中極，大赫，関元）は半米粒大5壮，背部（腎兪，膀胱兪，次髎）は米粒大5～7壮を目安とし，熱くないか，気持ちのよい穴への灸は多壮施灸するとよい．灸頭鍼で温めるのもよい．

泌尿・生殖器　2. 尿道炎

処　方　腎兪, 次髎, 中髎, 曲泉, 曲骨, 中極

取　穴
- 腎　兪（BL23）　第2・第3腰椎棘突起間の外1寸5分
- 次　髎（BL32）　第2後仙骨孔部
- 中　髎（BL33）　第3後仙骨孔部
- 曲　泉（LR 8）　膝を深く屈曲し, 膝窩横紋の内端
- 曲　骨（CV 2）　前正中線上で, 恥骨結合の上際
- （注）任脈経は前正中線上に取る
- 中　極（CV 3）　神闕穴の下4寸, 曲骨穴の上1寸

疾患概説
尿道粘膜の感染による炎症で, 男性に多い. 病原菌によって淋菌性と非淋菌性に分けられる. 急性症状は排尿時の痛みや灼熱感であり, 外尿道口の発赤や排膿がある

治療上のポイント
前項 1.膀胱炎に準じて施灸するとよい. 圧痛の有無を確認して施灸する.

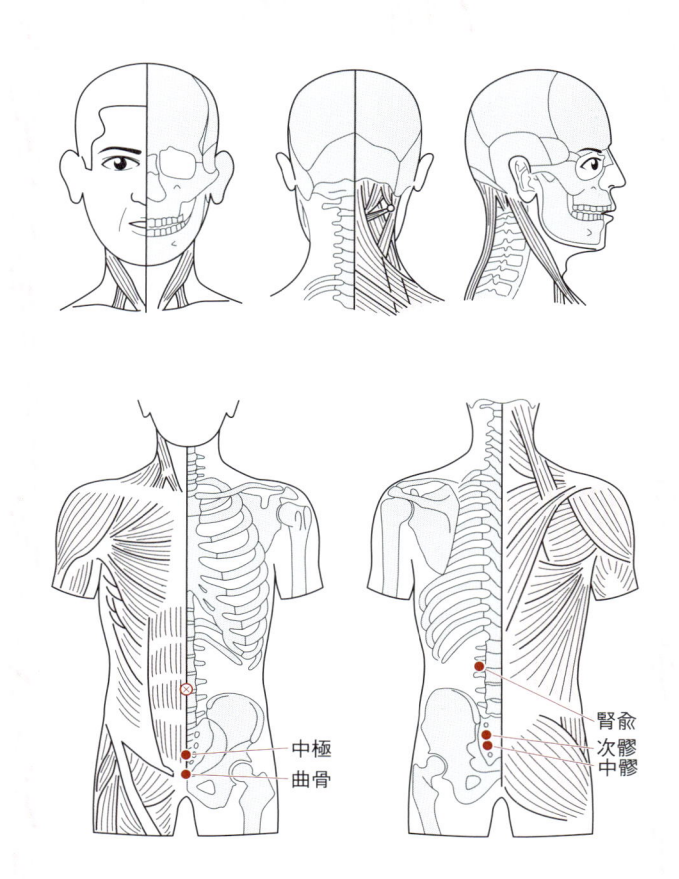

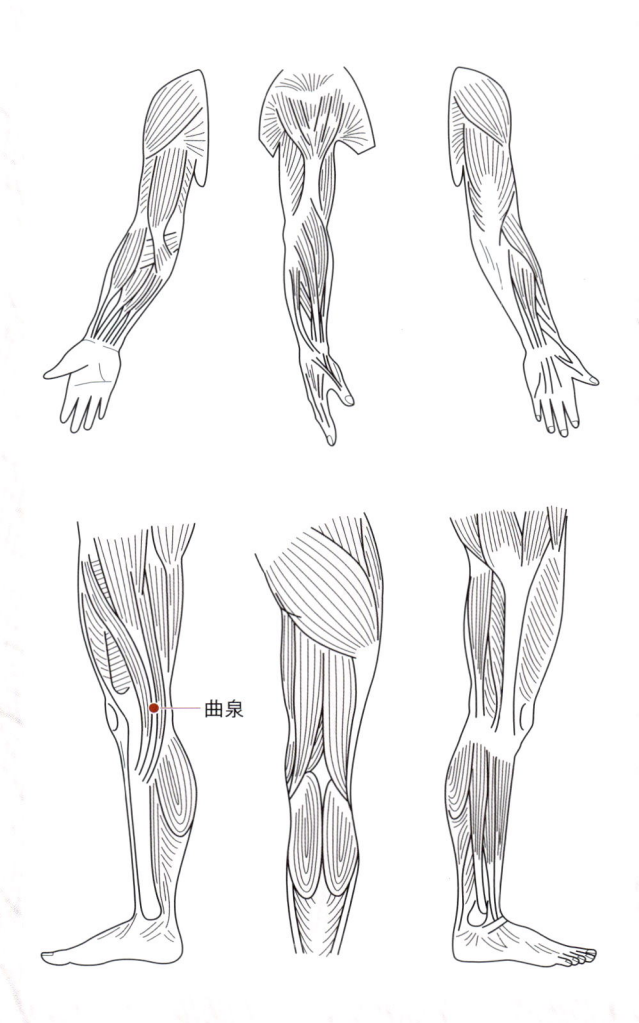

泌尿・生殖器　3. 前立腺肥大症

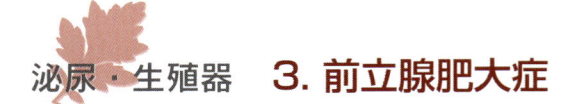

処方	腎兪, 膀胱兪, 次髎, 太谿, 大赫, 中極, 関元, 会陰

取穴

腎 兪 (BL23)	第2・第3腰椎棘突起間の外1寸5分
膀胱兪 (BL28)	正中仙骨稜第2仙椎棘突起部の下外方1寸5分
次 髎 (BL32)	第2後仙骨孔部
太 谿 (KI 3)	内果の最も尖ったところの高さで, 内果とアキレス腱の間陥凹部, 動脈拍動部
●(注)後脛骨動脈幹が通る	
大 赫 (KI 12)	中極穴の外5分, 肓兪穴の下4寸
中 極 (CV 3)	神闕穴の下4寸, 曲骨穴の上1寸
関 元 (CV 4)	神闕穴の下3寸
会 陰 (CV 1)	会陰部の中央

疾患概説

　前立腺の腺腫（良性腫瘍）である．高齢になると発症率が約80％と高く, 性ホルモンの関与が強いとされている．
　症状は排尿障害と残尿感で, 尿の排出が悪く腹圧をかけても排尿の勢いは弱く, 残尿のため, 排尿回数も多くなる．
　尿閉へ進むと腎盂, 尿管が拡張して水腎症になるので, カテーテルでの導尿が必要である．手術以外に抗男性ホルモンによる保存療法もある．

治療上のポイント

　中極穴への多壮灸（30壮）がよいとされる．

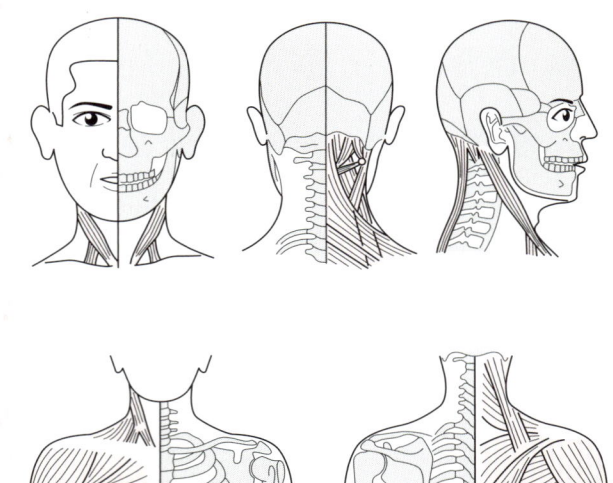

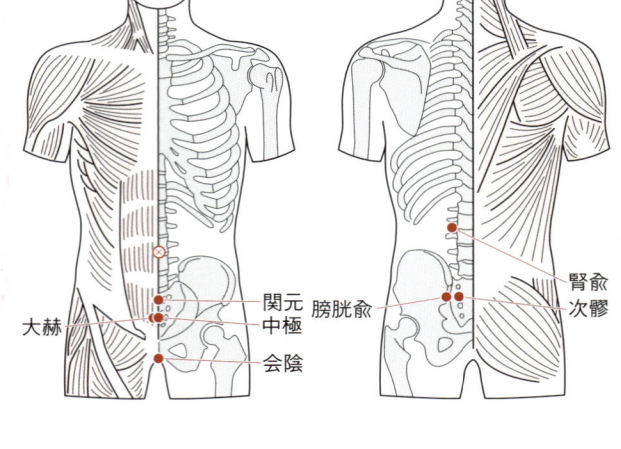

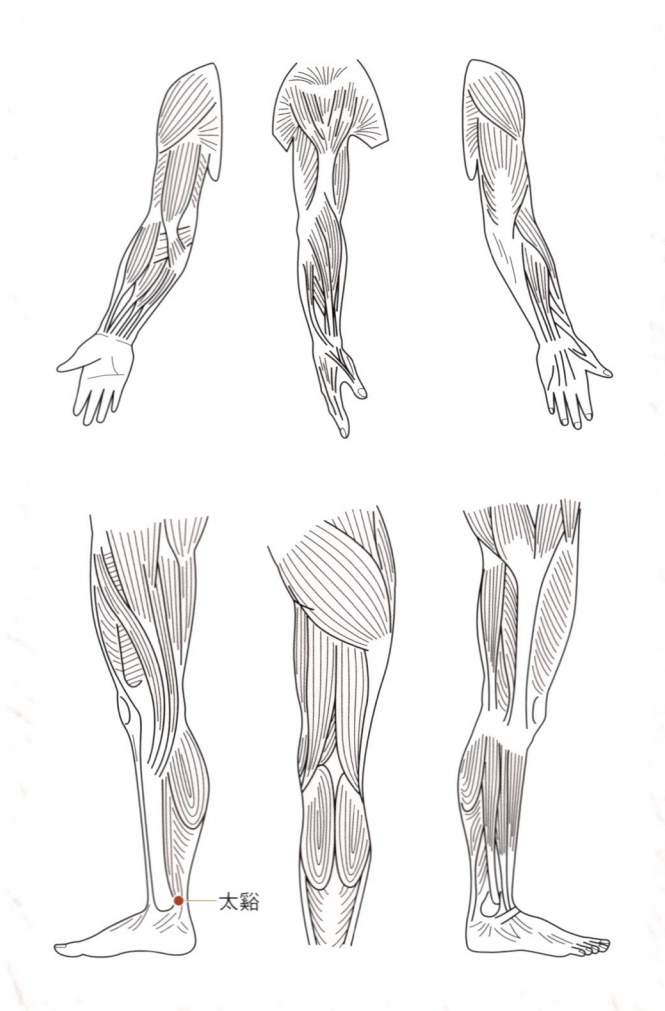

泌尿・生殖器　4. 陰萎（勃起障害，ED）

処方　大巨，三陰交，肝兪，腎兪，次髎，志室，中極，関元，中脘

取穴

- 大　巨（ST27）　天枢穴の下2寸，石門穴の外2寸
- 三陰交（SP6）　内果の上3寸，脛骨内側縁の骨際
  - （注1）内果の最も高いところから測る
  - （注2）足の太陰脾経，足の少陰腎経，足の厥陰肝経の三陰経が会する
- 肝　兪（BL18）　第9・第10胸椎棘突起間の外1寸5分
- 腎　兪（BL23）　第2・第3腰椎棘突起間の外1寸5分
- 次　髎（BL32）　第2後仙骨孔部
- 志　室（BL52）　第2・第3腰椎棘突起間の外3寸
- 中　極（CV 3）　神闕穴の下4寸，曲骨穴の上1寸
- 関　元（CV 4）　神闕穴の下3寸
- 中　脘（CV12）　神闕穴の上4寸
  - （注）胸骨体下端と臍の中央に当たる

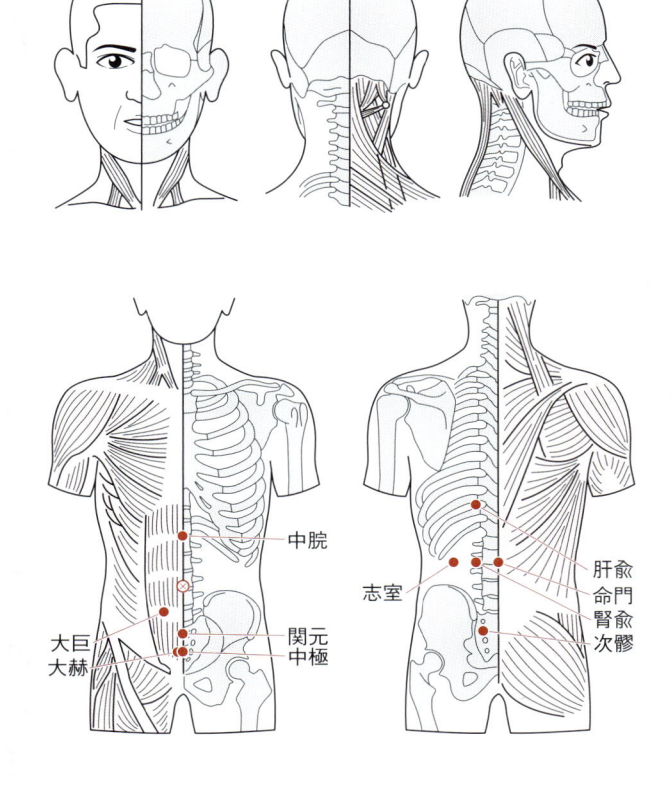

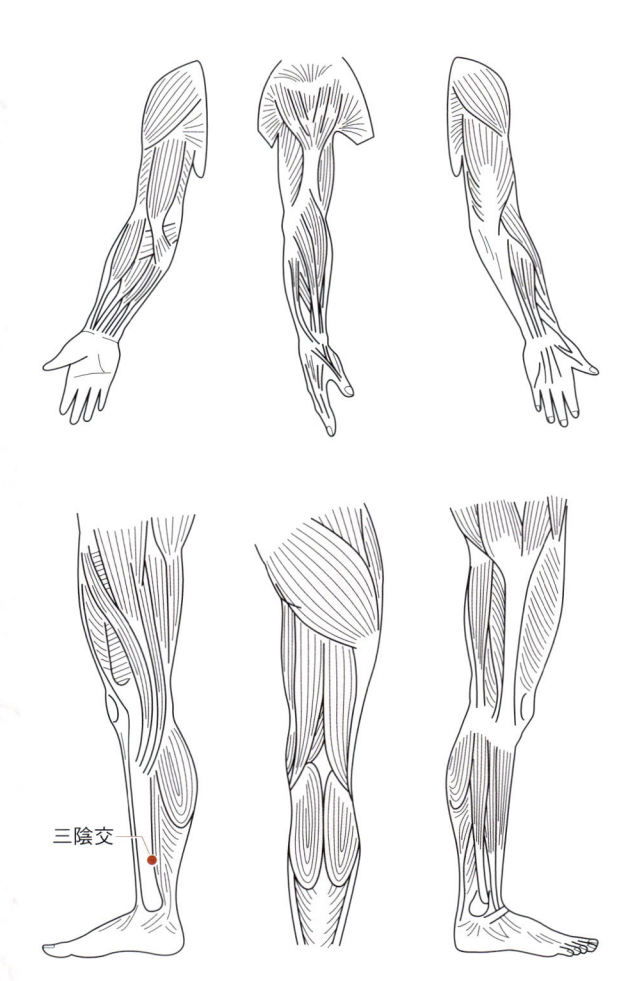

疾患概説

　男性が性交能力を欠くもので陰茎の勃起不全と同義語に用いられている．原因は心因性と器質性とに分けられる．心因性は性行為の失敗からくる不安や自信喪失，家庭での心理的抑圧などで勃起不全になるものである．器質性は陰茎の損傷などによる挿入不能，勃起神経の障害，血行障害による勃起不能がある．

治療上のポイント

　命門，腎兪，志室，大赫，中極に7～10壮施灸を継続するとよい．過房による場合は「裏合谷（手の合谷と相対するところ）に灸7壮甚だ妙」と記されている（名灸穴の研究）．

大赫（KI 12）：中極穴の外5分，肓兪穴の下4寸

命門（GV 4）：第2・第3腰椎棘突起間

　（注）左右の第12肋骨の先端を結んだ線と正中線の交わるところが命門穴に当たる場合が多い

泌尿・生殖器　5. 遺　精

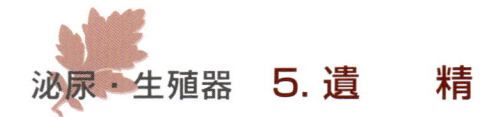

| 処　方 | 三陰交，天柱，心兪，肝兪，腎兪，次髎，志室，百会，中極，関元，中脘 |

取　穴

三陰交（SP 6）　内果の上3寸，脛骨内側縁の骨際
- 〔注1〕内果の最も高いところから測る
- 〔注2〕足の太陰脾経，足の少陰腎経，足の厥陰肝経の三陰経が会する

天　柱（BL10）　瘂門穴の外1寸3分
- 〔注〕頭半棘筋の膨隆部の外縁に当たる

心　兪（BL15）　第5・第6胸椎棘突起間の外1寸5分
肝　兪（BL18）　第9・第10胸椎棘突起間の外1寸5分
腎　兪（BL23）　第2・第3腰椎棘突起間の外1寸5分
次　髎（BL32）　第2後仙骨孔部
志　室（BL52）　第2・第3腰椎棘突起間の外3寸
百　会（GV20）　前髪際を入ること5寸，正中線上
- 〔便法〕左右の耳尖を結んだ線が正中線と　交わる所に取る

中　極（CV 3）　神闕穴の下4寸，曲骨穴の上1寸
関　元（CV 4）　神闕穴の下3寸
中　脘（CV12）　神闕穴の上4寸
- 〔注〕胸骨体下端と臍の中央に当たる

疾患概説

　性交やオナニーによらないで快感を得て射精する場合をいう．勃起や快感を伴わない場合もある．昼間遺精と睡眠中の夢精がある．性腺の分泌機能が旺盛な青年期に多い．

治療上のポイント

　腎兪，志室，中極を中心に施灸する．前項 4.陰萎を参照にするとよい．

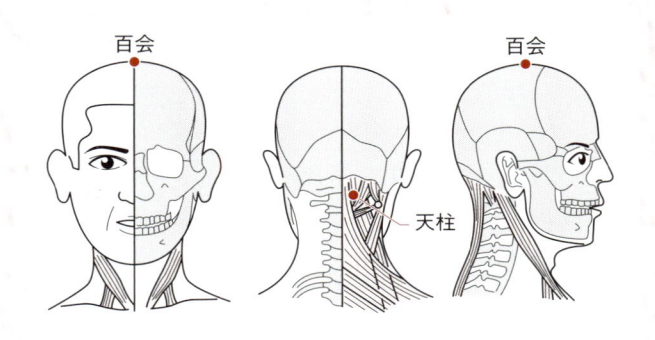

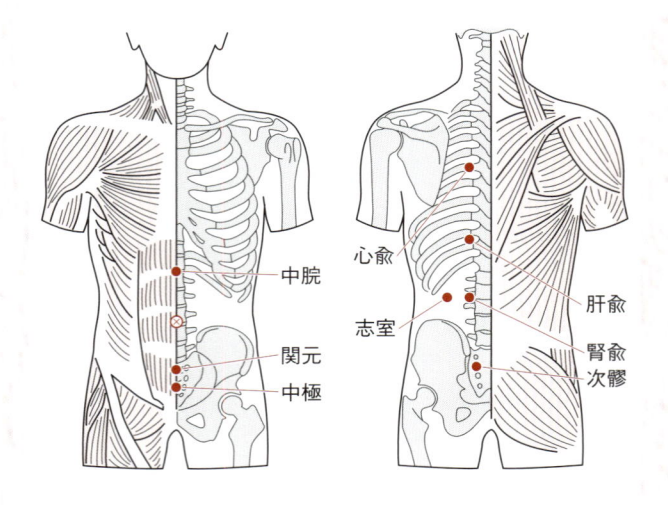

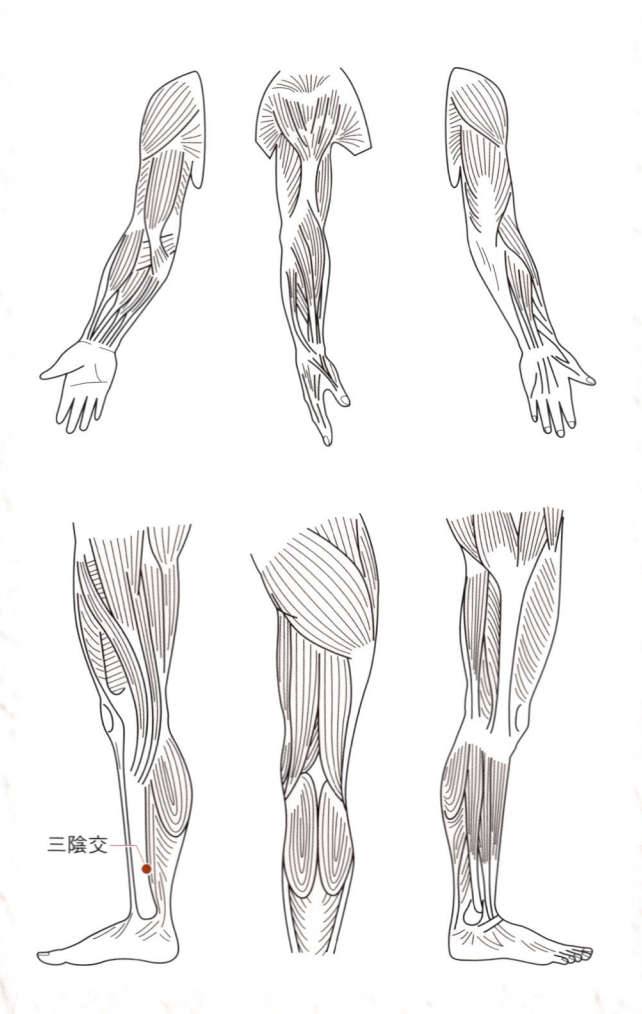

代謝・栄養　1. 脚　気

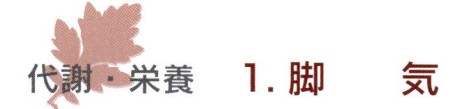

| 処　方 | 手三里, 曲池, 伏兎, 犢鼻, 足三里, 三陰交, 地機, 心兪, 肝兪, 脾兪, 腎兪, 太谿, 陽陵泉, 懸鐘, 中脘, 風市 |

取　穴

手三里(LI10)　前腕後橈側にあり, 曲池穴の下2寸, 長・短橈側手根伸筋の間

曲　池(LI11)　肘を屈曲してできる肘窩横紋の外方で, 上腕骨外側上顆の前

伏　兎(ST32)　大腿部の前外側にあり, 膝蓋骨外上角から髀関穴に向かい上6寸

犢　鼻(ST35)　膝蓋骨下縁と脛骨上端との中間で膝蓋靱帯中
- (別説)膝を立て, 膝関節の外側, 脛骨の上端で膝蓋靱帯の外縁の陥凹部

足三里(ST36)　膝を立て外膝眼穴の下3寸
- (便法)膝を立て, 脛骨の前縁を擦上して指の止まるところの外方陥凹部に取る

三陰交(SP 6)　内果の上3寸, 脛骨内側縁の骨際
- (注1)内果の最も高いところから測る
- (注2)足の太陰脾経, 足の少陰腎経, 足の厥陰肝経の三陰経が会する

地　機(SP 8)　内果の上8寸, 脛骨内側縁の骨際
- (注)脛骨内側顆の下際から下5寸に当たる

心　兪(BL15)　第5・第6胸椎棘突起間の外1寸5分

肝　兪(BL18)　第9・第10胸椎棘突起間の外1寸5分

脾　兪(BL20)　第11・第12胸椎棘突起間の外1寸5分

腎　兪(BL23)　第2・第3腰椎棘突起間の外1寸5分

太　谿(KI 3)　内果の最も尖ったところの高さで, 内果とアキレス腱の間陥凹部, 動脈拍動部
- (注)後脛骨動脈幹が通る

陽陵泉(GB34)　膝をたてて腓骨頭の前下際
- (注1)陰陵泉穴と内外相対す
- (注2)総腓骨神経が浅・深腓骨神経に分岐するところに当たる

懸　鐘(GB39)　外果から陽陵泉穴に向かい上3寸
- (注)絶骨穴とも呼ぶ

中　脘(CV12)　神闕穴の上4寸
- (注)胸骨体下端と臍の中央

風　市(GB31)　大腿外側, 膝の上7寸, 両筋の間, 直立して手掌を大腿外側に当て中指尖端の下際

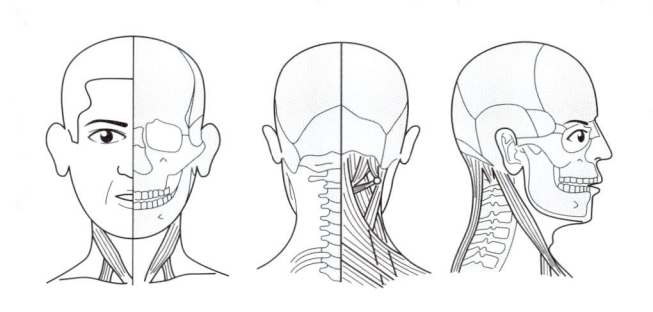

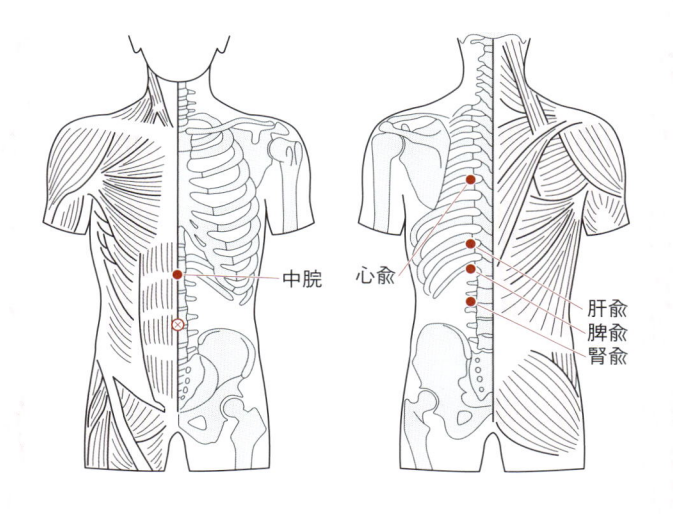

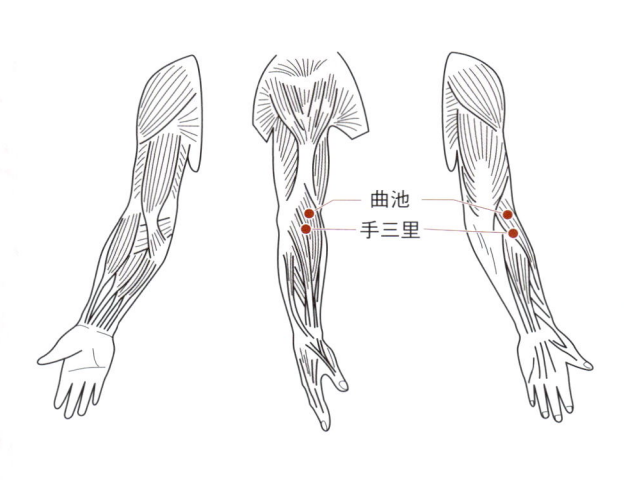

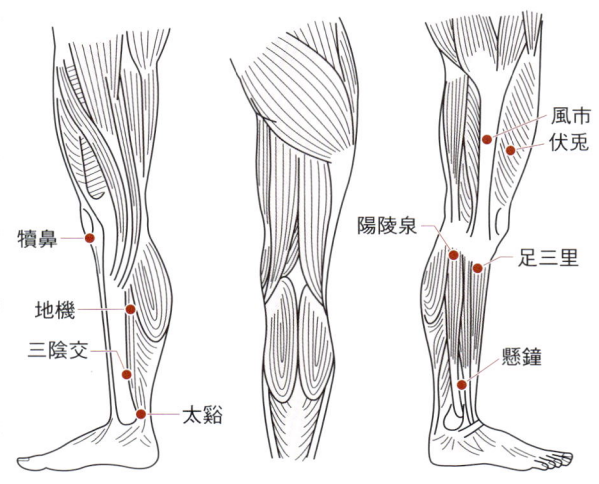

疾患概説

ビタミンB_1欠乏症である.

症状は足のしびれ, 下腿三頭筋(ふくらはぎ)の痛み, 浮腫, 動悸, 疲労感, 食欲不振, 便秘などである. 重篤な場合もあり, 血中ビタミンB_1の測定やビタミンB_1負荷試験等で検査の上, 医師の診断が必要になる.

治療上のポイント

足三里, 地機, 懸鐘, 風市, 伏兎に米粒大各7壮施灸するとよい.

代謝・栄養　2. 貧　血

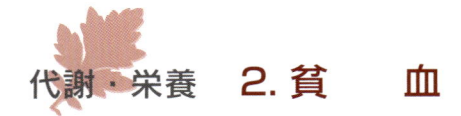

処方
曲池，足三里，三陰交，心兪，肝兪，脾兪，腎兪，太谿，身柱，気海，中脘，章門，少沢

取穴

曲　池（LI11）　肘を屈曲してできる肘窩横紋の外方で，上腕骨外側上顆の前

足三里（ST36）　膝を立て，外膝眼穴の下3寸
- （便法）膝を立て，脛骨の前縁を擦上して指の止まるところの外方陥凹部に取る

三陰交（SP 6）　内果の上3寸，脛骨内側縁の骨際
- （注1）内果の最も高いところから測る
- （注2）足の太陰脾経，足の少陰腎経，足の厥陰肝経の三陰経が会する

心　兪（BL15）　第5・第6胸椎棘突起間の外1寸5分
肝　兪（BL18）　第9・第10胸椎棘突起間の外1寸5分
脾　兪（BL20）　第11・第12胸椎棘突起間の外1寸5分
腎　兪（BL23）　第2・第3腰椎棘突起間の外1寸5分

太　谿（KI 3）　内果の最も尖ったところの高さで，内果とアキレス腱の間陥凹部，動脈拍動部
- （注）後脛骨動脈幹が通る

身　柱（GV12）　第3・第4胸椎棘突起間
- （注）左右の肩甲棘内端を結んだ線と正中線の交わるところが第3・第4胸椎棘突起間に当たる場合が多い

気　海（CV 6）　神闕穴の下1寸5分
中　脘（CV12）　神闕穴の上4寸
- （注）胸骨体下端と臍の中央

章　門（LR12）　第11肋骨前端下際
少　沢（SI 1）　小指尺側爪甲根部，爪甲の角を去ること1分

疾患概説

生体内局所血液の一定単位量当たりにおける赤血球数が正常値より減少した状態をいう．

原因は出血による失血，造血機能の低下などがある．

症状は顔色が青白いなど，皮膚，粘膜が蒼白となり，めまい，頭痛，全身倦怠感，脱力感，息切れ，心悸亢進などがみられる．

治療上のポイント

処方の背部兪穴と足三里，三陰交に各5壮を長期に施灸するとよい．また，原式腰部八点灸（38頁参照）として約2～3カ月，毎日施灸するとよい．

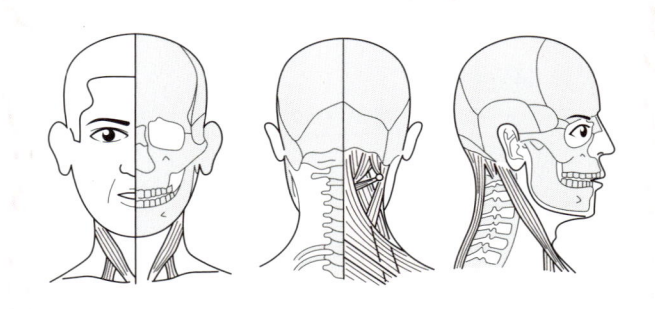

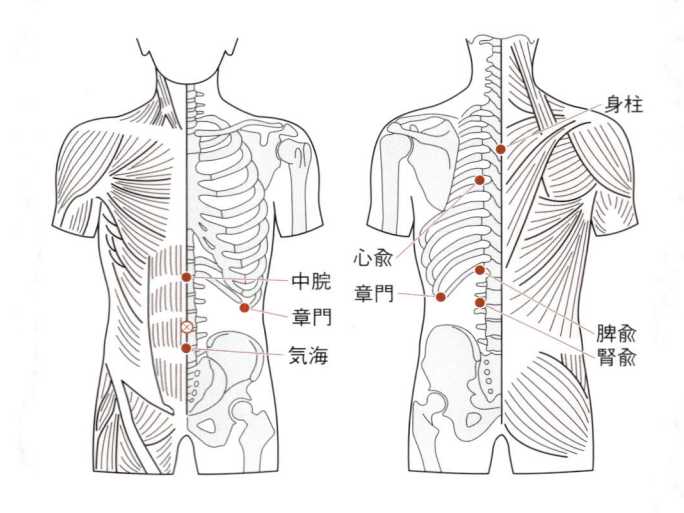

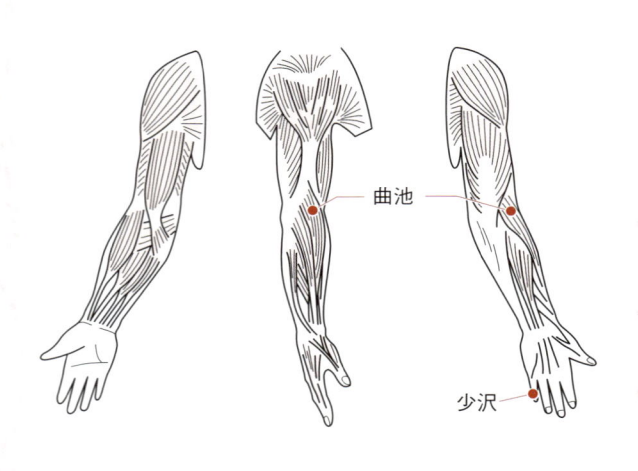

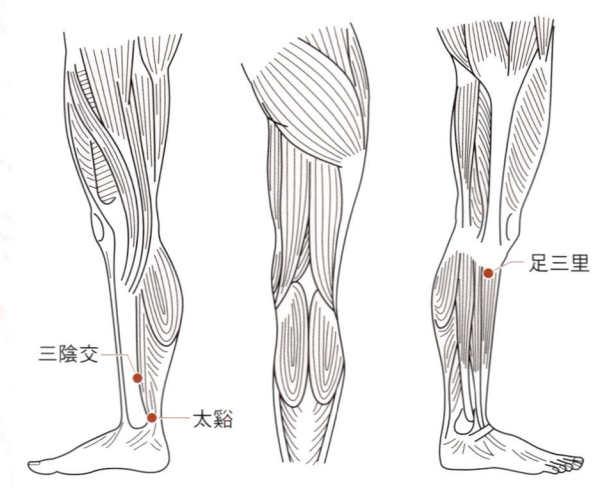

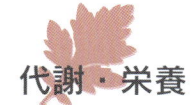

代謝・栄養　**3. バセドウ病, 慢性甲状腺腫**

処　方	曲池, 人迎, 天柱, 大杼, 風門, 心兪, 腎兪, 風池, 身柱, 中脘, 天突

取　穴

曲　池（LI11）　肘を屈曲してできる肘窩横紋の外方で, 上腕骨外側上顆の前

人　迎（ST 9）　喉頭隆起の外方1寸5分, 動脈拍動部
- （注1）頸動脈三角部, 喉頭隆起の外方で頸動脈の拍動しているところにある. 人迎脈診部であり, 五臓の気を候うところとされている. また, 高血圧症には頸動脈洞刺の部位として応用される
- （注2）頸動脈洞刺として施術するときは, 少し上方の舌骨外方で, 動脈拍動部に取る

天　柱（BL10）　瘂門穴の外1寸3分
- （注）頭半棘筋の膨隆部の外縁に当たる

大　杼（BL11）　第1・第2胸椎棘突起間の外1寸5分

風　門（BL12）　第2・第3胸椎棘突起間の外1寸5分

心　兪（BL15）　第5・第6胸椎棘突起間の外1寸5分

腎　兪（BL23）　第2・第3腰椎棘突起間の外1寸5分

風　池（GB20）　乳様突起下端と瘂門穴の中間で, 後髪際陥凹部
- （注1）僧帽筋と胸鎖乳突筋の筋間の陥凹部髪際にある
- （注2）古書には「之れを按ずれば耳中に引き」とある

身　柱（GV12）　第3・第4胸椎棘突起間
- （注）左右の肩甲棘内端を結んだ線と正中線の交わるところが第3・第4胸椎棘突起間に当たる場合が多い

中　脘（CV12）　神闕穴の上4寸
- （注）胸骨体下端と臍の中央

天　突（CV22）　頸窩の中央

疾患概説

　甲状腺刺激物質が血中に認められる, 自己免疫疾患とみなされる. 家族的に発病する傾向があり, 遺伝的と考えられる. 若い女性に多く発病する.

　三大主徴は甲状腺腫, 眼球突出, 頻脈である. その他に食欲亢進, 多汗, 体重減少, 下痢, 手のふるえ, 動悸などがある.

治療上のポイント

　風門, 心兪, 身柱など, 肩甲間部の圧痛を目標に各5壮すえるとよい.

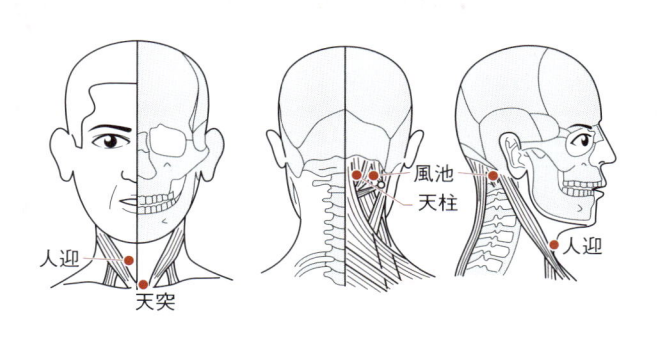

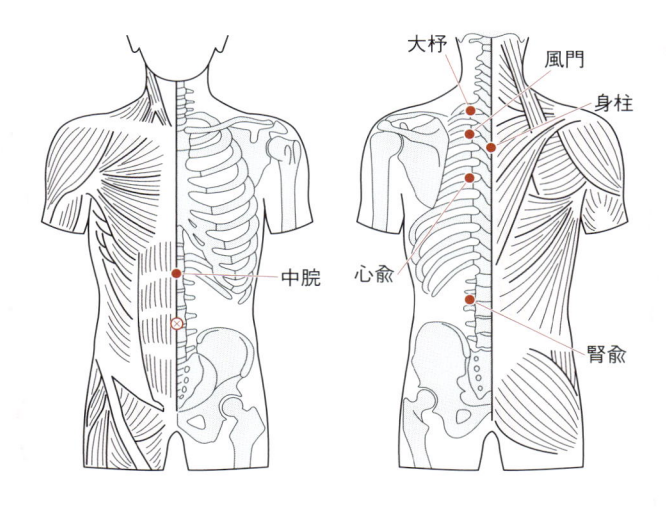

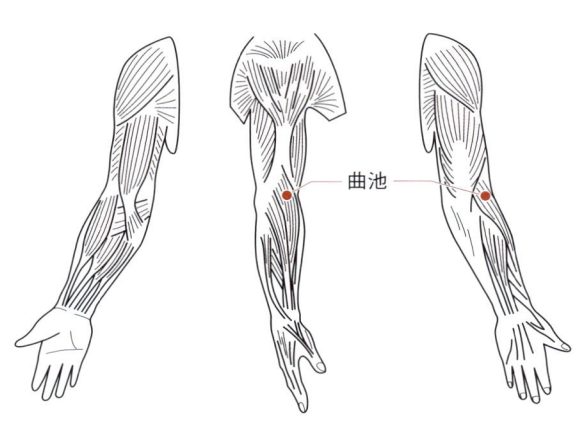

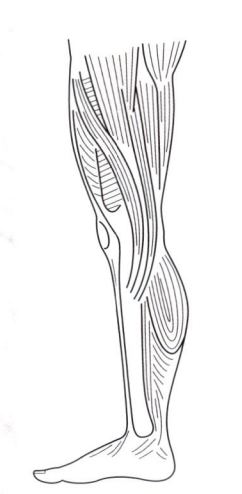

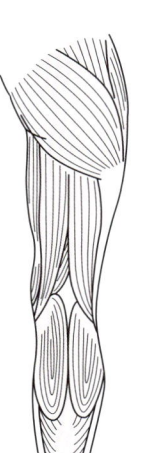

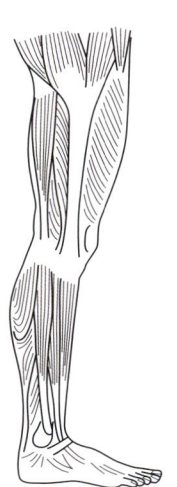

代謝・栄養　4. 糖尿病

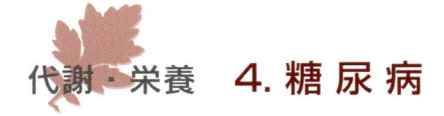

処　方	曲池，足三里，肝兪，脾兪，中脘，太衝，天枢，地機

取　穴

- **曲　池**（LI11）　肘を屈曲してできる肘窩横紋の外方で，上腕骨外側上顆の前
- **足三里**（ST36）　膝を立て，外膝眼穴の下3寸
  - （便法）膝を立て，脛骨の前縁を擦上して指の止まるところの外方陥凹部に取る
- **肝　兪**（BL18）　第9・第10胸椎棘突起間の外1寸5分
- **脾　兪**（BL20）　第11・第12胸椎棘突起間の外1寸5分
- **中　脘**（CV12）　神闕穴の上4寸
  - （注）胸骨体下端と臍の中央
- **太　衝**（LR 3）　足背にあり，第1・第2中足骨底間の前，陥凹部
  - （注）前脛骨動脈幹が弓状動脈を形成する分岐部に当たる
- **天　枢**（ST25）　臍の外2寸
- **地　機**（SP 8）　内果の上8寸，脛骨内側縁の骨際
  - （注）脛骨内側顆の下際から下5寸に当たる

疾患概説

　高血糖状態が持続するもので，インスリン依存型（1型），非依存型（2型）がある．

　症状は全身倦怠感と口渇，体重の減少，多尿，食欲の亢進などがみられる．合併症としては化膿しやすいなど感染症の症状，視力障害，神経障害，腎障害などがみられる．

治療上のポイント

　督脈上の奇穴である中枢（Th10/11の間）か脊中（Th11/12の間）に圧痛があれば，半米粒大5～7壮施灸を隔日に行うとよい．中脘，脾兪，三焦兪に，半米粒大5～7壮施灸するとよい．

　三焦兪（BL22）：第1・第2腰椎棘突起間の外1寸5分

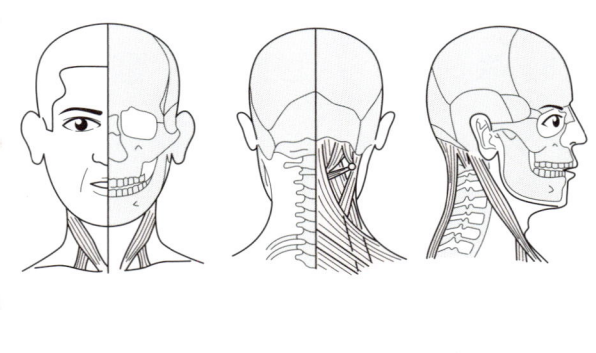

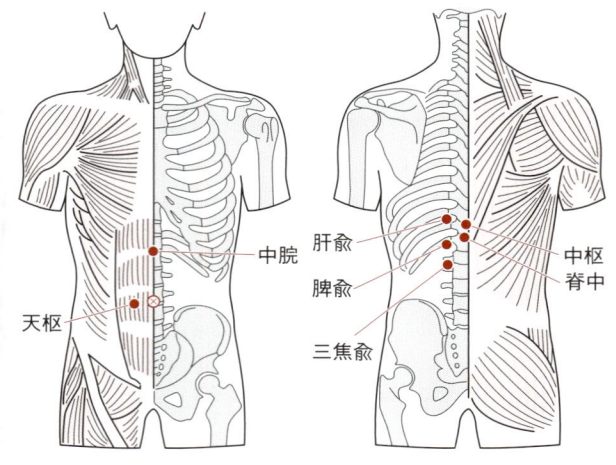

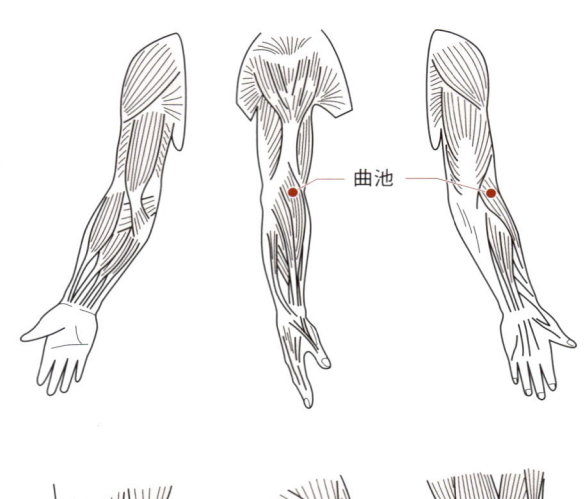

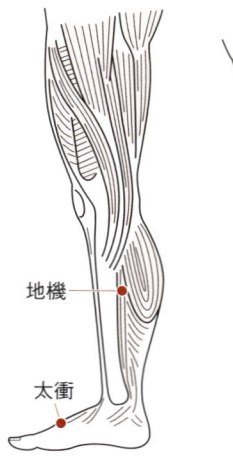

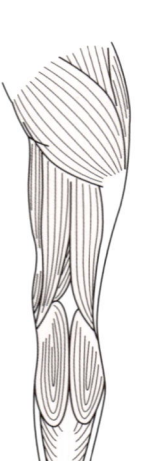

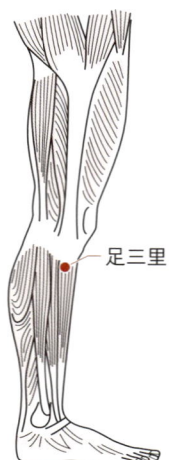

運動器 1. 肩こり

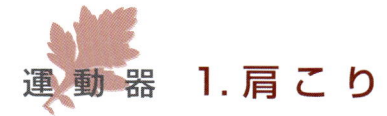

処 方	曲池，天柱，膏肓，天髎，風池，肩井，手三里，合谷，肩外兪，曲垣，肩中兪

取 穴

曲 池 (LI11)	肘を屈曲してできる肘窩横紋の外方で，上腕骨外側上顆の前
天 柱 (BL10)	瘂門穴の外1寸3分

- (注) 頭半棘筋の膨隆部の外縁に当たる

膏 肓 (BL43)	第4・第5胸椎棘突起間の外3寸
天 髎 (TE15)	肩甲骨上角の外上方で，肩井穴と曲垣穴の中間
風 池 (GB20)	乳様突起下端と瘂門穴の中間で，後髪際陥凹部

- (注1) 僧帽筋と胸鎖乳突筋の筋間の陥凹部髪際にある
- (注2) 古書には「之れを按ずれば耳中に引き」とある

肩 井 (GB21)	肩髃穴と大椎穴を結ぶ線のほぼ中間，乳頭線上
手三里 (LI10)	前腕後橈側にあり，曲池穴の下2寸，長・短橈側手根伸筋の間
合 谷 (LI 4)	第1・第2中手骨底間の下，陥凹部，第2中手骨より
肩外兪 (SI14)	第1・第2胸椎棘突起間の外3寸，肩甲骨上角の骨際
曲 垣 (SI13)	肩甲棘内端の上際で，棘上窩に取る
肩中兪 (SI15)	第7頸椎と第1胸椎棘突起間の外2寸

疾患概説

僧帽筋，特に上部線維の緊張・硬結や疼痛が主であるが，肩甲間部の諸筋や肩甲挙筋の緊張感や疼痛も含まれる．原因は肩関節や頸椎の異常など肩周囲の疾患，肩甲部の支配神経の異常や，胸部疾患も関係がある．また筋肉労働，精神的負担，眼の酷使などの後におこることが多い．頸椎の捻転などでは慢性的におこる．

治療上のポイント

上記処方に記された背部の穴より，圧痛を調べて，その穴に各7壮，米粒大を施灸する．天柱，風池は部位を考慮し，施灸よりは刺鍼がよい．

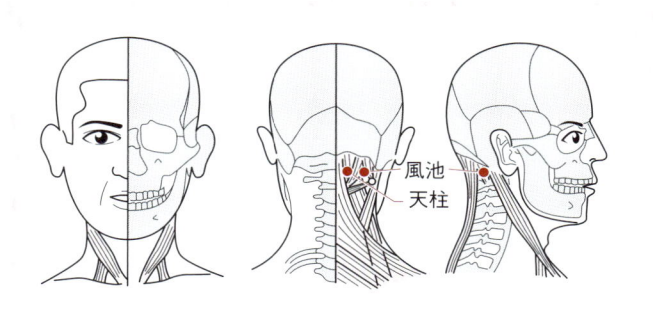

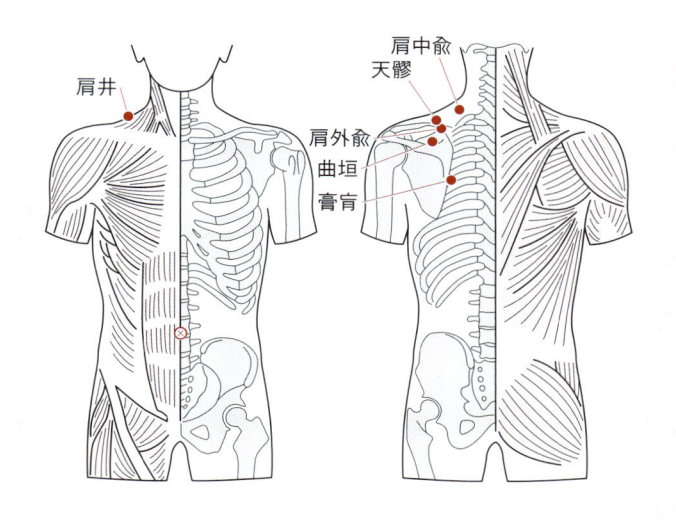

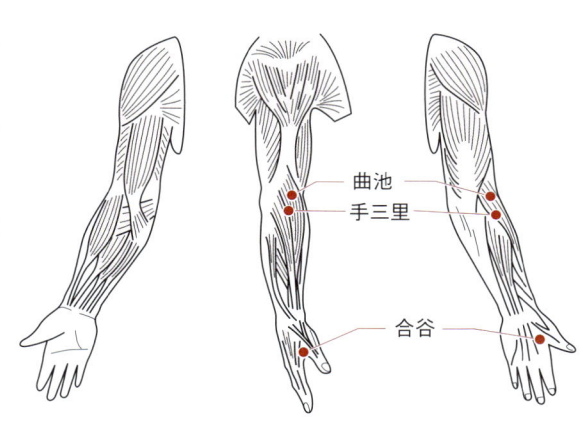

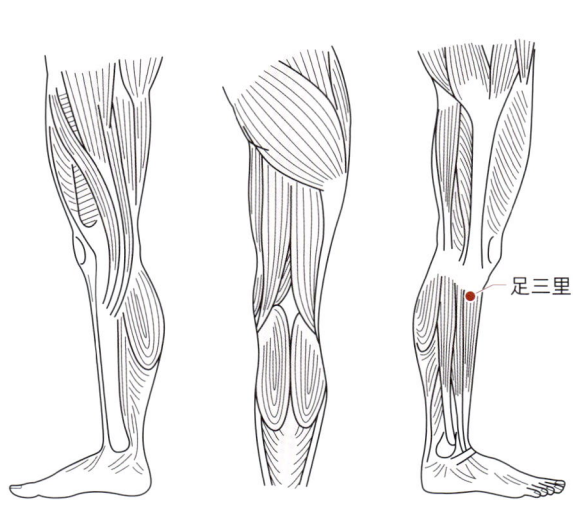

運動器 2.五十肩

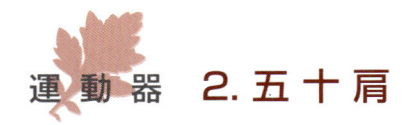

処　方	中府，雲門，曲池，肩髃，臑兪，天宗，肩髎，臂臑，天髎，巨骨

取　穴

中　府（LU 1）　雲門穴の下1寸
雲　門（LU 2）　鎖骨下窩にあり，烏口突起の内縁，動脈拍動部
- （注1）上肢を挙げると鎖骨外端下部にできる陥凹部（三角胸筋三角）に当たる
- （注2）腋窩動脈が深部を通る

曲　池（LI11）　肘を屈曲してできる肘窩横紋の外方で，上腕骨外側上顆の前

肩　髃（LI15）　肩関節の前方，肩峰と上腕骨頭の間
- （便法）患者の上肢を水平に持ち上げ，肩関節部の前後に現われる凹みのうち，前の凹み

臑　兪（SI10）　腋窩横紋後端の上方で，肩甲棘外端の下際陥凹部
- （注）肩甲棘外端は，肩甲棘から肩峰への移行部とする

天　宗（SI11）　棘下窩のほぼ中央
肩　髎（TE14）　肩峰外端の後下際
- （便法）患者の上肢を水平にもちあげ，肩関節部の前後に現われる凹みのうち，後ろの凹み

臂　臑（LI14）　肩髃穴から曲池穴に向かい下3寸，三角筋の前縁
天　髎（TE15）　肩甲骨上角の外上方で，肩井穴と曲垣穴の中間
巨　骨（LI16）　鎖骨外端と肩甲棘の間の陥凹部
- （注）肩鎖関節の後方陥中に当たる

疾患概説

　肩関節滑液包や関節包に慢性炎症がおこり，関節周囲組織が癒着して関節拘縮をきたす．50歳台前後の男性に多く，症状は肩関節部周囲の疼痛と運動制限が主となる．病期は1～1.5年にわたるケースも多い．

　急性期で熱感があれば冷罨法がよいが，夜明けの冷えによる肩の痛みには，冷やさない工夫が必要である．基本的には温めて，筋拘縮を除くように運動し，循環をよくするように心掛けることが大切である．

治療上のポイント

　以下の症状については，各々の経穴に各5～7壮施灸する．

挙上困難：天宗，臑兪，臂臑
伸展困難：雲門，中府，臂臑
外転困難：肩髃，肩髎，巨骨，臂臑

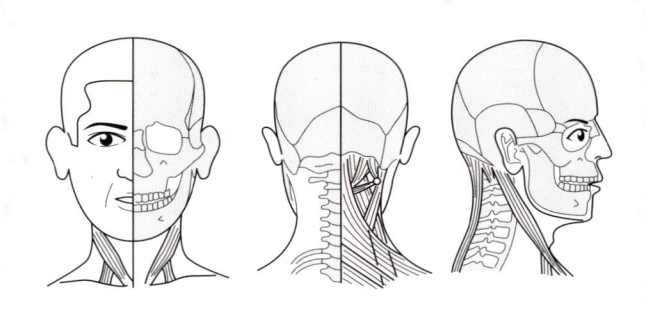

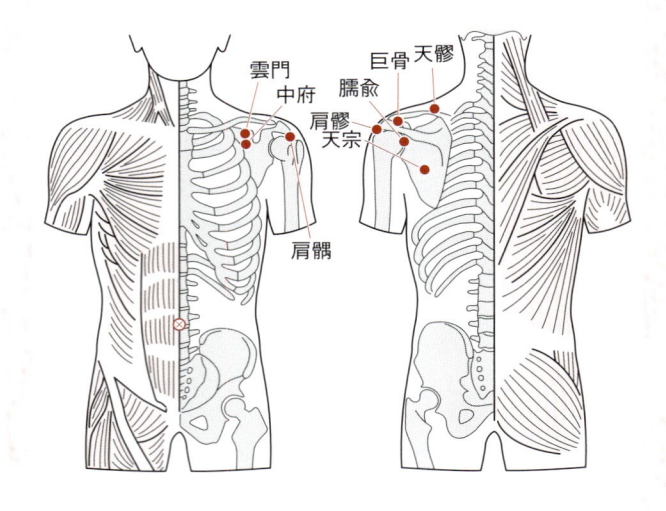

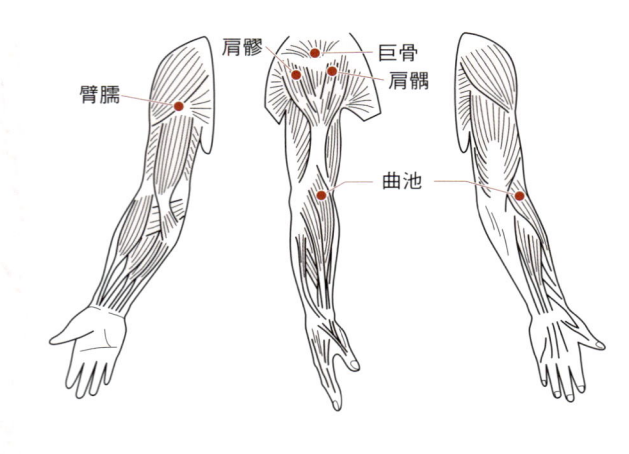

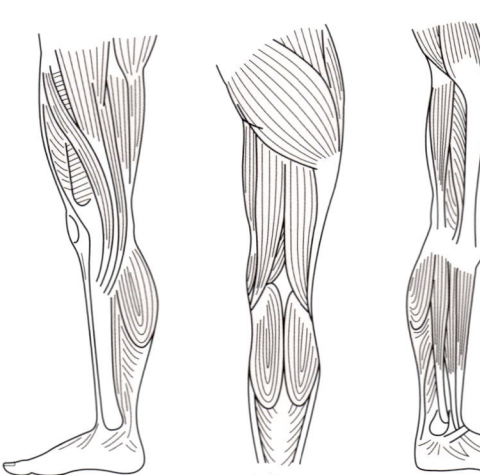

運動器 3. 急性・慢性関節炎

処方	足三里，神門，心兪，大腸兪，次髎，中髎，陽池，天髎，陽陵泉，曲泉，中脘

取穴

足三里(ST36) 膝を立て，外膝眼穴の下3寸
- (便法) 膝を立て，脛骨の前縁を擦上して指の止まるところの外方陥凹部に取る

神門(HT 7) 手関節前面横紋の尺側にあり，豆状骨の上際で尺側手根屈筋腱の橈側

心兪(BL15) 第5・第6胸椎棘突起間の外1寸5分

大腸兪(BL25) 第4・第5腰椎棘突起間の外1寸5分

次髎(BL32) 第2後仙骨孔部

中髎(BL33) 第3後仙骨孔部

陽池(TE 4) 手関節後面横紋のほぼ中央，総指伸筋腱と小指伸筋腱の間
- (注) 手関節後面横紋中で，橈骨端と尺骨茎状突起間で，手根骨との間の陥凹部にある

天髎(TE15) 肩甲骨上角の外上方で，肩井穴と曲垣穴の中間

陽陵泉(GB34) 膝を立てて腓骨頭の前下際
- (注1) 陰陵泉穴と内外相対す
- (注2) 総腓骨神経が浅・深腓骨神経に分岐するところに当たる

曲泉(LR 8) 膝を深く屈曲し，膝窩横紋の内端

中脘(CV12) 神闕穴の上4寸
- (注) 胸骨体下端と臍の中央

疾患概説

急性・慢性の関節炎で代表的なものは関節リウマチや変形性関節症である．高齢社会となり，長年使いすぎた関節や，体重のかかる関節に起こりやすい．したがって，高齢者では膝にトラブルのある人，変形のある人が多い．ことに外傷の後に関節炎として慢性の経過をたどるケースも多い．

症状として，朝のこわばり，動作開始時の痛みや荷重がかかるときの痛みがある．しばらく動かすと楽になり，長時間使うと再び痛みが発症する．円滑な動きが困難となり，滑膜の刺激で水が貯留することがある．

治療上のポイント

患部への直接灸は避けて，「貫抜きの灸」(深谷氏)を各罹患関節部により選定して用いるとよい．手(内関と外関)，足(三陰交と懸鐘，中都と陽交，陰包と中瀆など)．

内関(PC 6)：大陵穴から曲沢穴に向かい上2寸
- (注1) 橈側手根屈筋腱と長掌筋腱の間にある
- (注2) 外関穴に対する

外関(TE 5)：陽池穴の上2寸，総指伸筋腱と小指伸筋腱の間

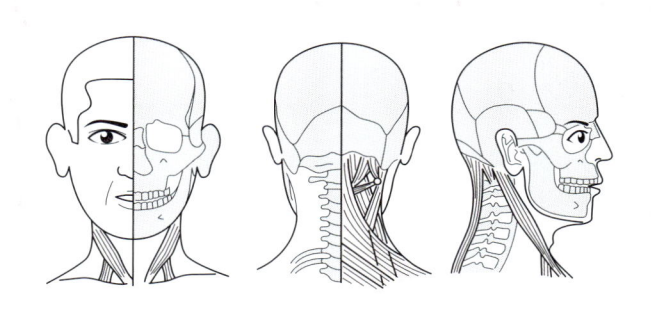

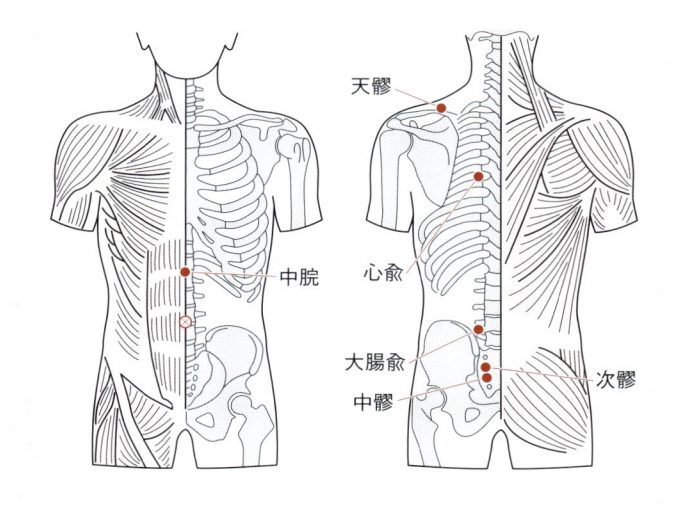

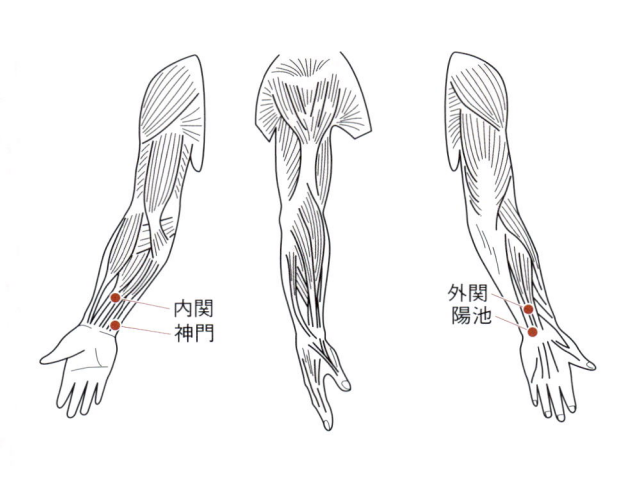

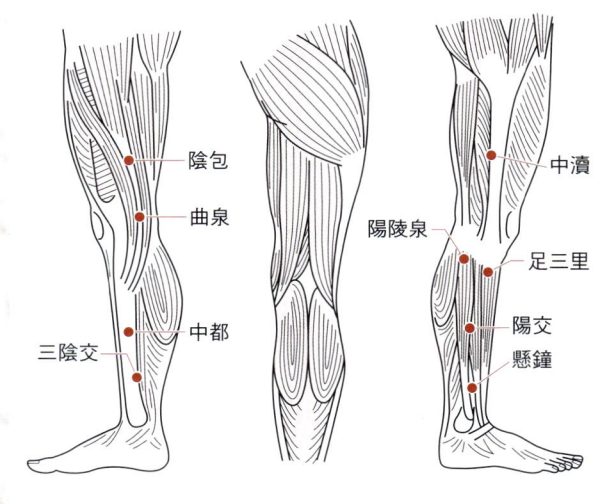

運動器　4. 膝関節炎

| 処　方 | 梁丘，足三里，陰陵泉，血海，委陽，委中，承山，陽陵泉，膝関，曲泉 |

取　穴

梁　丘（ST34）　大腿部の前外側にあり，膝蓋骨外上角から髀関穴に向かい上2寸

足三里（ST36）　膝を立て，外膝眼穴の下3寸
- （便法）膝を立て，脛骨の前縁を擦上して指の止まるところの外方陥凹部に取る

陰陵泉（SP 9）　脛骨内側顆の下，脛骨内側の骨際，陥凹部
- （注）膝を立て脛骨内側縁を擦上して指の止まるところ

血　海（SP10）　大腿前内側にあり，膝蓋骨内上角の上2寸
- （別説）膝蓋骨内上角の上2寸半に取る

委　陽（BL39）　膝窩横紋の外端，大腿二頭筋の内縁
- （注）総腓骨神経幹が走る

委　中（BL40）　膝窩横紋の中央
- （注）脛骨神経が深部を走る．膝窩動脈が通る

承　山（BL57）　委中穴の下，腓腹筋内側頭と外側頭の筋溝下端
- （便法）アキレス腱の上方から腓腹筋の間を圧上して，指の止まるところに取る（委中穴の下，ほぼ8寸に当たる）

陽陵泉（GB34）　膝を立てて腓骨頭の前下際
- （注1）陰陵泉穴と内外相対す
- （注2）総腓骨神経が浅・深腓骨神経に分岐するところに当たる

膝　関（LR 7）　膝を伸展し，曲泉穴の直下で脛骨内側顆の下縁

曲　泉（LR 8）　膝を深く屈曲し，膝窩横紋の内端

疾患概説

　膝の打撲・捻挫など，外傷や感染から関節炎を引き起こし，発赤，腫脹，疼痛や水腫のため歩行障害，屈伸困難となる．

治療上のポイント

　貫抜きの灸（深谷伊三郎：名灸穴の研究）：「内側と外側の同一部位を相対的に取穴する」方法で，膝の灸法として，陰陵泉と陽陵泉，梁丘と血海，各5壮程度施灸する．

➡89頁

三陰交（SP 6）：内果の上3寸，脛骨内側縁の骨際
　（注1）内果の最も高いところから測る
　（注2）足の太陰脾経，足の少陰腎経，足の厥陰肝経の三陰経が会する

懸鐘（GB39）：外果から陽陵泉穴に向かい上3寸
　（注）絶骨穴とも呼ぶ

中都（CR 6）：内果の上7寸，脛骨内面上の陥凹部

陽交（GB35）：外果から陽陵泉穴に向かい上7寸

陰包（LR 9）：曲泉穴と足五里穴を結ぶ線上で，大腿骨内側上顆の上4寸，縫工筋と薄筋の間

中瀆（GB32）：大腿骨外側上顆5寸，腸脛靭帯と大腿二頭筋腱の間

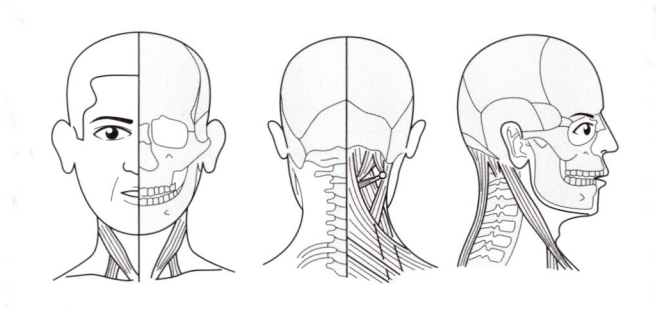

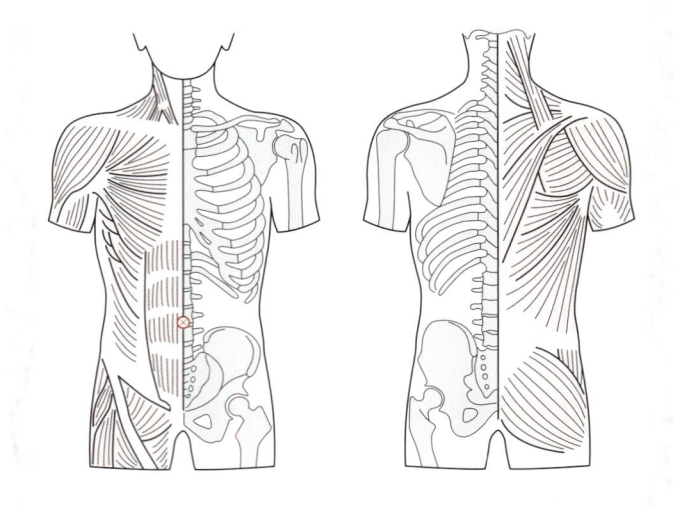

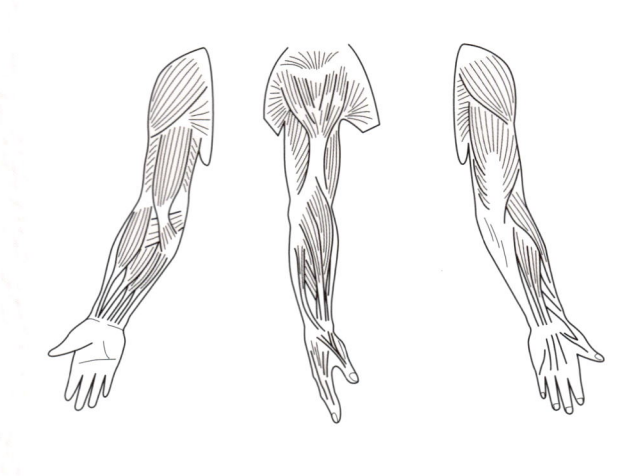

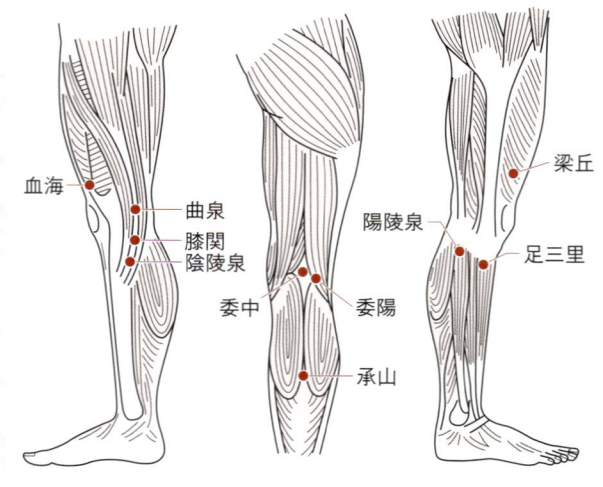

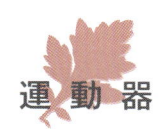

5. 急性関節リウマチ（リウマチ熱）

運動器

処 方	曲池，足三里，神門，心兪，脾兪，大腸兪，小腸兪，次髎，太谿，郄門，陽池，天髎，気海，中脘，巨闕，大杼，人迎

取 穴

曲　池（LI11）　肘を屈曲してできる肘窩横紋の外方で，上腕骨外側上顆の前

足三里（ST36）　膝を立て，外膝眼穴の下3寸
- （便法）膝を立て，脛骨の前縁を擦上して指の止まるところの外方陥凹部に取る

神　門（HT7）　手関節前面横紋の尺側にあり，豆状骨の上際で尺側手根屈筋腱の橈側

心　兪（BL15）　第5・第6胸椎棘突起間の外1寸5分

脾　兪（BL20）　第11・第12胸椎棘突起間の外1寸5分

大腸兪（BL25）　第4・第5腰椎棘突起間の外1寸5分

小腸兪（BL27）　正中仙骨稜第1仙椎棘突起部の下外方1寸5分

次　髎（BL32）　第2後仙骨孔部

太　谿（KI 3）　内果の最も尖ったところの高さで，内果とアキレス腱の間陥凹部，動脈拍動部
- （注）後脛骨動脈幹が通る

郄　門（PC 4）　大陵穴から曲沢穴に向かい上5寸
- （注）正中神経幹が走る

陽　池（TE 4）　手関節後面横紋のほぼ中央にあり，総指伸筋腱と小指伸筋腱の間
- （注）手関節後面横紋中で，橈骨端と尺骨茎状突起間で，手根骨との間の陥凹部にある

天　髎（TE15）　肩甲骨上角の外上方で，肩井穴と曲垣穴の中間

気　海（CV 6）　神闕穴の下1寸5分

中　脘（CV12）　神闕穴の上4寸
- （注）胸骨体下端と臍の中央

巨　闕（CV14）　胸骨体下端の下2寸に取る．

大　杼（BL11）　第1・第2胸椎棘突起間の外1寸5分

人　迎（ST 9）　喉頭隆起の外方1寸5分，動脈拍動部
- （注1）頸動脈三角部，喉頭隆起の外方で頸動脈の拍動しているところにある．人迎脈診部であり，五臓の気を候うところとされている．また，高血圧症には頸動脈洞刺の部位として応用される
- （注2）頸動脈洞刺として施術するときは，少し上方の舌骨外方で，動脈拍動部に取る

疾患概説

小児期に溶連菌に感染し，関節と心臓に病変をおこす炎症疾患である．

症状は発熱，関節痛，関節炎，心炎，皮下結節，紅斑などである．前駆期には扁桃炎，咽頭炎をおこし，急激または徐々に四肢の疼痛，全身倦怠などを伴う．寒冷や過労が誘因で発症する．頻脈，多汗，脱力感，多関節に炎症がおこり，次第に関節の発赤，腫脹，熱感，自発痛を伴う．運動で激痛を生じる．

治療上のポイント

鍼で頸動脈洞刺が有効である．また，中脘，巨闕，心兪，大腸兪，次髎に半米粒3～5壮，弱い刺激がよいとされる．

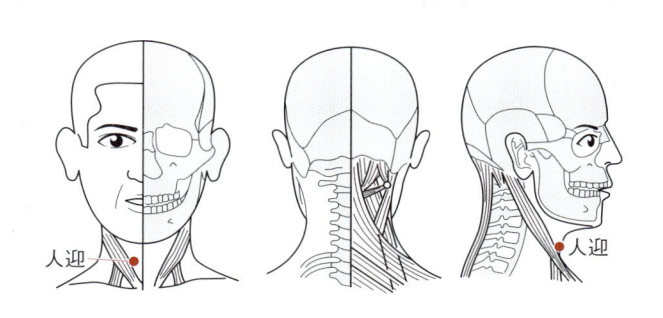

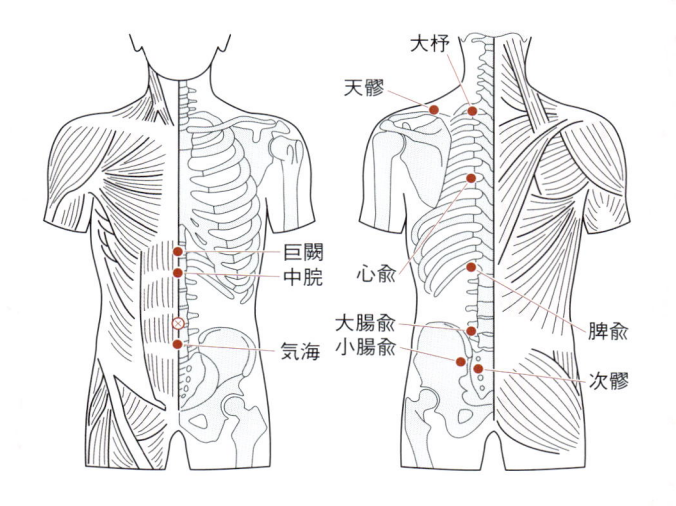

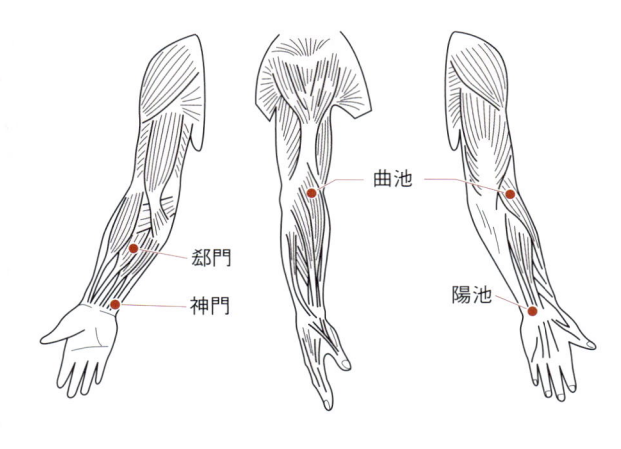

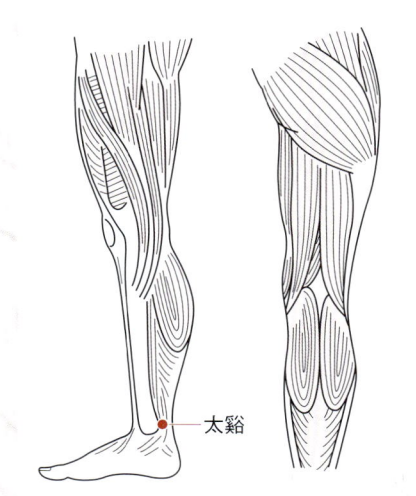

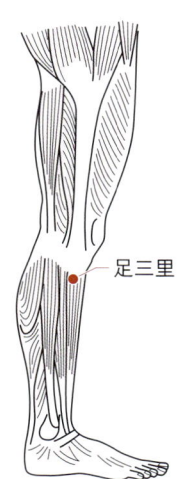

運動器　6. 関節リウマチ

処方　曲池，足三里，神門，心兪，脾兪，大腸兪，小腸兪，太谿，陽池，天髎，中脘，巨闕，次髎

取穴

曲　池	(LI11)	肘を屈曲してできる肘窩横紋の外方で，上腕骨外側上顆の前
足三里	(ST36)	膝を立て，外膝眼穴の下3寸
●（便法）膝を立て，脛骨の前縁を擦上して指の止まるところの外方陥凹部に取る
神　門	(HT7)	手関節前面横紋の尺側にあり，豆状骨の上際で，尺側手根屈筋腱の橈側
心　兪	(BL15)	第5・第6胸椎棘突起間の外1寸5分
脾　兪	(BL20)	第11・第12胸椎棘突起間の外1寸5分
大腸兪	(BL25)	第4・第5腰椎棘突起間の外1寸5分
小腸兪	(BL27)	正中仙骨稜第1仙椎棘突起部の下外方1寸5
太　谿	(KI 3)	内果の最も尖ったところの高さで，内果とアキレス腱の間陥凹部，動脈拍動部
●（注）後脛骨動脈幹が通る
陽　池	(TE 4)	手関節後面横紋のほぼ中央にあり，総指伸筋腱と小指伸筋腱の間
●（注）手関節後面横紋中で，橈骨端と尺骨茎状突起間で，手根骨との間の陥凹部にある
天　髎	(TE15)	肩甲骨上角の外上方で，肩井穴と曲垣穴の中間
中　脘	(CV12)	神闕穴の上4寸
●（注）胸骨体下端と臍の中央
巨　闕	(CV14)	胸骨体下端の下2寸に取る．
次　髎	(BL32)	第2後仙骨孔部

疾患概説

　結合組織，特に関節滑膜に炎症をおこし，全身の多発性関節炎をきたす．股関節，膝関節，手指関節が侵されやすく，女性に多い．初期は朝に手指のこわばりを生じ，数週間後に関節が腫脹し，貧血，微熱が出たりする．リウマチ因子が陽性となる．

　関節リウマチの診断基準は，1) 朝のこわばり，2) 関節の運動痛また圧痛，3) 関節の腫れ，4) 多発性の関節炎，5) 左右対称の関節炎，6) 関節部の典型的なX線所見，7) リウマチ因子陽性のうち，4項目以上あれば関節リウマチとする．

治療上のポイント

　手：痛むとき間使（大陵の上3寸），指が伸びないとき大陵（手関節掌側横紋の中央），屈伸不可のとき腕骨（手背尺側，第5中手骨底と三角骨の間の陥凹部），「貫抜きの灸」(4. 膝関節炎の項参照）を，罹患部位（膝，足関節）により用いるとよい．

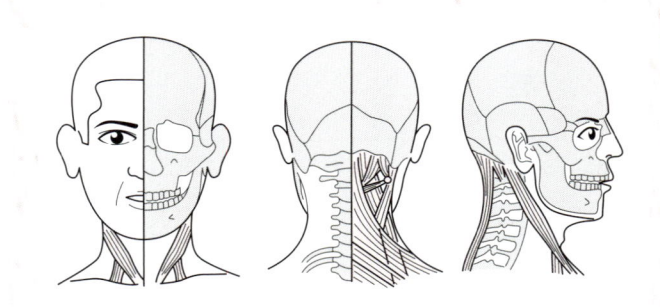

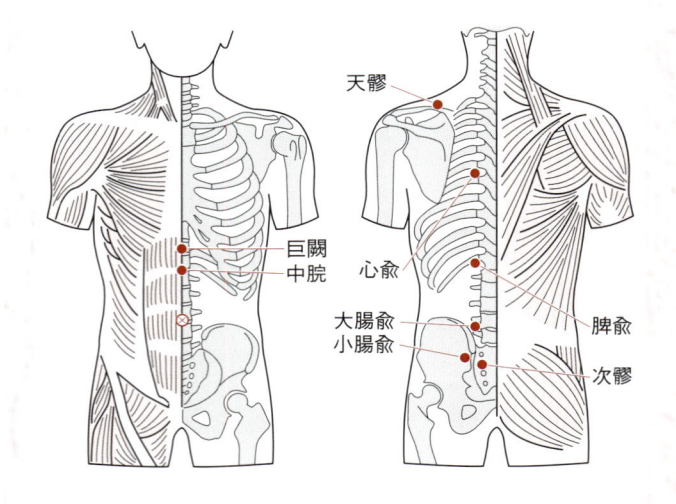

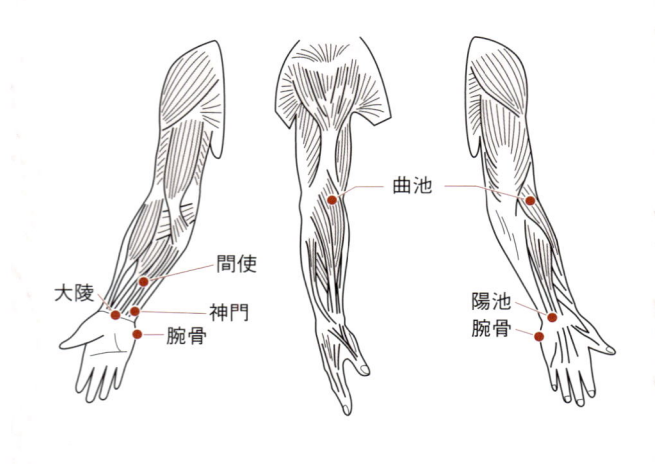

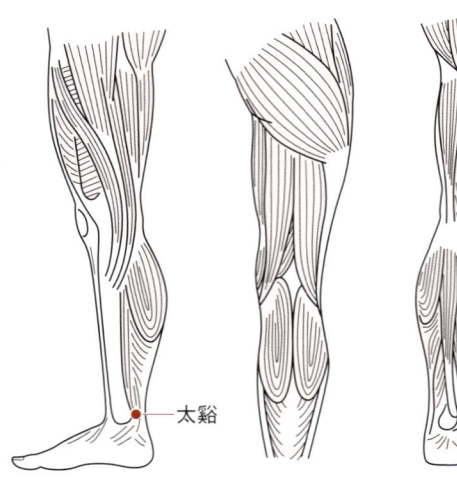

運動器 7. 腱鞘炎

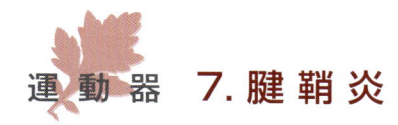

| 処 方 | 列缺, 太淵, 合谷, 陽谿, 偏歴, 温溜, 手三里, 身柱 |

取 穴

列 缺	(LU 7)	前腕前橈側にあり，太淵穴から尺沢穴に向かい上1寸5分で，動脈拍動部のやや橈側

- （便法）両手の母指と示指を交叉して，示指の先端が橈骨にあたるところ

太 淵	(LU 9)	手関節前面横紋の橈側端の陥凹部，動脈拍動部
合 谷	(LI 4)	第1・第2中手骨底間の下，陥凹部，第2中手骨より
陽 谿	(LI 5)	手関節後橈側にあり，母指を伸展してできる長・短母指伸筋腱の間の陥凹部
偏 歴	(LI 6)	前腕後橈側にあり，陽谿穴から曲池穴に向かい上3寸
温 溜	(LI 7)	前腕後橈側にあり，陽谿穴から曲池穴に向かい上5寸，長・短橈側手根伸筋の間
手三里	(LI10)	前腕後橈側にあり，曲池穴の下2寸，長・短橈側手根伸筋の間
身 柱	(GV12)	第3・第4胸椎棘突起間

- （注）左右の肩甲棘内端を結んだ線と正中線の交わるところが第3・第4胸椎棘突起間に当たる場合が多い

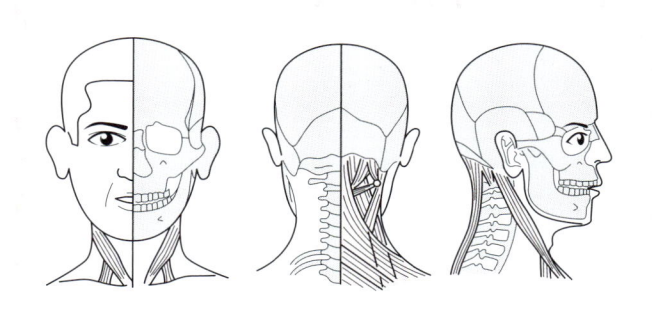

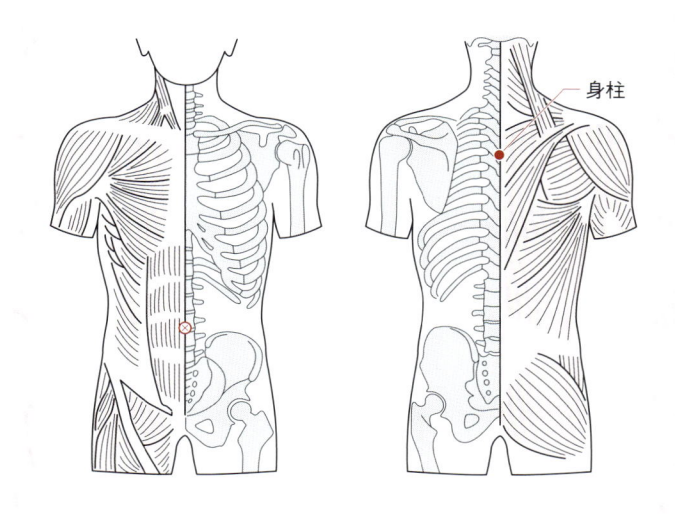

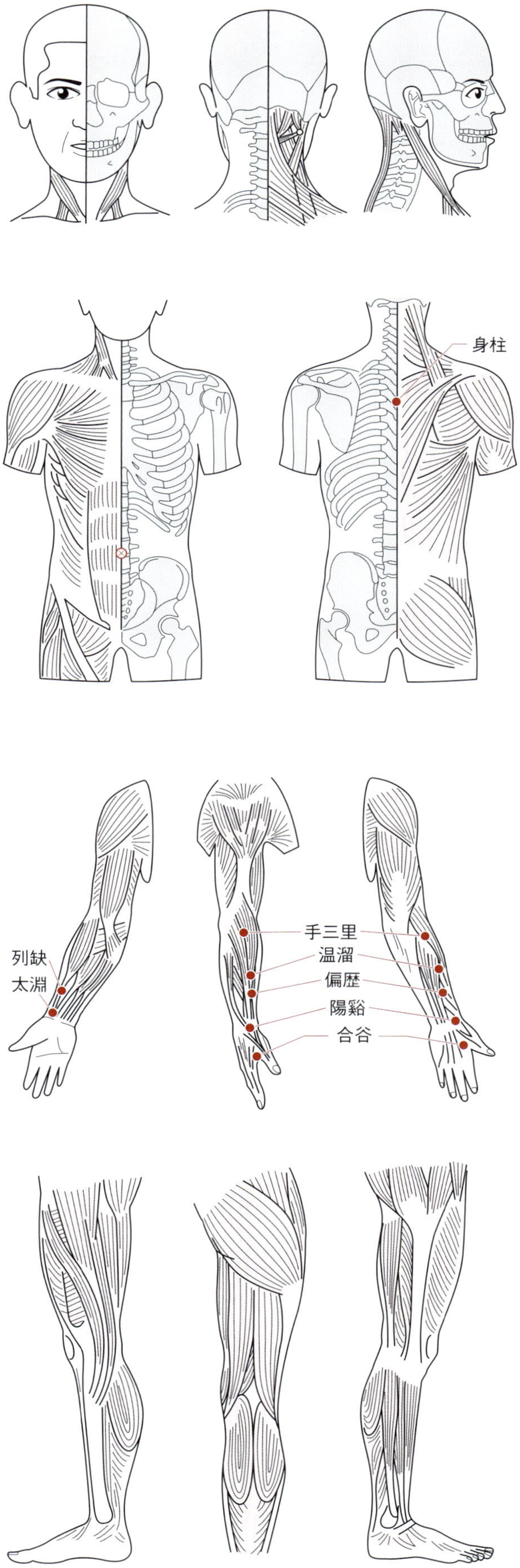

疾患概説

　腱鞘の滑膜や線維膜に炎症をおこすもので，手指の腱鞘に多い．原因に，物理的刺激が頻回に加えられた場合や，細菌（化膿菌，結核菌など）の感染があげられる．手の背側には6つの腱の通る通路がある．第1の通路は長母指外転筋腱，短母指伸筋腱が通る腱鞘で，この部の炎症をド・ケルバン病という．また，総指伸筋腱や浅深の指屈筋腱に弾発指などの炎症が生じる．

治療上のポイント

　手の場合：列缺に5〜7壮施灸する．

➡92頁

間使（PC 5）：大陵の上3寸
大陵（PC 7）：手関節掌側横紋の中央
腕骨（SI 4）：手背尺側，第5中手骨底と三角骨の間の陥凹部

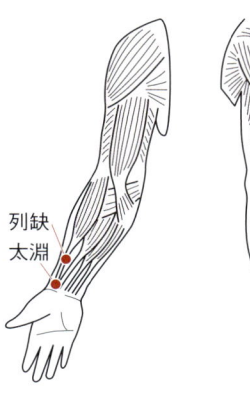

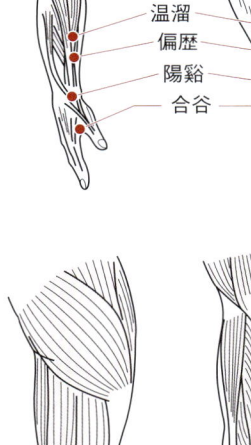

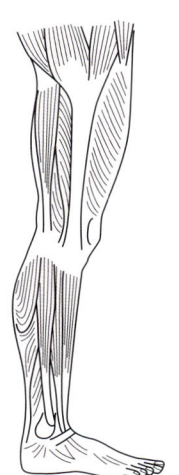

運動器　8. 腰痛症

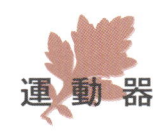

処方
腎兪，大腸兪，次髎，委中，志室，陽陵泉，中封，三焦兪，小腸兪

取穴

腎　兪（BL23）	第2・第3腰椎棘突起間の外1寸5分
大腸兪（BL25）	第4・第5腰椎棘突起間の外1寸5分
次　髎（BL32）	第2後仙骨孔部
委　中（BL40）	膝窩横紋の中央

- （注）脛骨神経が深部を走る．膝窩動脈が通る

志　室（BL52）	第2・第3腰椎棘突起間の外3寸
陽陵泉（GB34）	膝をたてて腓骨頭の前下際

- （注1）陰陵泉穴と内外相対す
- （注2）総腓骨神経が浅・深腓骨神経に分岐するところに当たる

中　封（LR 4）	内果の前1寸，前脛骨筋腱の内側下際の陥凹部
三焦兪（BL22）	第1・第2腰椎棘突起間の外1寸5分
小腸兪（BL27）	正中仙骨稜第1仙椎棘突起部の下外方1寸5分

疾患概説

原因は筋肉，筋膜に起因する筋性のもの，脊椎骨の変形や椎間板ヘルニアなどの骨性のもの，神経性のもの，内臓器官の疾患の反射性のものなどの腰痛症がある．また，姿勢（前屈）による静力学的な原因や，腰部打撲や骨折などの外傷で発症する．

治療上のポイント

腰部の筋肉疲労，運動不足や冷えも誘因となる．

腎兪，志室，大腸兪，次髎へ7～10壮施灸を継続するとよい．また中封，崑崙にも施灸するとよい．

蒙色望診法（27頁）：よく効くので慢性化したものに試みるとよい施灸法である．

崑崙（BL60）：外果の最も尖ったところの高さで，外果とアキレス腱の間，陥凹部

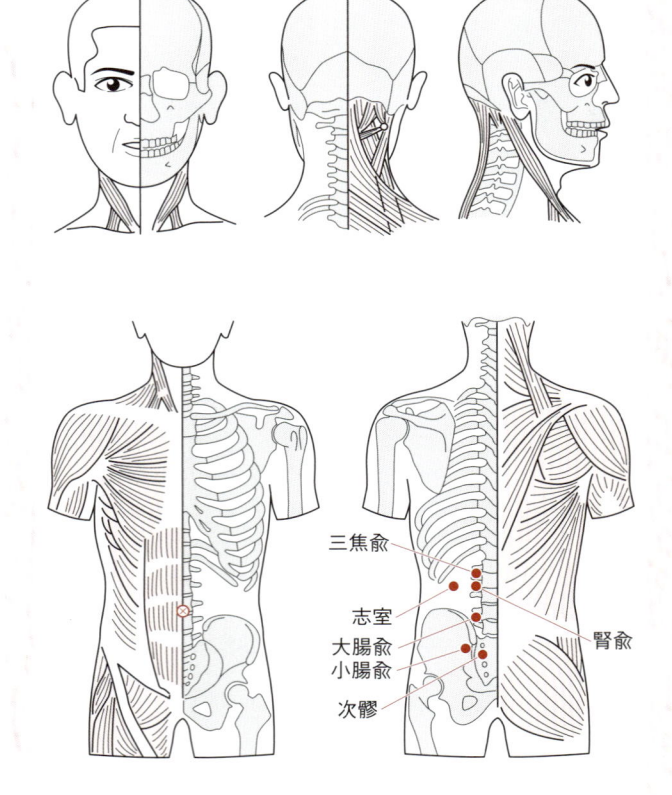

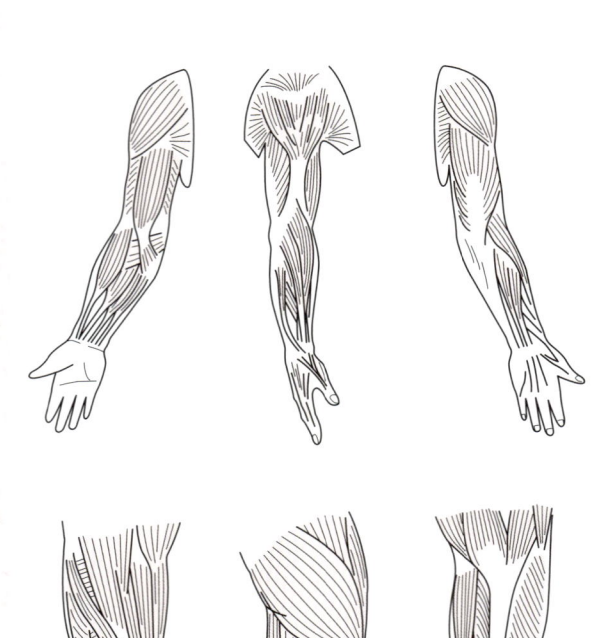

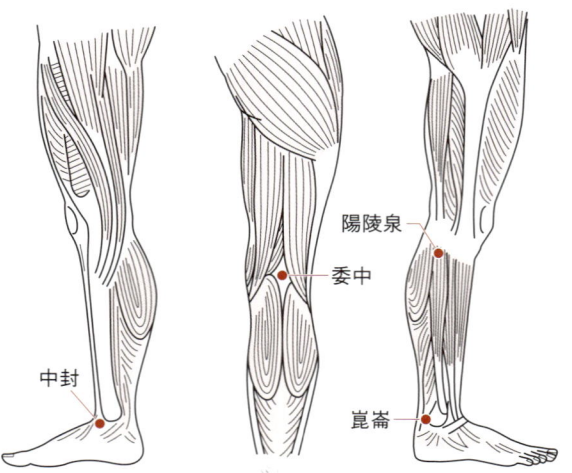

神経・精神　1. 脳出血

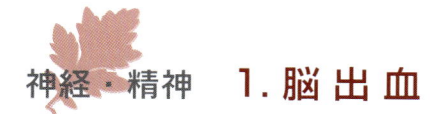

処　方	合谷，手三里，足三里，肝兪，風池，身柱，百会，中脘，曲池，天髎，陽陵泉，太衝，風府，脳空，天柱

取　穴

- **合　谷**（LI 4）　第1・第2中手骨底間の下陥凹部，第2中手骨より
- **手三里**（LI10）　前腕後橈側にあり，曲池穴の下2寸，長・短橈側手根伸筋の間
- **足三里**（ST36）　膝を立て，外膝眼穴の下3寸
  - （便法）膝を立て，脛骨の前縁を擦上して指の止まるところの外方陥凹部に取る
- **肝　兪**（BL18）　第9・第10胸椎棘突起間の外1寸5分
- **風　池**（GB20）　乳様突起下端と瘂門穴の中間で，後髪際陥凹部
  - （注1）僧帽筋と胸鎖乳突筋の筋間の陥凹部髪際にある
  - （注2）古書には「之れを按ずれば耳中に引き」とある
- **身　柱**（GV12）　第3・第4胸椎棘突起間
  - （注）左右の肩甲棘内端を結んだ線と正中線の交わるところが第3・第4胸椎棘突当たる場合が多い
- **百　会**（GV20）　前髪際を入ること5寸，正中線上
  - （便法）左右の耳尖を結んだ線が正中線と交わる所に取る
- **中　脘**（CV12）　神闕穴の上4寸
  - （注）胸骨体下端と臍の中央
- **曲　池**（LI11）　肘を屈曲してできる肘窩横紋の外方で，上腕骨外側上顆の前
- **天　髎**（TE15）　肩甲骨上角の外上方で，肩井穴と曲垣穴の中間
- **陽陵泉**（GB34）　膝を立てて腓骨頭の前下際
  - （注1）陰陵泉穴と内外相対す
  - （注2）総腓骨神経が浅・深腓骨神経に分岐するところに当たる
- **太　衝**（LR 3）　足背にあり，第1・第2中足骨底間の前，陥凹部
  - （注）前脛骨動脈幹が弓状動脈を形成する分岐部に当たる
- **風　府**（GV16）　外後頭隆起の下方にあり，後髪際を入ること1寸
- **脳　空**（GB19）　頭臨泣穴の後5寸，承霊穴の後1寸5分で，脳戸穴の外方2寸
- **天　柱**（BL10）　瘂門穴の外1寸3分
  - （注）頭半棘筋の膨隆部の外縁に当たる

疾患概説

　脳実質内への出血をいい，血腫を生じる．原因は，高血圧性の出血が大半である．ほかに脳内の動脈瘤，脳腫瘍，頭部外傷などによる脳内出血がある．血腫の大きさにより，頭蓋内圧の亢進がおこり，また部位により外科的な除去が必要となる．

　症状は突然に意識を失い，嘔吐，尿失禁，あくびやいびきをかき，痙攣を起こし，片麻痺（半身不随）をきたす．

治療上のポイント

　片麻痺の治療，脳出血の予防として百会，天柱，曲池，足三里に各3壮（米粒大）施灸するとよい．

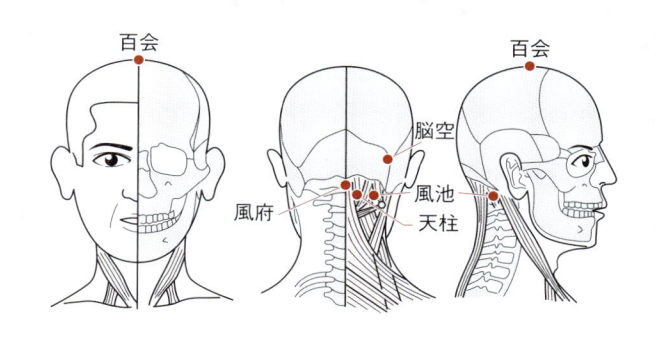

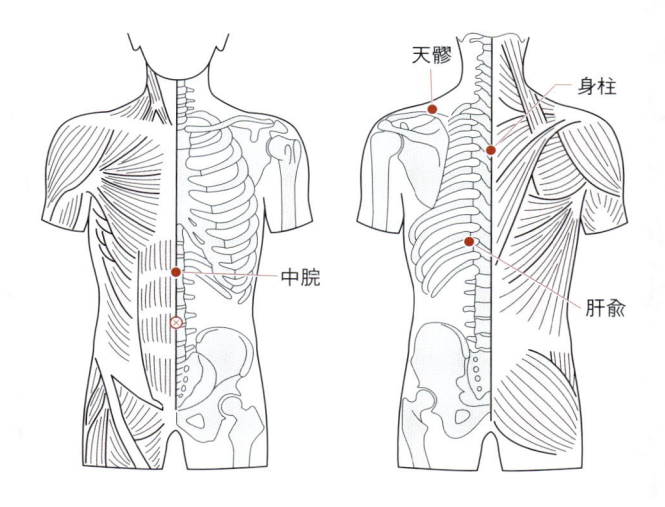

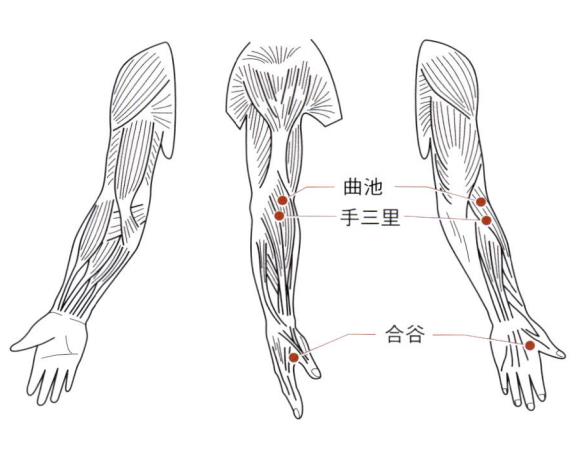

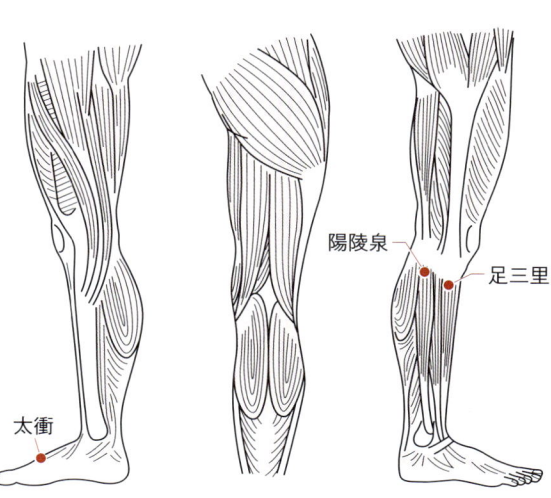

神経・精神　2. 脳貧血

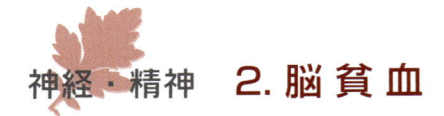

処 方
足三里, 水溝, 少沢

取 穴
足三里(ST36)　膝を立て, 外膝眼穴の下3寸
- (便法) 膝を立て, 脛骨の前縁を擦上して指の止まるところの外方陥凹部に取る

水　溝(GV26)　鼻中隔の直下にあり, 人中の中央

少　沢(SI 1)　小指尺側爪甲根部, 爪甲の角を去ること1分

疾患概説
脳への循環血液量が一時的に減少し, 意識がなくなったり, 気分が悪くなったり, 目の前が真暗になったりする. 精神的な感動により, 脳血管の収縮や心機能障害を起こし, 脳の血行が障害されておこる. 顔面蒼白, 四肢厥冷, 難聴, 耳鳴, 悪心, 嘔吐, めまいをおこして, やがて失神状態になる. 生理中の婦人におきやすい.

治療上のポイント
百会に5～7壮施灸するとよい.

脳への充血を考慮し, 後に手三里に3～5壮施灸して調整するとよい.

百会(GV20)：前髪際を入ること5寸, 正中線上
　(便法) 左右の耳尖を結んだ線が正中線と交わる所に取る

手三里(LI10)：前腕後橈側にあり, 曲池穴の下2寸, 長・短橈側手根伸筋の間

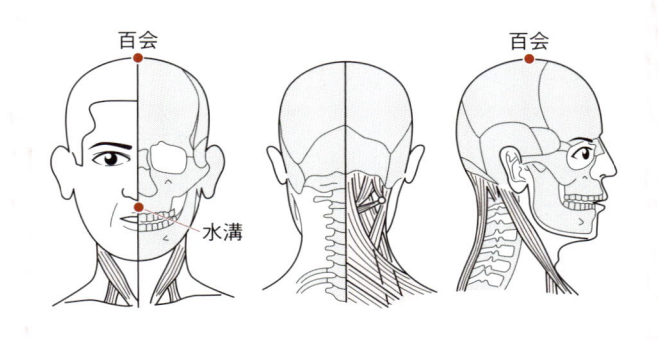

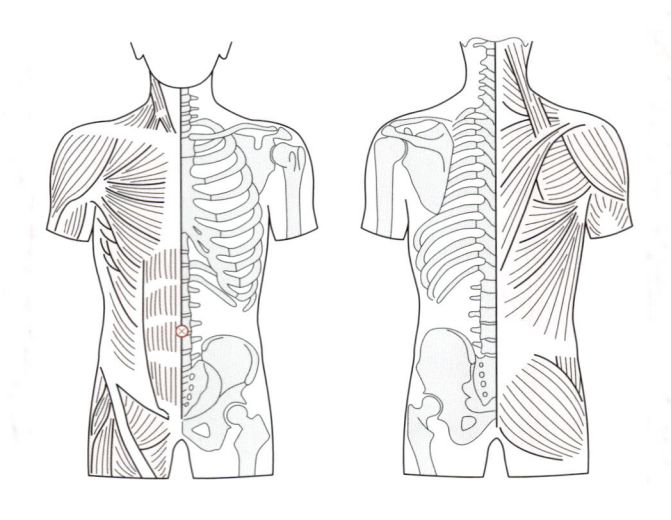

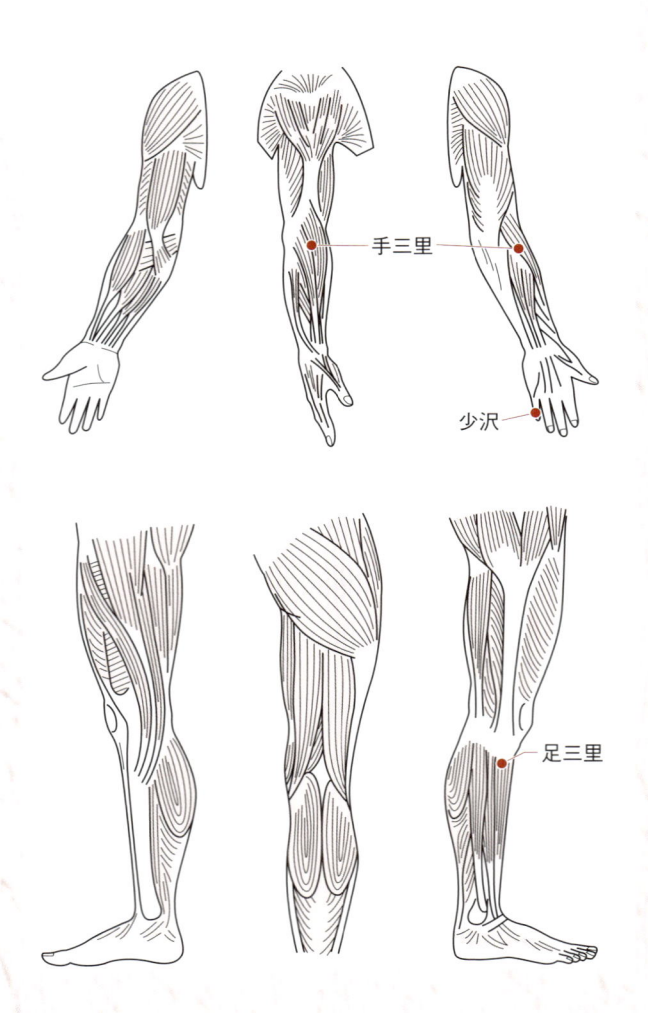

神経・精神　**3. 脳充血**

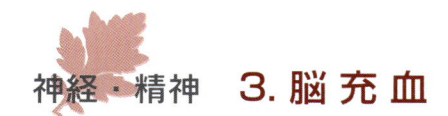

| 処　方 | 合谷，手三里，天柱，風池，百会 |

取　穴

- **合　谷**（LI 4）　第1・第2中手骨底間の下陥凹部，第2中手骨より
- **手三里**（LI10）　前腕後橈側にあり，曲池穴の下2寸，長・短橈側手根伸筋の間
- **天　柱**（BL10）　瘂門穴の外1寸3分
  - （注）頭半棘筋の膨隆部の外縁に当たる
- **風　池**（GB20）　乳様突起下端と瘂門穴の中間で，後髪際陥凹部
  - （注1）僧帽筋と胸鎖乳突筋の筋間の陥凹部髪際にある
  - （注2）古書には「之れを按ずれば耳中に引き」とある
- **百　会**（GV20）　前髪際を入ること5寸，正中線上
  - （便法）左右の耳尖を結んだ線が正中線と交わる所に取る

疾患概説

　一時的な過労，心臓肥大，精神的興奮，アルコール類の飲みすぎなどに起因し，持続性は多血症，高血圧症，閉経期や婦人科疾患などでおこる．

　症状は発作性に，顔面，頭部に熱感を覚えたり，結膜充血，めまい，頭痛などがおこる．重症では，痙攣や精神障害を伴う．また慢性持続性（静脈性充血—うっ血）は心臓病や肺気腫など，静脈の圧迫により生じる．

治療上のポイント

　一時的に脳への血流が増しているので，頭部の百会，天柱，風池は刺鍼し，手三里と合谷へは各5壮施灸すると誘導法として有効である．

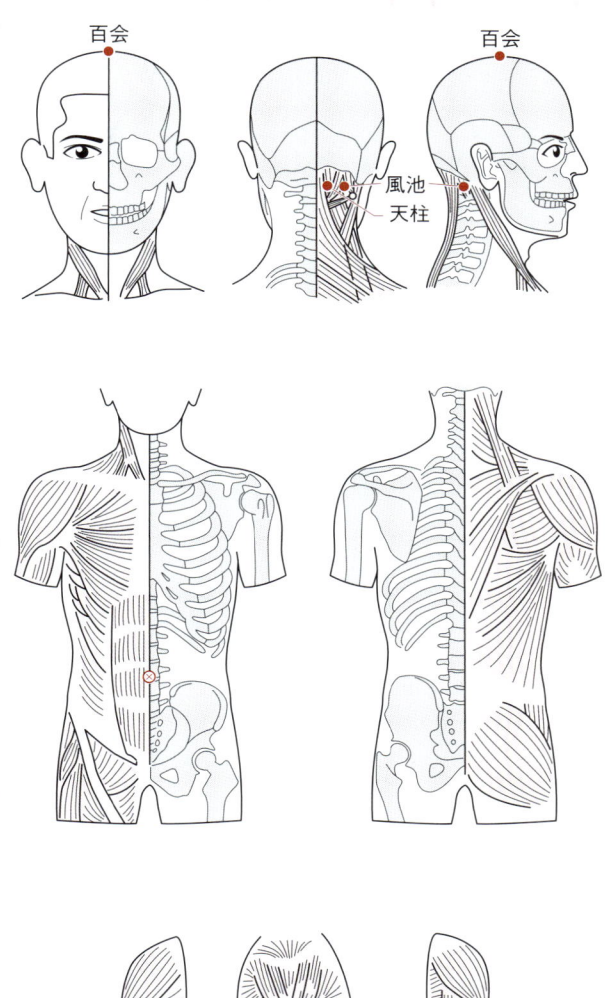

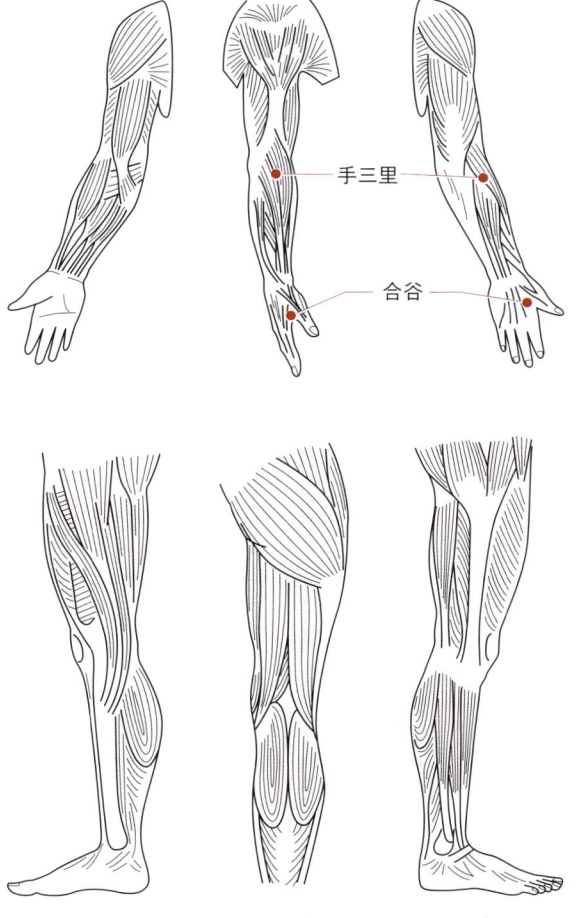

神経・精神　97

神経・精神　**4. 癲癇（てんかん）**

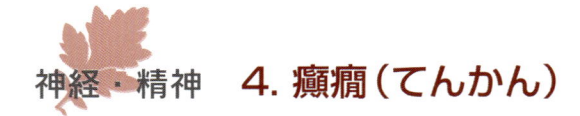

| 処 方 | 天柱，肝兪，陽陵泉，身柱，百会，中脘 |

取 穴

天 柱（BL10）　瘂門穴の外1寸3分
- （注）頭半棘筋の膨隆部の外縁に当たる

肝 兪（BL18）　第9・第10胸椎棘突起間の外1寸5分

陽陵泉（GB34）　膝を立てて腓骨頭の前下際
- （注1）陰陵泉穴と内外相対す
- （注2）総腓骨神経が浅・深腓骨神経に分岐するところに当たる

身 柱（GV12）　第3・第4胸椎棘突起間
- （注）左右の肩甲棘内端を結んだ線と正中線の交わるところが第3・第4胸椎棘突当たる場合が多い

百 会（GV20）　前髪際を入ること5寸，正中線上
- （便法）左右の耳尖を結んだ線が正中線と交わる所に取る

中 脘（CV12）　神闕穴の上4寸
- （注）胸骨体下端と臍の中央

疾患概説

　WHOの定義では「種々の病因によって起こる慢性の脳障害で，大脳ニューロンの過剰な発射の結果起こる反復性（てんかん）発作を主徴とし，これに種々の臨床症状および検査所見を伴うもの」としている．

　症状は意識障害，痙攣，自動症などと，周期的不機嫌，精神障害，性格変化，知的障害を伴うことがある．

治療上のポイント

　小児の場合は，上記処方穴にゴマ粒大各3壮施灸するとよい．半米粒大で長期に施灸するとよい．

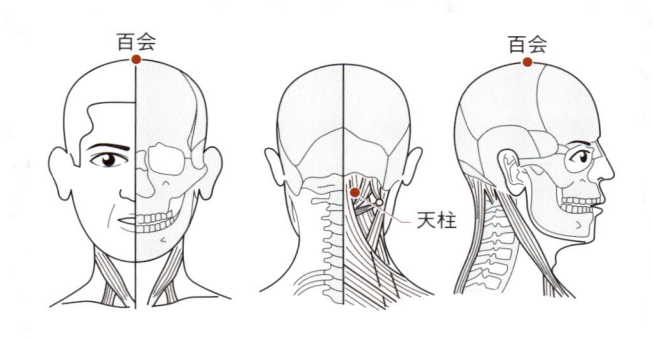

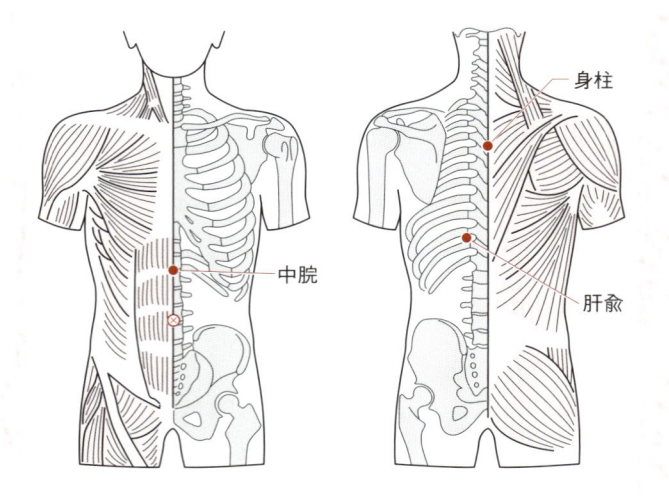

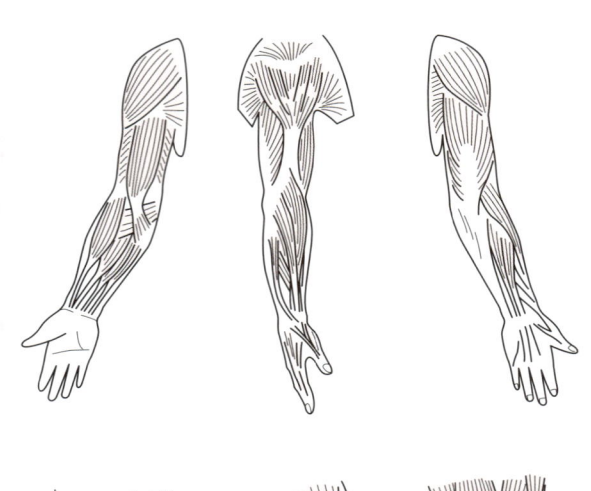

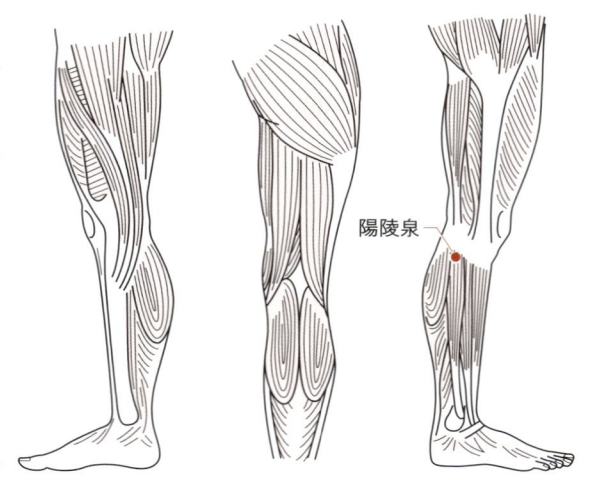

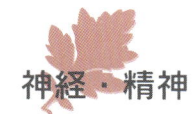

神経・精神　5. 神経症（ノイローゼ）

処　方	手三里，足三里，天柱，心兪，膈兪，肝兪，脾兪，腎兪，風池，肩井，陽陵泉，身柱，百会，中脘，巨闕，膻中

取　穴

手三里（LI10）　前腕後橈側にあり，曲池穴の下2寸，長・短橈側手根伸筋の間

足三里（ST36）　膝を立て，外膝眼穴の下3寸
- （便法）膝を立て，脛骨の前縁を擦上して指の止まるところの外方陥凹部に取る．

天　柱（BL10）　瘂門穴の外1寸3分
- （注）頭半棘筋の膨隆部の外縁に当たる

心　兪（BL15）　第5・第6胸椎棘突起間の外1寸5分

膈　兪（BL17）　第7・第8胸椎棘突起間の外1寸5分

肝　兪（BL18）　第9・第10胸椎棘突起間の外1寸5分

脾　兪（BL20）　第11・第12胸椎棘突起間の外1寸5分

腎　兪（BL23）　第2・第3腰椎棘突起間の外1寸5分

風　池（GB20）　乳様突起下端と瘂門穴の中間で，後髪際陥凹部
- （注1）僧帽筋と胸鎖乳突筋の筋間の陥凹部髪際にある
- （注2）古書には「之れを按ずれば耳中に引き」とある

肩　井（GB21）　肩髃穴と大椎穴を結ぶ線のほぼ中間，乳頭線上

陽陵泉（GB34）　膝を立てて腓骨頭の前下際
- （注1）陰陵泉穴と内外相対す
- （注2）総腓骨神経が浅・深腓骨神経に分岐するところに当たる

身　柱（GV12）　第3・第4胸椎棘突起間
- （注）左右の肩甲棘内端を結んだ線と正中線の交わるところが第3・第4胸椎棘突当たる場合が多い

百　会（GV20）　前髪際を入ること5寸，正中線上
- （便法）左右の耳尖を結んだ線が正中線と交わる所に取る

中　脘（CV12）　神闕穴の上4寸
- （注）胸骨体下端と臍の中央

巨　闕（CV14）　胸骨体下端の下2寸に取る．

膻　中（CV17）　両乳頭を結ぶ線が胸骨体正中線と交わるところ
- （注）乳頭は第4肋間の高さに当たる

疾患概説

　原因には精神的ショックや葛藤がある．心中で相反する欲求が衝突する葛藤や悩みによる．強すぎる刺激はショックやストレスをもたらす．神経症には不安神経症，強迫神経症，恐怖症，離人神経症，ヒステリーなどがある．たとえば，阪神淡路大震災などに合った人は，しばらくは軽い地震にも過敏となり，直ぐ反応する．このように神経症では，ある事柄に対して過敏になって，過剰の注意を集中する状態になる．

治療上のポイント

　背部の緊張を緩解するよう，肩甲間部兪穴の圧痛・硬結を探し，身柱，神道（Th5/6の間），霊台（Th6/7の間）に10～15壮施灸するとよい．

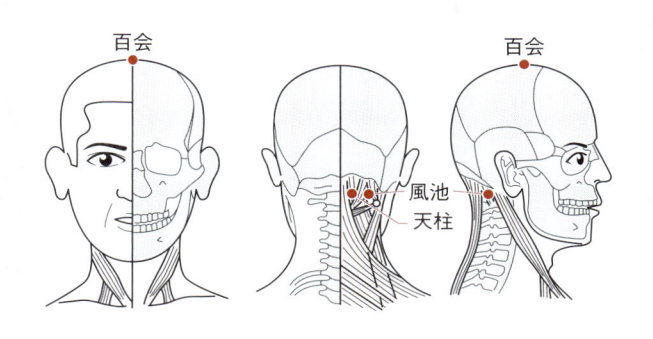

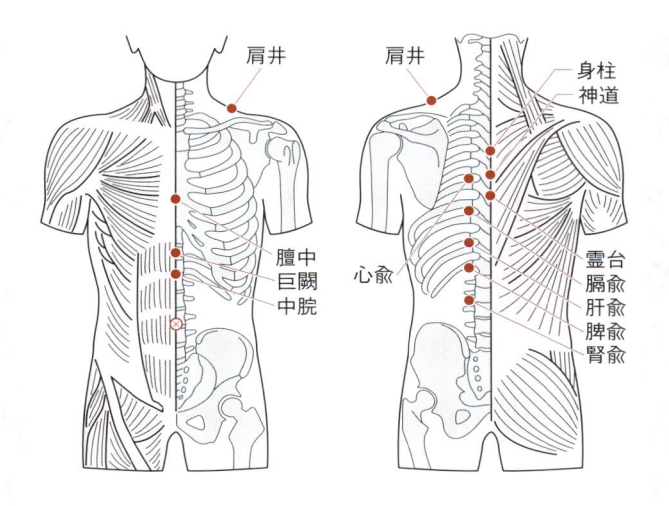

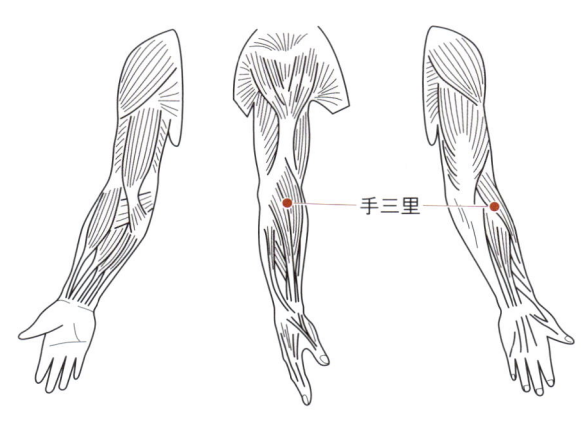

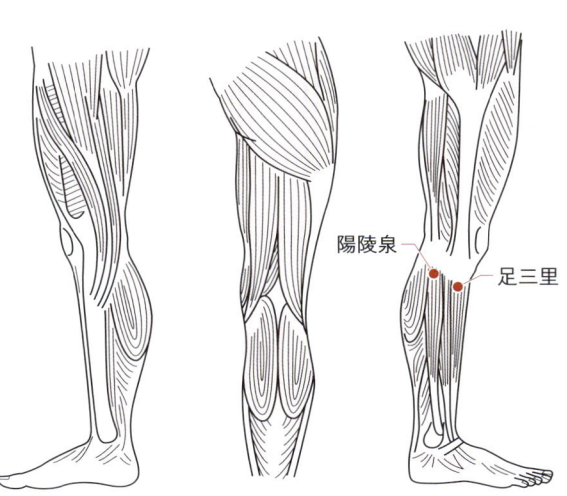

神経・精神　99

神経・精神　6. ヒステリー

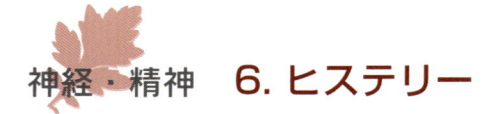

| 処　方 | 合谷, 足三里, 三陰交, 神門, 天柱, 心兪, 膈兪, 肝兪, 次髎, 内関, 風池, 陽陵泉, 太衝, 身柱, 百会, 中脘, 膻中 |

取　穴

合　谷(LI 4)　第1・第2中手骨底間の下陥凹部, 第2中手骨より
足三里(ST36)　膝を立て, 外膝眼穴の下3寸
- (便法)膝を立て, 脛骨の前縁を擦上して指の止まるところの外方陥凹部に取る.

三陰交(SP6)　内果の上3寸, 脛骨内側縁の骨際
- (注1)内果の最も高いところから測る
- (注2)足の太陰脾経, 足の少陰腎経, 足の厥陰肝経の三陰経が会する

神　門(HT 7)　手関節前面横紋の尺側にあり, 豆状骨の上際尺側手根屈筋腱の橈側

天　柱(BL10)　瘂門穴の外1寸3分
- (注)頭半棘筋の膨隆部の外縁に当たる

心　兪(BL15)　第5・第6胸椎棘突起間の外1寸5分
膈　兪(BL17)　第7・第8胸椎棘突起間の外1寸5分
肝　兪(BL18)　第9・第10胸椎棘突起間の外1寸5分
次　髎(BL32)　第2後仙骨孔部
内　関(PC 6)　大陵穴から曲沢穴に向かい上2寸
- (注1)橈側手根屈筋腱と長掌筋腱の間にある
- (注2)外関穴に対する

風　池(GB20)　乳様突起下端と瘂門穴の中間で, 後髪際陥凹部
- (注1)僧帽筋と胸鎖乳突筋の筋間の陥凹部髪際にある
- (注2)古書には「之れを按ずれば耳中に引き」とある

陽陵泉(GB34)　膝を立てて腓骨頭の前下際
- (注1)陰陵泉穴と内外相対す
- (注2)総腓骨神経が浅・深腓骨神経に分岐するところに当たる

太　衝(LR 3)　足背にあり, 第1・第2中足骨底間の前, 陥凹部
- (注)前脛骨動脈幹が弓状動脈を形成する分岐部に当たる

身　柱(GV12)　第3・第4胸椎棘突起間
- (注)左右の肩甲棘内端を結んだ線と正中線の交わるところが第3・第4胸椎棘突当たる場合が多い

百　会(GV20)　前髪際を入ること5寸, 正中線上
- (便法)左右の耳尖を結んだ線が正中線と交わる所に取る

中　脘(CV12)　神闕穴の上4寸
- (注)胸骨体下端と臍の中央

膻　中(CV17)　両乳頭を結ぶ線が胸骨体正中線と交わるところ
- (注)乳頭は第4肋間の高さに当たる

疾患概説

　人は不快を避けようとし, 他の快いものを心に画く. たとえば, 病気が不快の救いになるときには病気を想定し, 暗示で病気になってしまう. つまり, 病気への逃避である. 学校が嫌で行きたくないとき, 腹痛がおこり, 学校を休むと決まると急に元気になるがごときである.
　失神, 運動障害, 視・聴力障害, 悪心, 嘔吐, 苦悶, 倦怠, しびれ, せん妄状態など, いろいろの症状が起こる.

治療上のポイント

　5. 神経症に準じ施術. 膻中, 顖会, 百会の灸は特によい.

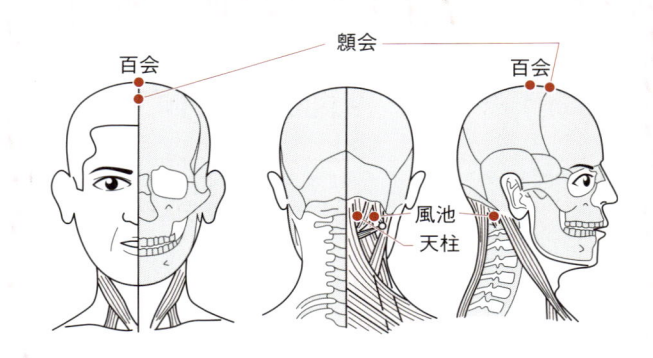

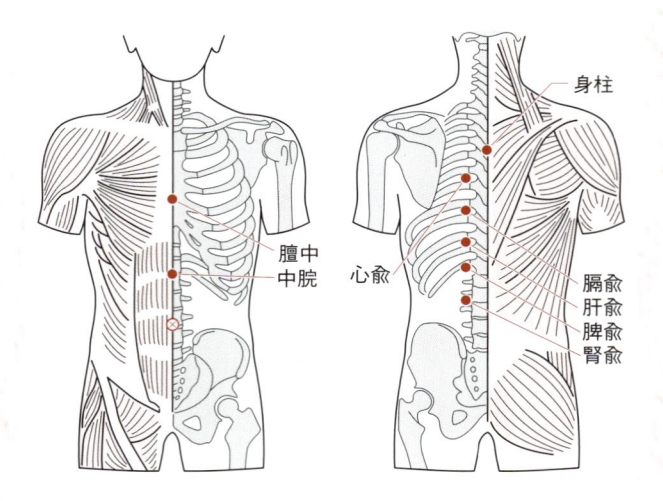

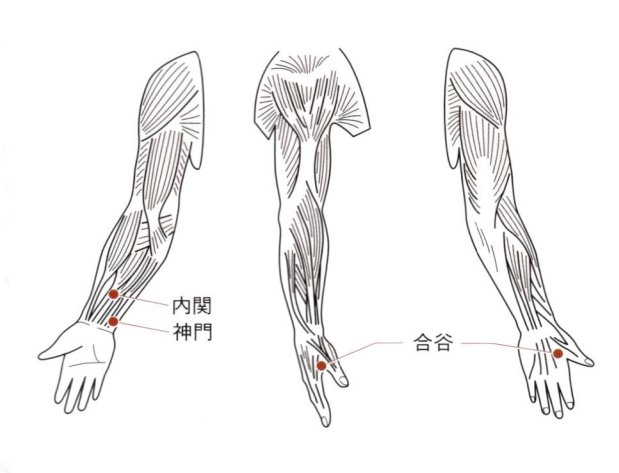

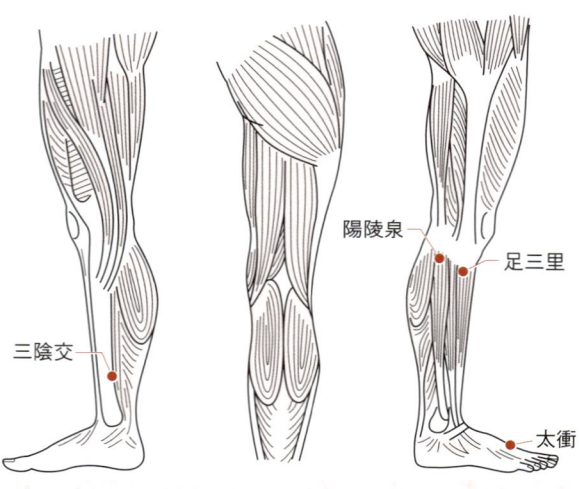

神経・精神　7. 不眠症

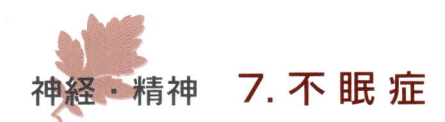

処方　天柱, 肝兪, 百会, 後頂, 心兪, 完骨, 風池

取穴

天　柱（BL10）　瘂門穴の外1寸3分
- （注）頭半棘筋の膨隆部の外縁に当たる

肝　兪（BL18）　第9・第10胸椎棘突起間の外1寸5分

百　会（GV20）　前髪際を入ること5寸, 正中線上
- （便法）左右の耳尖を結んだ線が正中線と交わる所に取る

後　頂（GV19）　百会穴の後1寸5分, 正中線上

心　兪（BL15）　第5・第6胸椎棘突起間の外1寸5分

完　骨（GB12）　乳様突起中央の後方で, 髪際を4分入ったところの陥凹部
- （注1）乳様突起中央とは, 乳様突起が外方へ最も突出した部とする
- （注2）深部を後頭動脈が通る

風　池（GB20）　乳様突起下端と瘂門穴の中間で, 後髪際陥凹部
- （注1）僧帽筋と胸鎖乳突筋の筋間の陥凹部髪際にある
- （注2）古書には「之れを按ずれば耳中に引き」とある

疾患概説

　本人が十分に睡眠がとれていないと苦痛を感じる状態である. 睡眠が障害されるパターンに, 入眠障害, 早朝覚醒や途中覚醒などがある. 睡眠時間が短く主観的に不眠と感じても, 実際には睡眠時間が不十分であるとは限らない.
　原因としては神経症, 精神病, 全身性疾患, 薬物, 嗜好品などがあげられる.

治療上のポイント

　百会, 顖会, 完骨に就寝前に7〜10壮施灸するとよい.

顖会（GV22）：前髪際入ること2寸正中線上

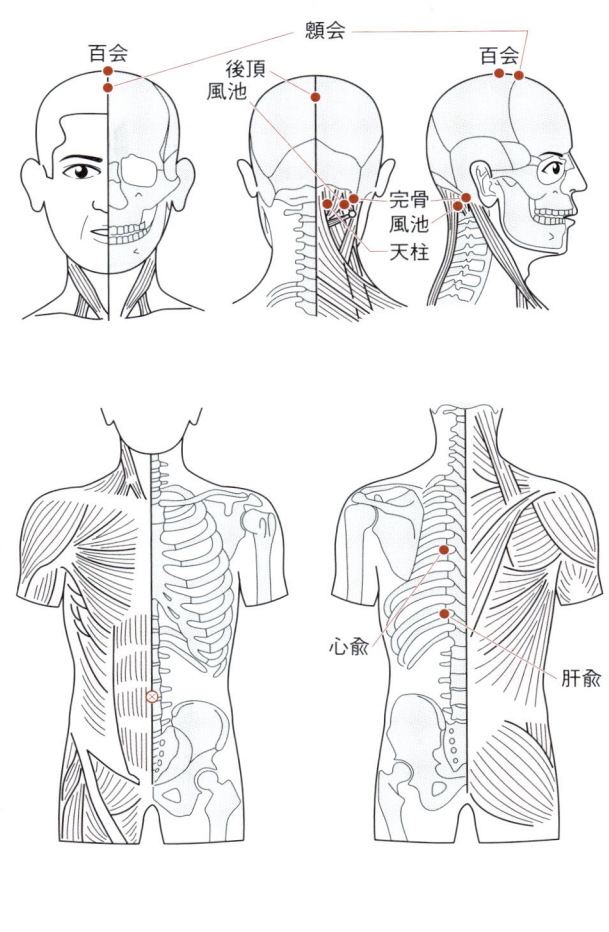

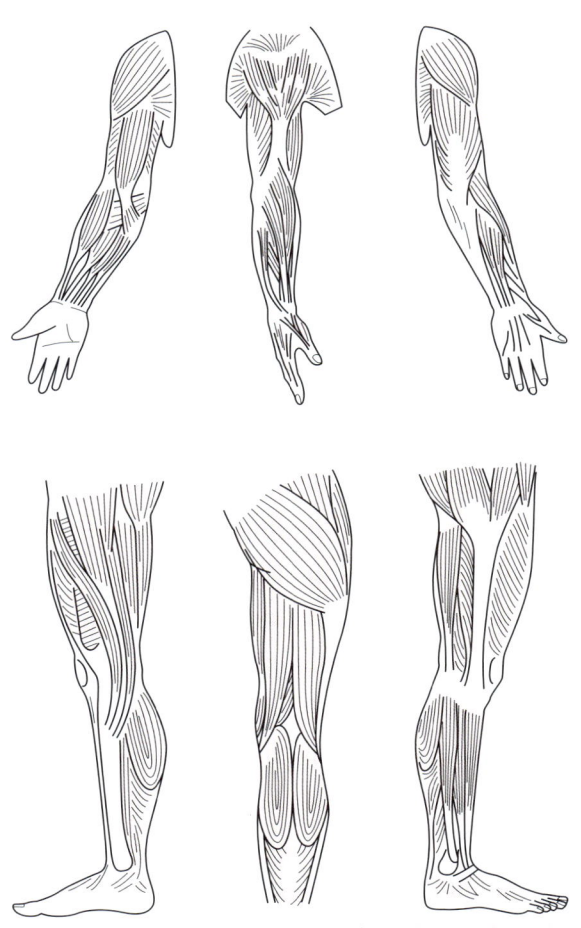

神経・精神　**101**

神経・精神　**8. 頭　痛**

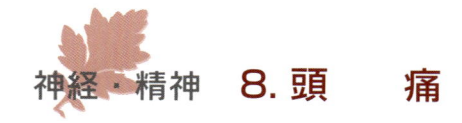

| 処　方 | 天柱, 風池, 肩井, 百会, 通天, 脳戸, 脳空 |

取　穴

天　柱（BL10）　瘂門穴の外1寸3分
- （注）頭半棘筋の膨隆部の外縁に当たる

風　池（GB20）　乳様突起下端と瘂門穴の中間で, 後髪際陥凹部
- （注1）僧帽筋と胸鎖乳突筋の筋間の陥凹部髪際にある
- （注2）古書には「之れを按ずれば耳中に引き」とある

肩　井（GB21）　肩髃穴と大椎穴を結ぶ線のほぼ中間, 乳頭線上

百　会（GV20）　前髪際を入ること5寸, 正中線上
- （便法）左右の耳尖を結んだ線が正中線と交わる所に取る

通　天（BL 7）　曲差穴の後3寸5分, 承光穴の後1寸5分

脳　戸（GV17）　外後頭隆起上際の陥凹部

脳　空（GB19）　頭臨泣穴の後5寸, 承霊穴の後1寸5分脳戸穴の外方2寸

疾患概説

　頭部に感じる痛みの総称で, 頭部の痛覚受容体が感知し痛覚中枢が刺激されておこる. 頭部の痛覚受容体は頭蓋に分布する血管系, 脳硬膜, 頭部の皮膚や脳神経のうち三叉神経, 舌咽神経, 迷走神経の知覚枝などが分布するとされている.

　国際頭痛学会の分類では, 一次性（機能性）頭痛, 二次性（症候性）頭痛, 頭部神経痛, 中枢性・一次性顔面痛およびその他の頭痛の3部門に分けている. 症状は痛む部位として前頭部, 後頭部, 頭頂部また浅・深在性があり, さらに発作性, 持続性等の種類がある.

治療上のポイント

　大椎への多壮灸もよく効く（風邪からくる頭痛の場合）
　足臨泣で20年来の側頭部痛が治った経験がある. したがって経絡の流注を考慮し, 後頭部痛と膀胱経, 前頭部痛と肺経, 胃経, 側頭部痛と胆経の要穴の反応を調べ, 施灸するとよい.

　大椎（GV14）：第7頸椎棘突起と第1胸椎棘突起の間
　　（注）頭を前屈し, 一番高く突出する棘突起が第7頸椎棘突起に当たる場合が多い
　足臨泣（GB41）：第4, 第5中足骨底間の前, 陥凹部に取る

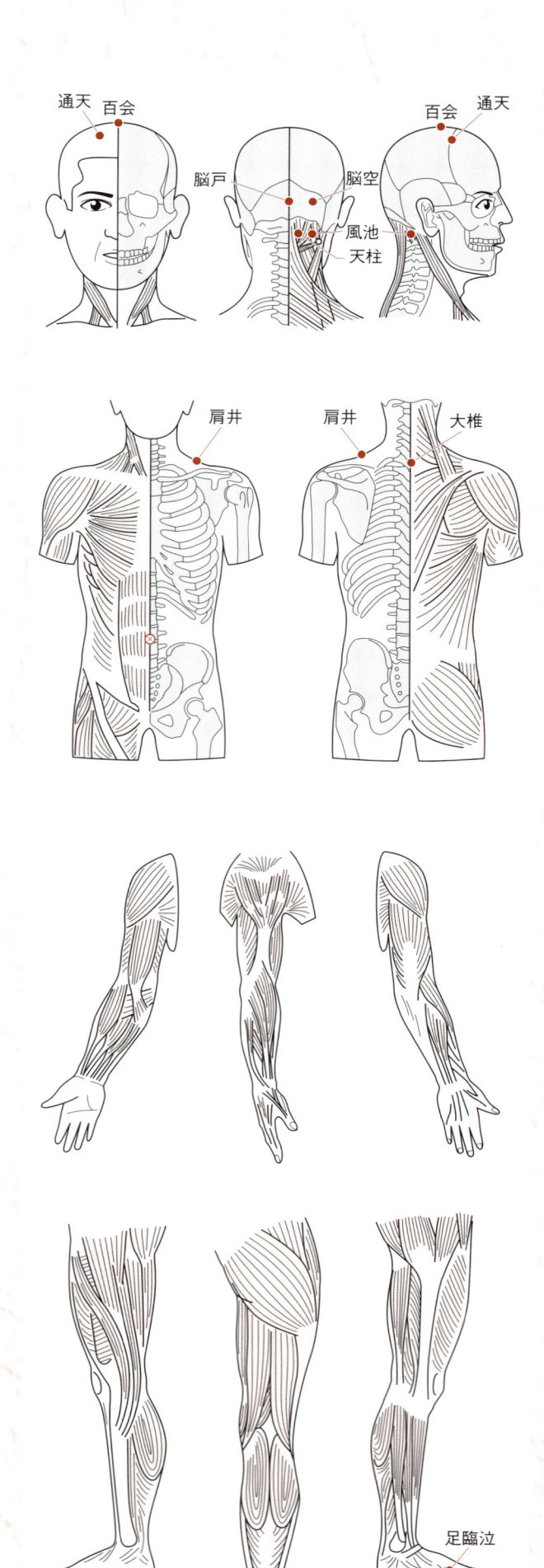

神経・精神　**9. 顔面神経麻痺**

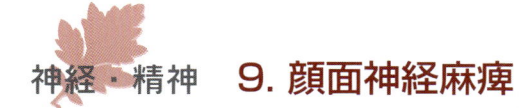

処　方	地倉，頬車，下関，顴髎，攅竹，天柱，翳風，陽白，陽陵泉，上関，完骨，風池

取　穴

地　倉（ST 4）　口角の外4分
頬　車（ST 6）　耳垂下端と下顎角の間の陥凹部
- （注）皮下に耳下腺がある

下　関（ST 7）　頬骨弓中央の下際陥凹部
- （注）古典には「口を閉じると空有り，口を開くとすなわち閉ず」とある

顴　髎（SI18）　外眼角の直下で頬骨の下縁，陥凹部
攅　竹（BL 2）　眉毛の内端陥凹部
天　柱（BL10）　瘂門穴の外1寸3分
- （注）頭半棘筋の膨隆部の外縁に当たる

翳　風（TE17）　耳垂の後方で，乳様突起と下顎枝の間，陥凹部
- （注）顔面神経幹が深部を走る

陽　白（GB14）　眉毛中央の上1寸
陽陵泉（GB34）　膝をたてて腓骨頭の前下際
- （注1）陰陵泉穴と内外相対す
- （注2）総腓骨神経が浅・深腓骨神経に分岐するところに当たる

上　関（GB 3）　頬骨弓中央の上際
- （注）客主人とも呼ぶ

完　骨（GB12）　乳様突起中央の後方で，髪際を4分入ったところの陥凹部
- （注1）乳様突起中央とは，乳様突起が外方へ最も突出した部とする
- （注2）深部を後頭動脈が通る

風　池（GB20）　乳様突起下端と瘂門穴の中間で，後髪際陥凹部
- （注1）僧帽筋と胸鎖乳突筋の筋間の陥凹部髪際にある
- （注2）古書には「之れを按ずれば耳中に引き」とある

疾患概説

　第7脳神経の麻痺で，膝神経節より上位の麻痺を中枢性，下位を末梢性麻痺という．原因は，ウイルス（ハント症候群），過労，感冒，冷え（ベル麻痺），外傷による側頭骨骨折，手術によるものなどである．中枢性麻痺は一部神経の両側支配が正常に働くので，外見上は軽症にみえる．末梢性はひょっとこ面の顔貌となり，片側（患側）の額のしわがなくなり，眼瞼は閉じられる．口角が健側に引かれ収縮し，口笛も吹けず，口唇が弛緩し，食物が飲み込みにくい状態となる．麻痺の程度は，軽度の治癒しやすいもの（1カ月以内），中等度（3カ月程度），重度（6カ月〜1年以上で後遺症を残す）のタイプに分けられる．

治療上のポイント

　翳風は，耳鳴，難聴だけでなく，顔のゆがんだもの，頬の腫れたものに効く．3〜5壮施灸するとよい．翳風の皮下には，顔面神経が頭蓋から出て顔（耳下腺部）へ分布する本幹が通っている部位がある．
　顔面麻痺側表情筋の他動運動として，罹患筋へ刺鍼して低周波通電刺激を加えるとよい．

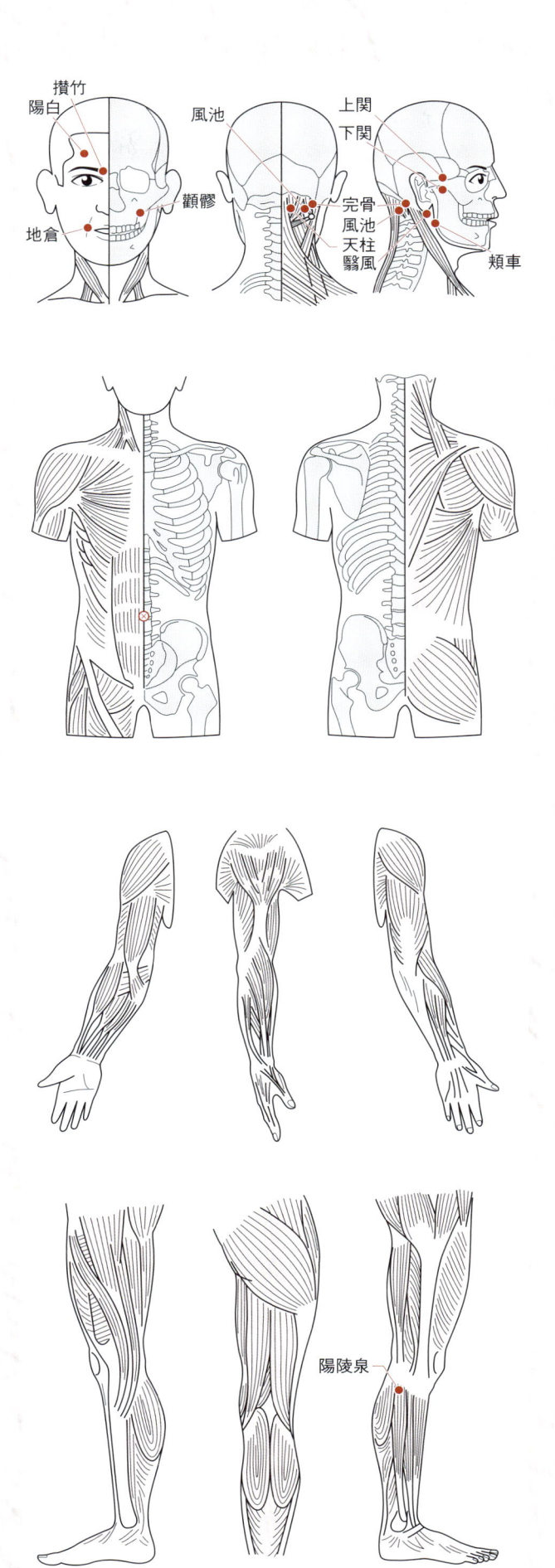

神経・精神　10. 顔面痙攣

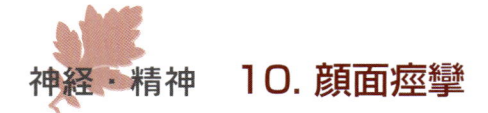

処　方　地倉，頬車，顴髎，攅竹，天柱，翳風，完骨，風池，懸釐

取　穴

地　倉（ST 4）　口角の外4分

頬　車（ST 6）　耳垂下端と下顎角の間の陥凹部
- （注）皮下に耳下腺がある

顴　髎（SI18）　外眼角の直下で頬骨の下縁，陥凹部

攅　竹（BL 2）　眉毛の内端陥凹部

天　柱（BL10）　瘂門穴の外1寸3分
- （注）頭半棘筋の膨隆部の外縁に当たる

翳　風（TE17）　耳垂の後方で，乳様突起と下顎枝の間，陥凹部
- （注）顔面神経幹が深部を走る

完　骨（GB12）　乳様突起中央の後方で，髪際を4分入ったところの陥凹部
- （注1）乳様突起中央とは，乳様突起が外方へ最も突出した部とする
- （注2）深部を後頭動脈が通る

風　池（GB20）　乳様突起下端と瘂門穴の中間で，後髪際陥凹部
- （注1）僧帽筋と胸鎖乳突筋の筋間の陥凹部髪際にある
- （注2）古書には「之れを按ずれば耳中に引き」とある

懸　釐（GB 6）　頭維穴の下3寸で側頭下髪際と前兌髪際との接点

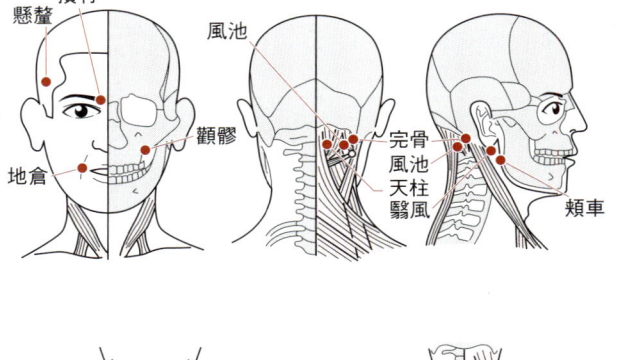

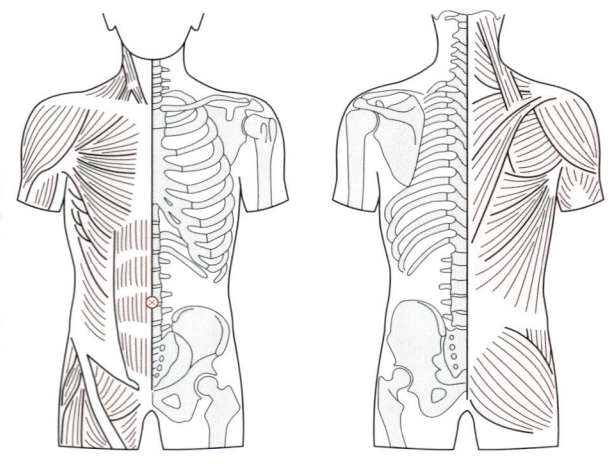

疾患概説

片側顔面部表情筋の不随意運動（収縮）による痙攣で，多くは眼瞼に初発する．次第に頬部の筋，口輪筋に波及する．ひどくなると開眼することも困難な状態になる．眼瞼痙攣のみのものと異なり，また心因性に発症するものもあり，神経的疲労のあとや，顔面神経麻痺の治癒後に発症しやすい．最近は，頭蓋内の減圧手術で治癒するとされている．

治療上のポイント

完骨，翳風への施灸（7〜10壮）は痙攣をやわらげる効果がある．

顔面神経は乳様突起の根部の茎乳突孔（完骨）から耳垂の下（翳風）に出て，耳下腺（浅・深葉の間）部で上・下2枝に分岐し，さらに各3枝に分かれ顔面に分布する．

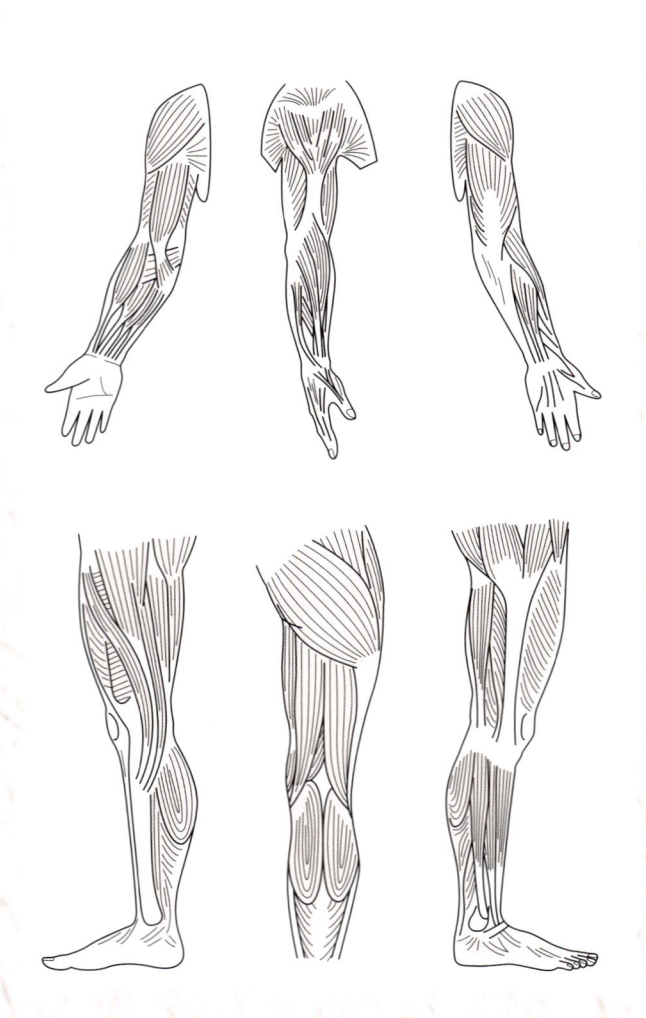

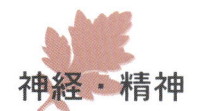

神経・精神　11. 間代性横隔膜痙攣（吃逆）

処　方	不容，足三里，膈兪，内関，期門，気海，中脘，巨闕，鳩尾，膻中，攢竹，気舎

取　穴

不　容（ST19）　天枢穴の上6寸，巨闕穴の外2寸
足三里（ST36）　膝を立て，外膝眼穴の下3寸
- （便法）膝を立て，脛骨の前縁を擦上して指の止まるところの外方陥凹部に取る

膈　兪（BL17）　第7・第8胸椎棘突起間の外1寸5分
内　関（PC 6）　大陵穴から曲沢穴に向かい上2寸
- （注1）橈側手根屈筋腱と長掌筋腱の間にある
- （注2）外関穴に対する

期　門（LR13）　第9肋軟骨付着部の下際
気　海（CV 6）　神闕穴の下1寸5分
中　脘（CV12）　神闕穴の上4寸
- （注）胸骨体下端と臍の中央

巨　闕（CV14）　胸骨体下端の下2寸に取る．
鳩　尾（CV15）　胸骨体下端の下1寸，神闕穴の上7寸
膻　中（CV17）　両乳頭を結ぶ線が胸骨体正中線と交わるところ
- （注）乳頭は第4肋間の高さに当たる

攢　竹（BL 2）　眉毛の内端陥凹部
気　舎（ST11）　小鎖骨上窩の中央

疾患概説

　横隔膜の間代性痙攣で，しゃっくりと呼ばれている．横隔膜の痙攣性収縮により吸気がおこり，呼気が声門を通るときに特異な音を発生する．原因には，食道，胃の障害，熱いものや刺激物の嚥下，アルコール中毒，喘息などがある．横隔神経が刺激されたとき，脳腫瘍，脳炎などで中枢が刺激されたとき，肝疾患で横隔膜が刺激されたときなどにおこる．器質的疾患がなくても，急いで食事したときなどにおこる．

治療上のポイント

　気海に灸する．三五壮（15壮）施灸すると，突然に発症する吃逆に効くと述べている（名家灸選釈義）．
　大病中の吃逆には膻中，期門，中脘に半米粒大各3壮施灸するとよい（深谷氏）と述べている．

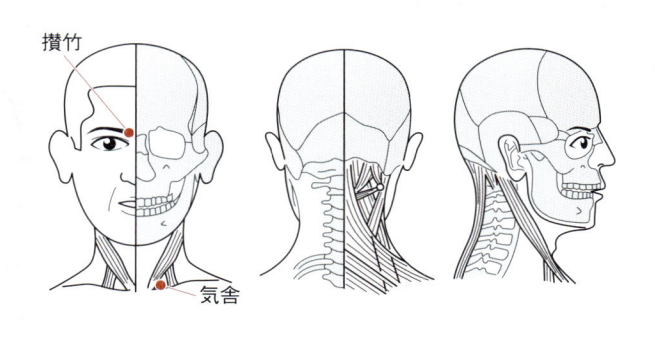

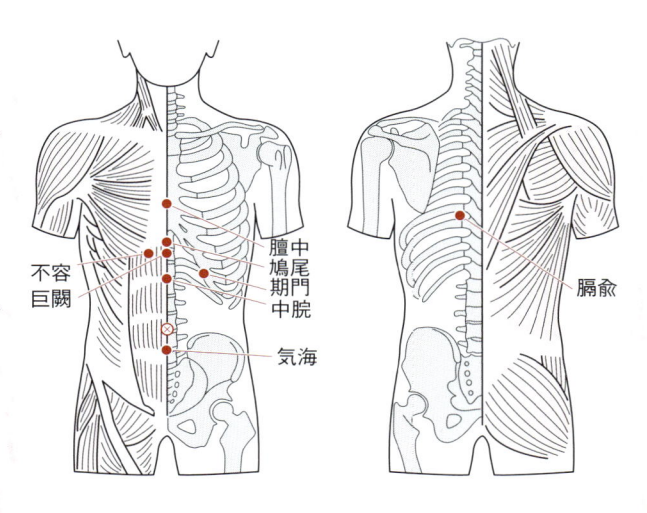

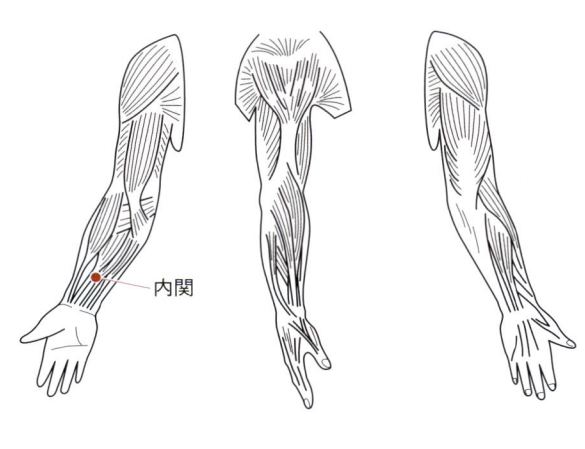

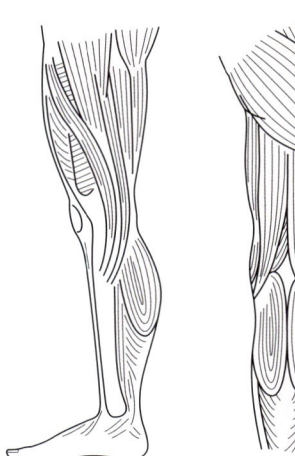

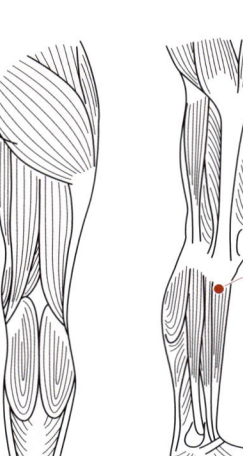

神経・精神　**105**

神経・精神　**12. 三叉神経痛**

処　方	迎香，四白，巨髎，地倉，大迎，頬車，下関，足三里， 顴髎，天柱，翳風，上関，陽白，攅竹，風池

取　穴

- **迎　香**（LI20）　鼻孔の外5分，鼻唇溝中
- **四　白**（ST 2）　瞳孔の下1寸，眼窩下孔部，正視させて取る
- **巨　髎**（ST 3）　鼻孔の外8分，瞳孔線上
- **地　倉**（ST 4）　口角の外4分
- **大　迎**（ST 5）　下顎角の前1寸3分の陥凹部，動脈拍動部
  - （注1）下部に顔面動脈が通る
  - （注2）頸動脈三角部，喉頭隆起の外方で頸動脈の拍動しているところにある．人迎脈診部であり，五臓の気をうかがうところとされている．また，高血圧症には頸動脈洞刺の部位として応用される
  - （注3）頸動脈洞刺として施術するときは，少し上方の舌骨外方で，動脈拍動部に取る
- **頬　車**（ST 6）　耳垂下端と下顎角の間の陥凹部
  - （注）皮下に耳下腺がある
- **下　関**（ST 7）　頬骨弓中央の下際陥凹部
  - （注）古典には「口を閉じると空有り，口を開くとすなわち閉ず」とある
- **足三里**（ST36）　膝を立て，外膝眼穴の下3寸
  - （便法）膝を立て，脛骨の前縁を擦上して指の止まるところの外方陥凹部に取る
- **顴　髎**（SI 18）　外眼角の直下で頬骨の下縁，陥凹部
- **天　柱**（BL10）　瘂門穴の外1寸3分
  - （注）頭半棘筋の膨隆部の外縁に当たる
- **翳　風**（TE17）　耳垂の後方で，乳様突起と下顎枝の間，陥凹部
  - （注）顔面神経幹が深部を走る
- **上　関**（GB 3）　頬骨弓中央の上際
  - （注）客主人とも呼ぶ
- **陽　白**（GB14）　眉毛中央の上1寸
- **攅　竹**（BL 2）　眉毛の内端陥凹部
- **風　池**（GB20）　乳様突起下端と瘂門穴の中間で，後髪際陥凹部
  - （注1）僧帽筋と胸鎖乳突筋の筋間の陥凹部髪際にある
  - （注2）古書には「之れを按ずれば耳中に引き」とある

疾患概説

　第V脳神経の三叉神経知覚枝経路におこる神経痛で，特発性（原因不明）と症候性（他疾患によるもの）がある．

　症状は，発作性で激痛が続くときと緩解とが繰り返される．振動，冷水での洗顔，寒い外気にさらされたときなどに誘発される．多くは片側顔面の三叉神経枝の領域におこり，圧痛点は第1枝の眼窩上切痕部，第2枝は眼窩下孔部，第3枝はオトガイ孔部に出る．また第2枝の耳・側頭部の痛みはコメカミ部に圧痛が出る．

治療上のポイント

　顔面部は禁灸部位であり，また瘢痕を残すと美容上問題がある．顔面を避けて，背部を施術する．大椎，陶道（第1・第2胸椎棘突起間），身柱，霊台に各7壮と，大杼，風門，肺兪など肩甲間部の圧痛を探して施灸する．

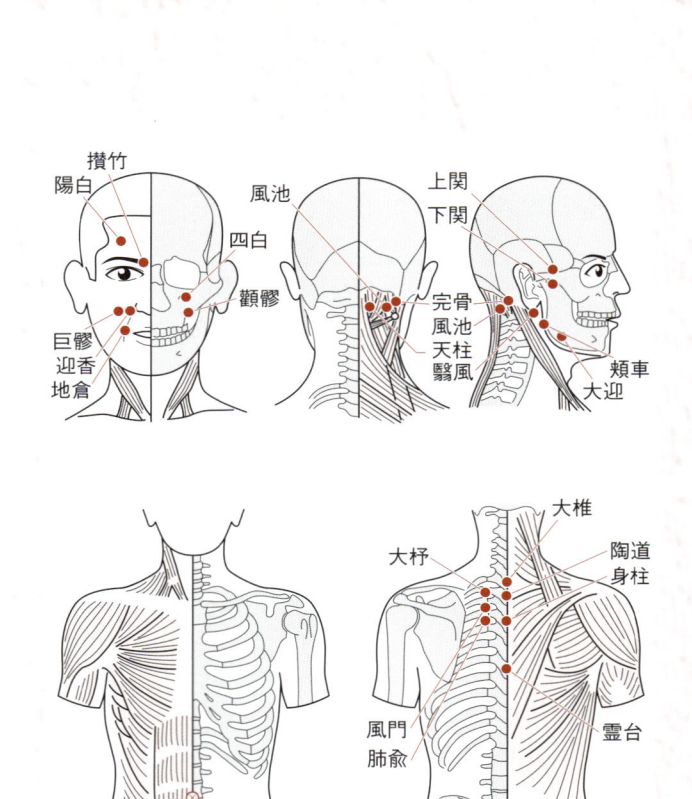

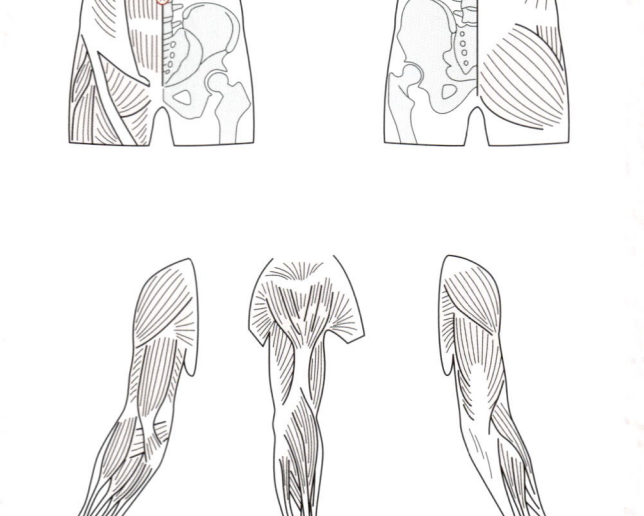

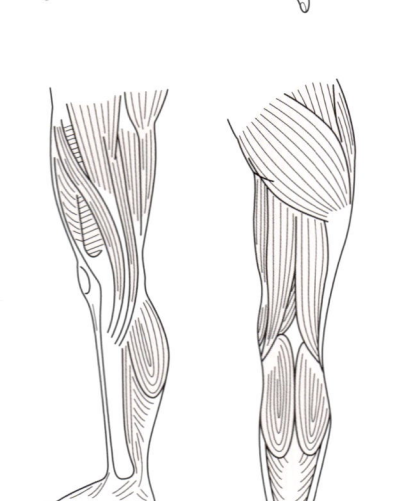

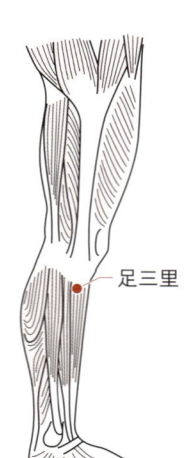

神経・精神　13. 後頭神経痛

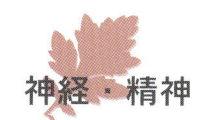

処 方	天柱, 完骨, 風池, 身柱, 風府, 百会, 肩井

取 穴

天　柱（BL10）　瘂門穴の外1寸3分
- （注）頭半棘筋の膨隆部の外縁に当たる

完　骨（GB12）　乳様突起中央の後方で, 髪際を4分入ったところの陥凹部
- （注1）乳様突起中央とは, 乳様突起が外方へ最も突出した部とする
- （注2）深部を後頭動脈が通る

風　池（GB20）　乳様突起下端と瘂門穴の中間で, 後髪際陥凹部
- （注1）僧帽筋と胸鎖乳突筋の筋間の陥凹部髪際にある
- （注2）古書には「之れを按ずれば耳中に引き」とある

身　柱（GV12）　第3・第4胸椎棘突起間
- （注）左右の肩甲棘内端を結んだ線と正中線の交わるところが第3・第4胸椎棘突起間に当たる場合が多い

風　府（GV16）　外後頭隆起の下方にあり, 後髪際を入ること1寸

百　会（GV20）　前髪際を入ること5寸, 正中線上
- （便法）左右の耳尖を結んだ線が正中線と交わる所に取る

肩　井（GB21）　肩髃穴と大椎穴を結ぶ線のほぼ中間, 乳頭線上

疾患概説

　大・小後頭神経の領域である後頭部から頭頂部, 耳後部にかけて痛み, 毛髪に触れても痛む. 原因は大・小後頭神経痛や神経炎, 頸部の腫瘍, 頸椎疾患などである.
　圧痛点は大後頭神経の上行線上で, 乳様突起と正中線の後中央部（外後頭隆起の外側約2.5cm）, 小後頭神経の走行では上行線上で僧帽筋付着部と乳様突起との間である.

治療上のポイント

　大後頭神経は外後頭隆起の外側2.5cm, 小後頭神経はさらに外側2.5cmの筋付着部を貫通するところで絞扼されたり, 上部頸椎のずれにより神経痛がおこる.

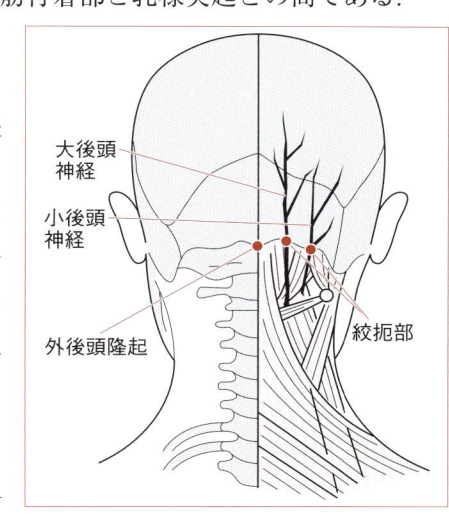

➡106頁

大椎（GV14）：第7頸椎棘突起と第1胸椎棘突起の間
身柱（GV12）：第3・第4胸椎棘突起間
霊台（GV10）：第6・第7胸椎棘突起間
大杼（BL11）：第1・第2胸椎棘突起間の外1寸5分
風門（BL12）：第2・第3胸椎棘突起間の外1寸5分
肺兪（BL13）：第3・第4胸椎棘突起間の外1寸5分

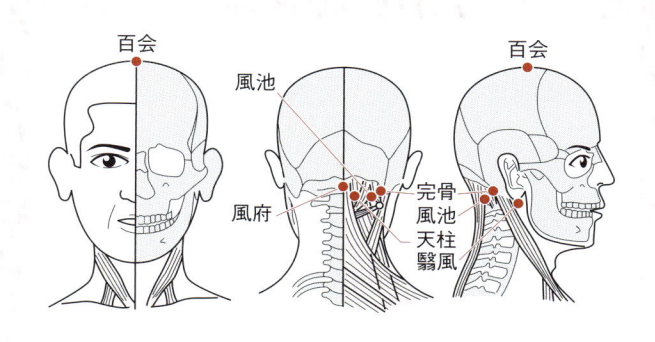

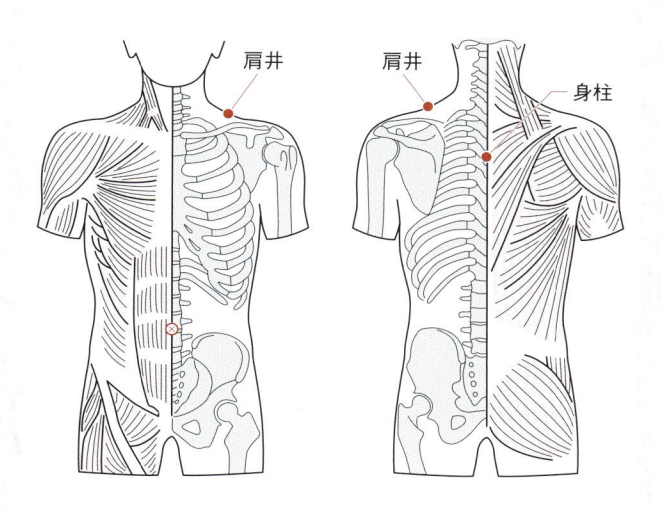

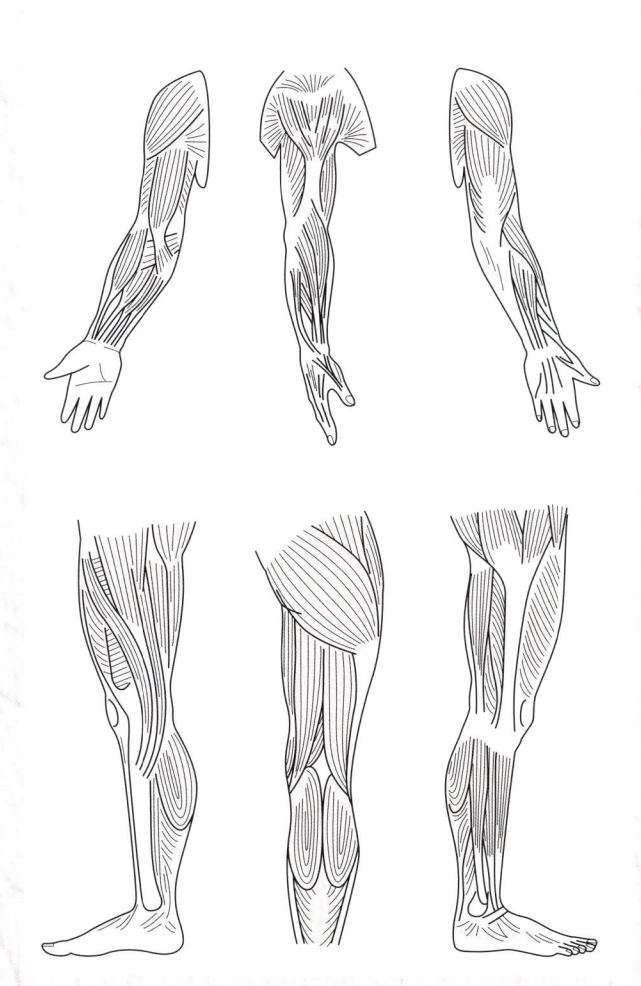

神経・精神　107

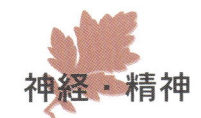

神経・精神　**14. 尺骨神経麻痺**

| 処　方 | 少海，神門，青霊，後谿，支正，小海 |

取　穴

- **少　海**(HT3)　肘を半ば屈曲し，肘窩横紋の内端で，上腕骨内側上顆から橈側へ入ること5分
- **神　門**(HT7)　手関節前面横紋の尺側にあり，豆状骨の上際尺側手根屈筋腱の橈側
- **青　霊**(HT2)　少海穴から極泉穴に向かい上3寸
  - (注1) 上腕を外転外旋して取る
  - (注2) 尺骨神経幹が走る．上腕動脈が通る
- **後　谿**(SI3)　第5中手指節関節の上，尺側陥凹部，手を握ってできる横紋の端
- **支　正**(SI7)　陽谷穴から小海穴に向かい上5寸，尺骨後面のほぼ中央
  - (注) 手を胸に当てて取る
- **小　海**(SI8)　上腕骨内側上顆と肘頭の間，陥凹部，肘を半ば屈曲して取る
  - (注) 尺骨神経溝に当たり，尺骨神経が走る

疾患概説

尺骨神経の支配領域の麻痺で，肘部管より末梢の尺側におこる．浅・深指屈筋の尺側，尺側手根屈筋，小指球筋，母指内転筋，骨間筋，第3〜5虫様筋に麻痺がおこる．手は鷲手となる．知覚枝は，手掌では第4指，5指，手背では中指中央より尺側に違和感，しびれがある．

治療上のポイント

尺骨神経溝から肘部管の出口で尺骨神経が絞扼されることが多い．圧痛部位を調べる．曲沢（肘窩横紋上で，上腕二頭筋腱の尺側）より少し末梢で，尺側手根屈筋，浅・深指屈筋の起始部付近を探し，圧痛部に施灸（半米粒大）3〜5壮程度行う．

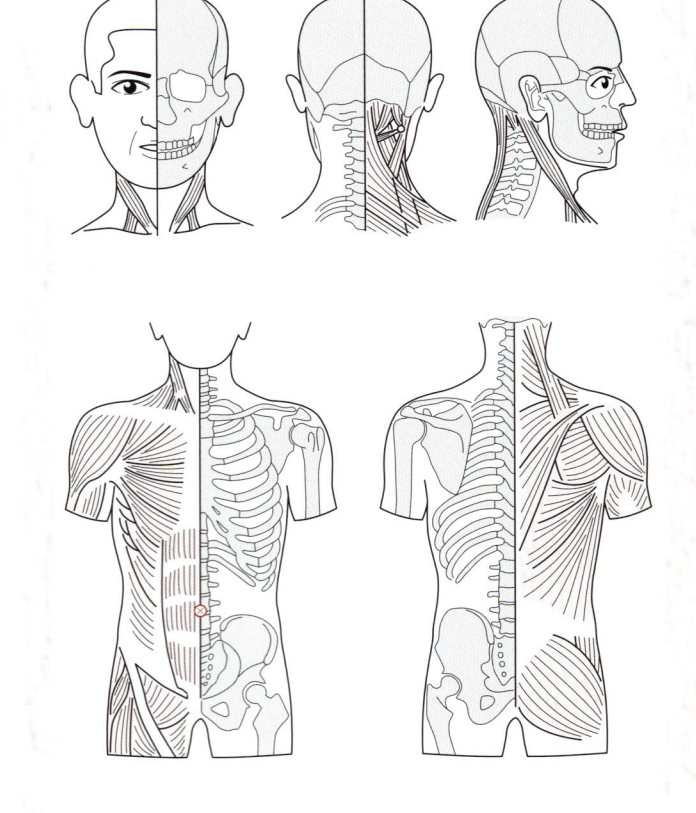

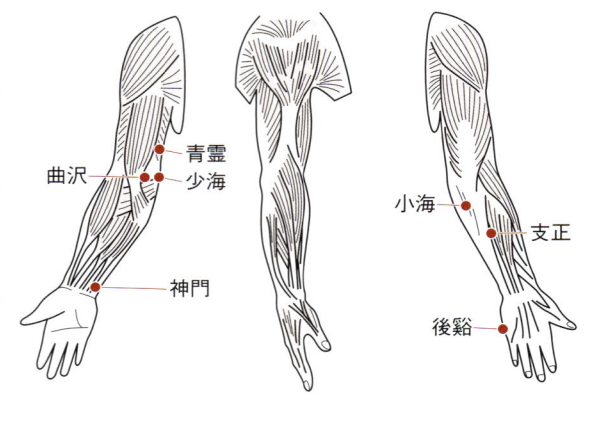

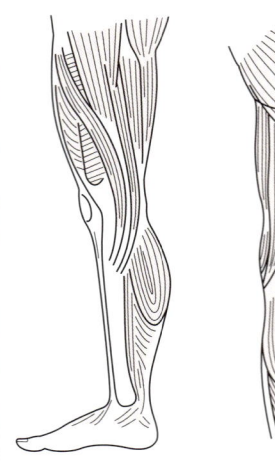

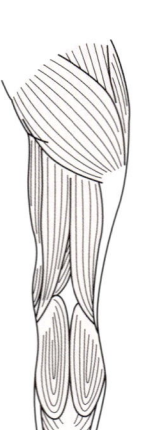

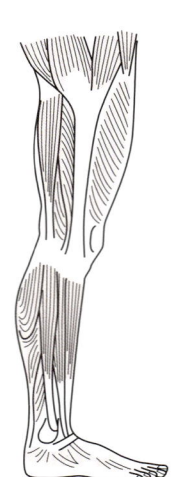

神経・精神　15. 橈骨神経痛

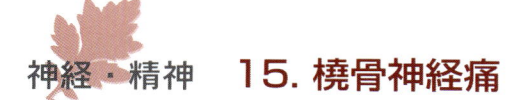

| 処　方 | 曲池, 手三里, 消濼, 臑会, 臂臑, 肩井, 天宗 |

取　穴

曲　池 (LI11)	肘を屈曲してできる肘窩横紋の外方で, 上腕骨外側上顆の前
手三里 (LI10)	前腕後橈側にあり, 曲池穴の下2寸, 長・短橈側手根伸筋の間
消　濼 (TE12)	臑会穴と清冷淵穴の中央

- (注1) 肘頭の上4寸5分に当たる
- (注2) 橈骨神経幹が走る

臑　会 (TE13)	肩髎穴から肘頭に向かい下3寸
臂　臑 (LI14)	肩髃穴から曲池穴に向かい下3寸, 三角筋の前縁
肩　井 (GB21)	肩髃穴と大椎穴を結ぶ線のほぼ中間, 乳頭線上
天　宗 (SI11)	棘下窩のほぼ中央

疾患概説

橈骨神経の分布領域の痛みで, 特に上腕外側下部から母指, 示指橈側にかけての痛みやだるさである. 神経が筋肉（回外筋など）を貫通する所は絞扼を受けやすい. 仕事やスポーツ（テニス, ゴルフなど）で腕をよく使う人が炎症をおこして, 浮腫などにより神経が圧迫されて発症し, 疼痛を訴える.

治療上のポイント

橈骨神経溝の遠位部は, ツボでは手五里付近で腕橈骨筋起始部, 上腕筋の外側付近に圧痛点がよく出る. また, 手三里およびその内側前腕部, つまり孔最より1寸上部付近に, 分岐した橈骨神経枝が通るので圧痛が出やすい. これら, 手五里（曲池穴から肩髃穴に向かい上3寸）, 手三里, 孔最（前腕前橈側にあり, 太淵穴の上7寸, 尺沢穴の下3寸）の上1寸付近の圧痛点を探して施灸する. 神経痛には米粒大を硬くひねり, 強刺激とする.

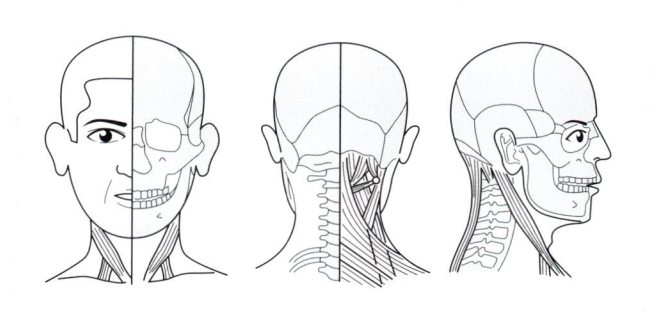

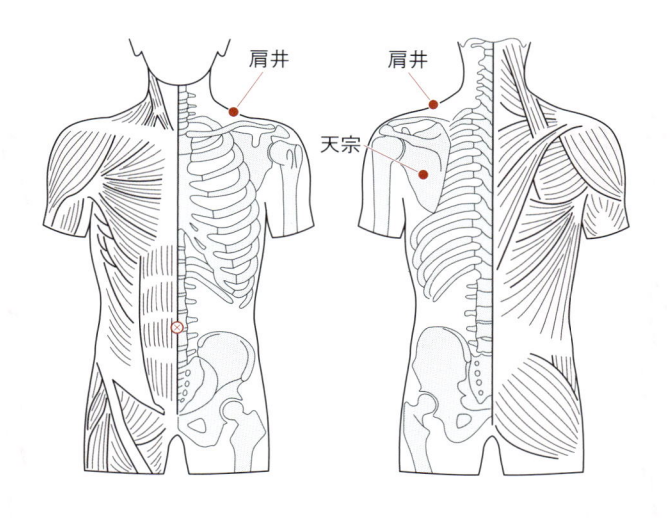

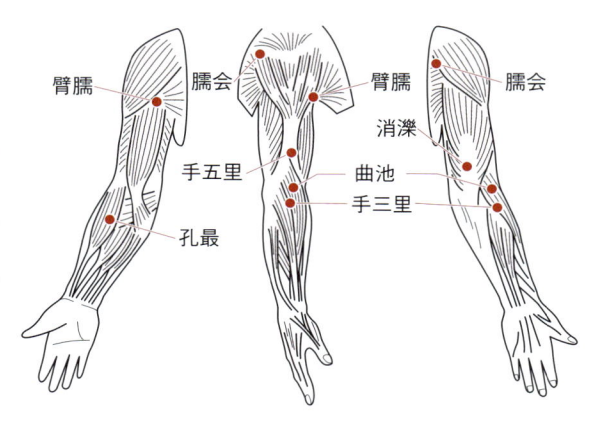

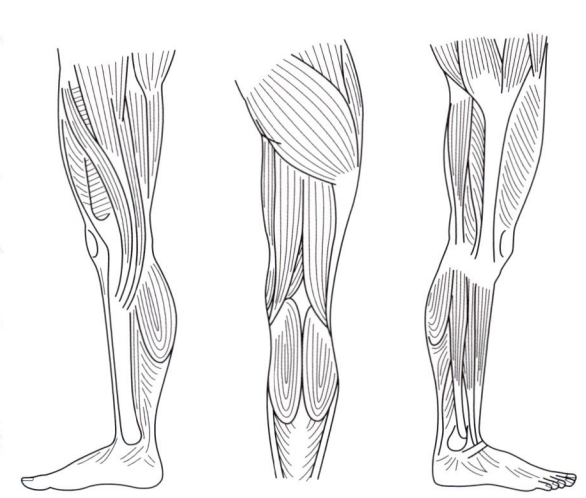

神経・精神　**16. 肋間神経痛**

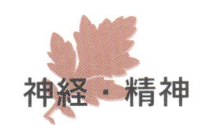

処　方	心兪，膈兪，肝兪，期門，膻中

取　穴

- 心　兪（BL15）　第5・第6胸椎棘突起間の外1寸5分
- 膈　兪（BL17）　第7・第8胸椎棘突起間の外1寸5分
- 肝　兪（BL18）　第9・第10胸椎棘突起間の外1寸5分
- 期　門（LR13）　第9肋軟骨付着部の下際
- 膻　中（CV17）　両乳頭を結ぶ線が胸骨体正中線と交わるところ
- （注）乳頭は第4肋間の高さに当たる

疾患概説

胸神経前枝（肋間神経）の分布領域の，胸郭の半側帯状の痛みで，深呼吸時，咳や寝返り時に増強する．多くは胸椎の上・下の肋間神経が侵される．圧痛点は，罹患神経の分布領域で，胸椎の外側の脊中点，腋窩線上で外側皮枝が出る側胸点，胸骨の外側で前枝の出る前胸点に出る．原因には肋骨への癌の転移や圧迫，肋骨骨折，変形性脊椎症，帯状疱疹などがある．

治療上のポイント

1. 深呼吸などにより罹患肋間（患者が痛みを訴える部位）を選ぶ．背中からその肋間に沿って圧痛点を探す．
2. 痛みのある肋間の上下をさぐり，脊中点，側胸点，前胸点で圧痛を確認する（下の図参照）．
外力が加わり胸椎のひねり（ずれ）により，その上・下から椎間孔を出る神経が圧迫，絞扼されることが多い．ときに，内臓腫瘍の圧迫によることもある．
3. 圧痛は神経の分岐部に出るので，その部位に施灸（半米粒大）5壮とする．

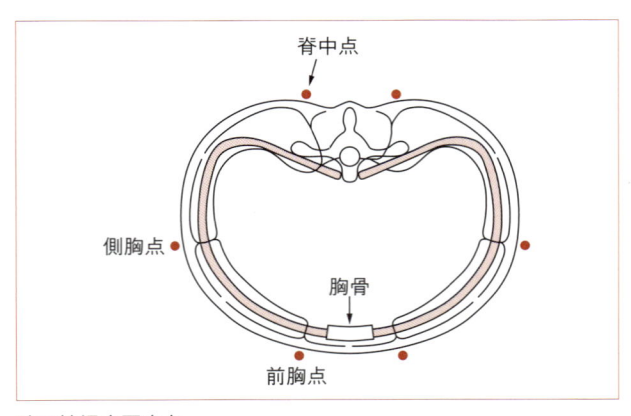

肋間神経痛圧痛点

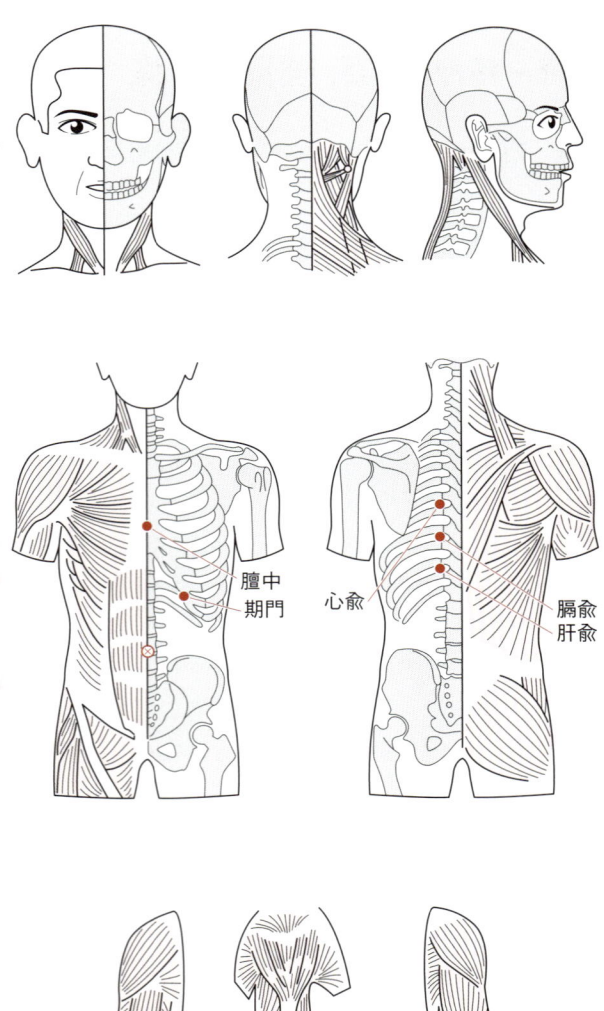

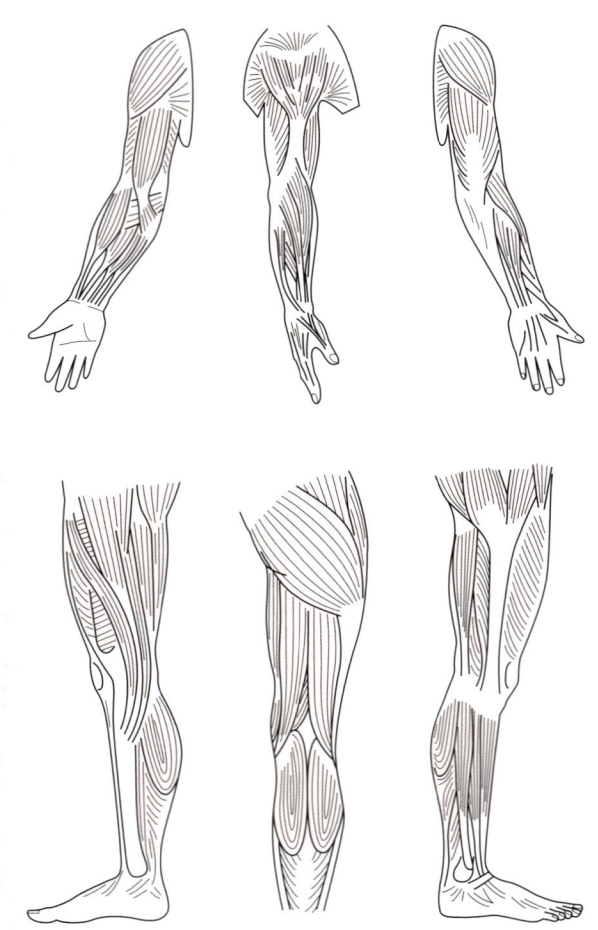

神経・精神　17. 坐骨神経痛

処方　足三里，腎兪，大腸兪，次髎，殷門，委中，承山，崑崙，陽陵泉，環跳，胞肓，志室

取穴

足三里(ST36)　膝を立て，外膝眼穴の下3寸
- (便法) 膝を立て，脛骨の前縁を擦上して指の止まるところの外方陥凹部に取る

腎　兪(BL23)　第2・第3腰椎棘突起間の外1寸5分

大腸兪(BL25)　第4・第5腰椎棘突起間の外1寸5分

次　髎(BL32)　第2後仙骨孔部

殷　門(BL37)　後大腿部のほぼ中央，承扶穴と委中穴を結ぶ線のほぼ中央
- (注) 坐骨神経幹が深部を走る

委　中(BL40)　膝窩横紋の中央
- (注) 脛骨神経が深部を走る．膝窩動脈が通る

承　山(BL57)　委中穴の下，腓腹筋内側頭と外側頭の筋溝下端
- (便法) アキレス腱の上方から腓腹筋の間を圧上して，指の止まるところに取る

崑　崙(BL60)　外果の最も尖ったところの高さで，外果とアキレス腱の間，陥凹部

陽陵泉(GB34)　膝をたてて腓骨頭の前下際
- (注1) 陰陵泉穴と内外相対す
- (注2) 総腓骨神経が浅・深腓骨神経に分岐するところに当たる

環　跳(GB30)　側臥して股関節を深く屈し，股関節横紋の外端，大転子の前上方陥凹部

胞　肓(BL53)　正中仙骨稜第2仙椎棘突起部の下外方3寸，
- (注) 次髎穴に並ぶ

志　室(BL52)　第2・第3腰椎棘突起間の外3寸

疾患概説

坐骨神経の支配領域である腰殿部，大腿後部，下腿部にかけての疼痛である．原因には，腰椎・仙腸関節の関節炎，腰椎の変形や分離症，脊椎腫瘍，椎間板ヘルニアなどがある．症状は腰殿部の痛みや，大腿後側，下腿後側や外側，足部の痛みである．痛みの性質もいろいろで，シャープなもの，焼くようなもの，ひきつれるもの，しびれるものがあり，発作的や，間歇的に痛んだり持続的な痛みであったりする．慢性化すると知覚鈍麻や鈍痛となる．圧痛点はワレーの圧痛点に出る．

治療上のポイント

坐骨神経(L4～S3)の走行を考え，梨状筋下孔から殿部に出るところやその末梢での分岐部に圧痛が現れる(ワレーの圧痛点)．したがって，大腸兪，次髎，殿点(梨状筋下孔部)，殷門，陽陵泉，あるいは足三里，崑崙などの圧痛を探し，その圧痛点に7～10壮施灸する．

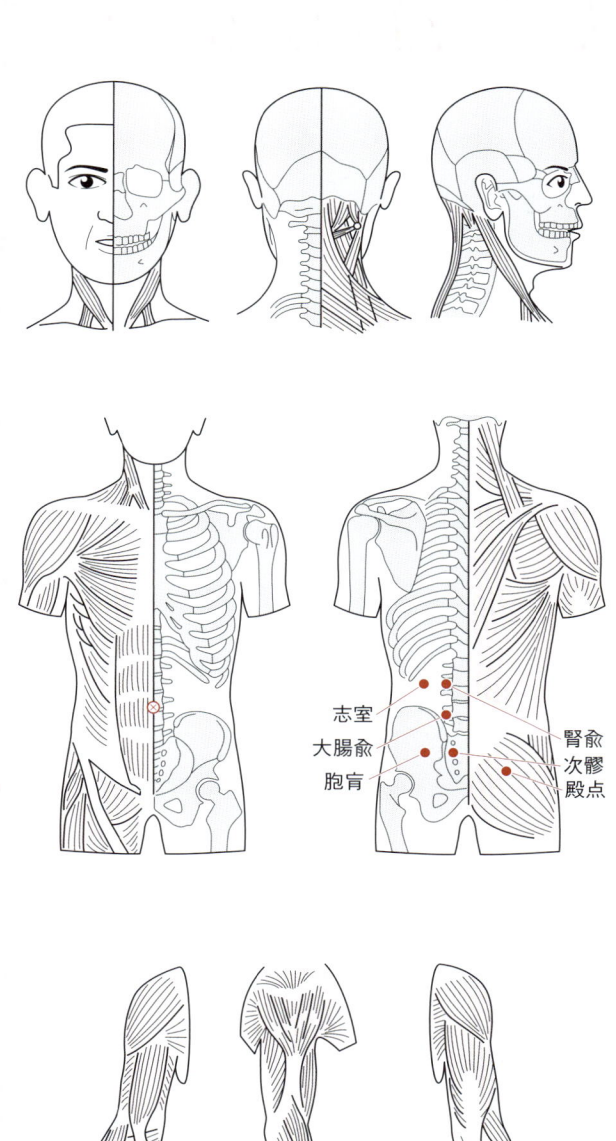

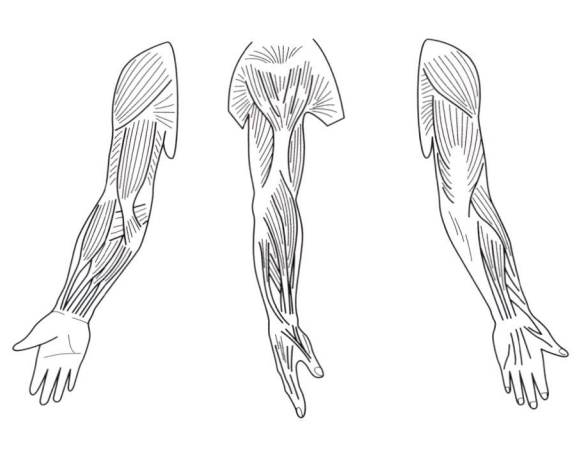

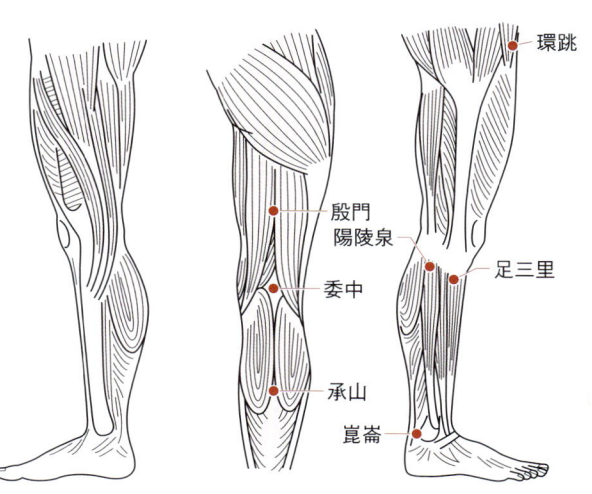

産婦人科　1. 無月経

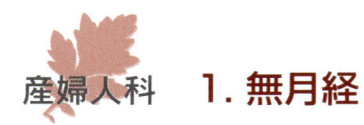

処方	大巨, 足三里, 三陰交, 血海, 肝兪, 腎兪, 小腸兪, 次髎, 志室, 中極, 中脘

取穴

大 巨（ST27）　天枢穴の下2寸, 石門穴の外2寸
足三里（ST36）　膝を立て, 外膝眼穴の下3寸
- （便法）膝を立て, 脛骨の前縁を擦上して指の止まるところの外方陥凹部に取る

三陰交（SP 6）　内果の上3寸, 脛骨内側縁の骨際
- （注1）内果の最も高いところから測る
- （注2）足の太陰脾経, 足の少陰腎経, 足の厥陰肝経の三陰経が会する

血 海（SP10）　大腿前内側にあり, 膝蓋骨内上角の上2寸
- （別説）膝蓋骨内上角の上2寸半に取る

肝 兪（BL18）　第9・第10胸椎棘突起間の外1寸5分
腎 兪（BL23）　第2・第3腰椎棘突起間の外1寸5分
小腸兪（BL27）　正中仙骨稜第1仙椎棘突起部の下外方1寸5分
次 髎（BL32）　第2後仙骨孔部
志 室（BL52）　第2・第3腰椎棘突起間の外3寸
中 極（CV 3）　神闕穴の下4寸, 曲骨穴の上1寸
中 脘（CV12）　神闕穴の上4寸
- （注）胸骨体下端と臍の中央

疾患概説

月経が欠如（1回以上脱落）した状態をいう. 原発性は18歳以上になっても月経がないもので, ある時期まであったものが何かの原因で2週間以上止まってしまったものは続発性無月経という.

原因に, 子宮粘膜の異常, 卵巣の発育不全や炎症, 腫瘍など, 脳下垂体前葉機能不全, 全身起因性で栄養の低下, 生活環境の変化, 蛋白質・ビタミン等の不足による内分泌の変調, ショックや精神的な心痛などがある.

治療上のポイント

骨盤内臓を灸により温めることが大切である. 仙骨部の刺激は副交感神経を活性化させるので, 次髎を中心に圧痛を探す. また, 下腹部では中極を中心とし, 下肢の三陰交, 血海にも半米粒大の施灸を行う.

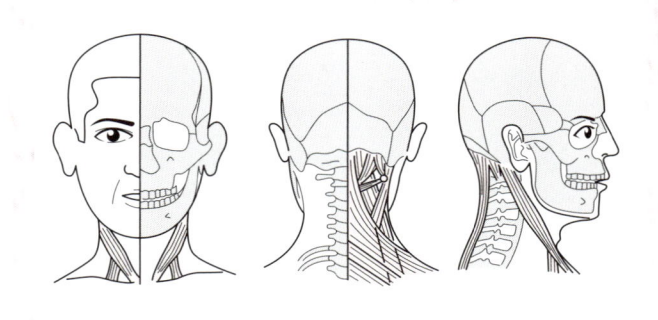

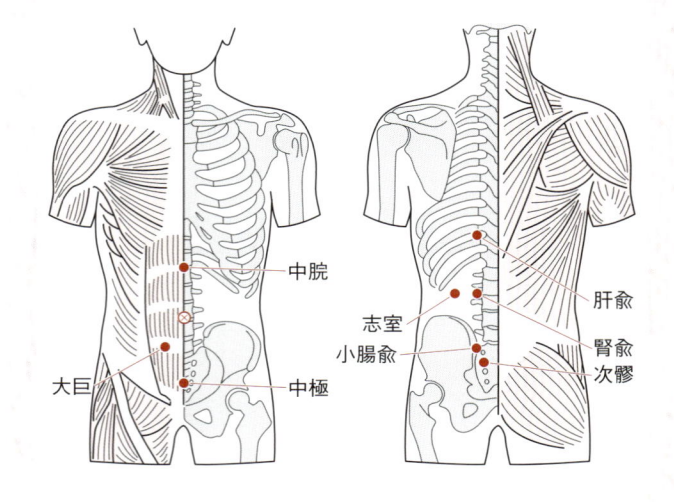

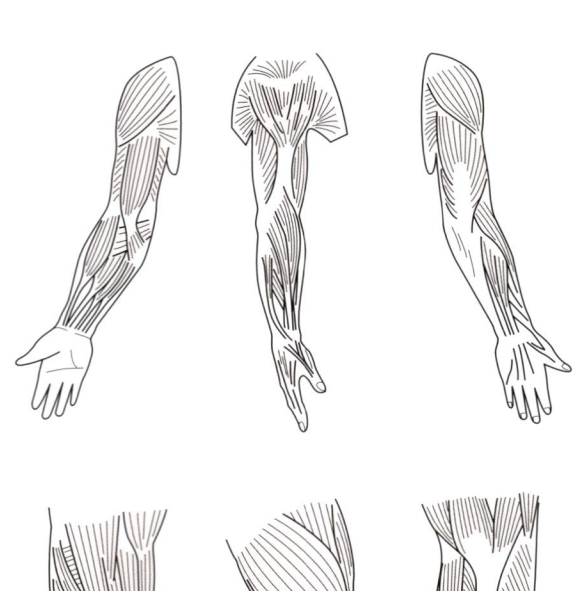

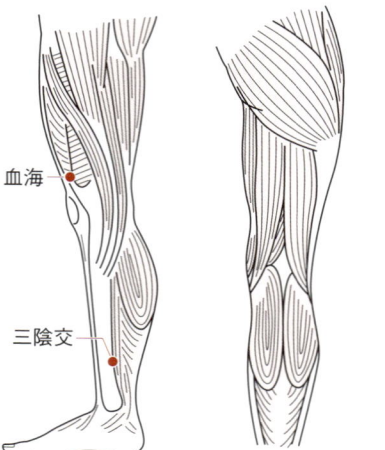

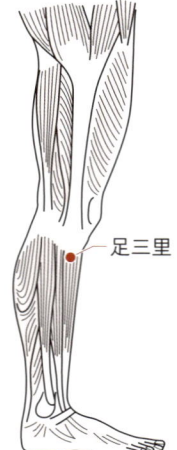

産婦人科　2. 月経不順

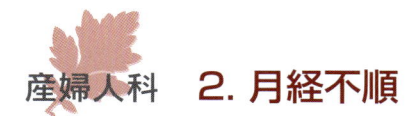

処方　大巨，三陰交，血海，腎兪，次髎，志室，中極，関元，中脘

取穴

大　巨（ST27）　天枢穴の下2寸，石門穴の外2寸
三陰交（SP 6）　内果の上3寸，脛骨内側縁の骨際
- （注1）内果の最も高いところから測る
- （注2）足の太陰脾経，足の少陰腎経，足の厥陰肝経の三陰経が会する

血　海（SP10）　大腿前内側にあり，膝蓋骨内上角の上2寸
- （別説）膝蓋骨内上角の上2寸半に取る

腎　兪（BL23）　第2・第3腰椎棘突起間の外1寸5分
次　髎（BL32）　第2後仙骨孔部
志　室（BL52）　第2・第3腰椎棘突起間の外3寸
中　極（CV 3）　神闕穴の下4寸，曲骨穴の上1寸
関　元（CV 4）　神闕穴の下3寸
中　脘（CV12）　神闕穴の上4寸
- （注）胸骨体下端と臍の中央

疾患概説

月経周期は，正常では25日～35日の一定間隔が保たれるが，24日以内を頻発月経，36日以上を稀発月経と呼ぶ．治療が必要なのは不妊の場合である．基礎体温測定により無排卵期や黄体機能不全などの異常が発見できる．黄体機能不全では受精卵の子宮着床が障害されるので，治療して改善する必要がある．

治療上のポイント

無月経と同様に，骨盤内臓の血液循環を良好にするよう努める．それには仙骨部（八髎穴）の施灸が効果的である．

八髎穴：左右の上髎，次髎，中髎，下髎を合わせたものを八髎穴という（左右の第1～第4仙骨孔部に一致している）．

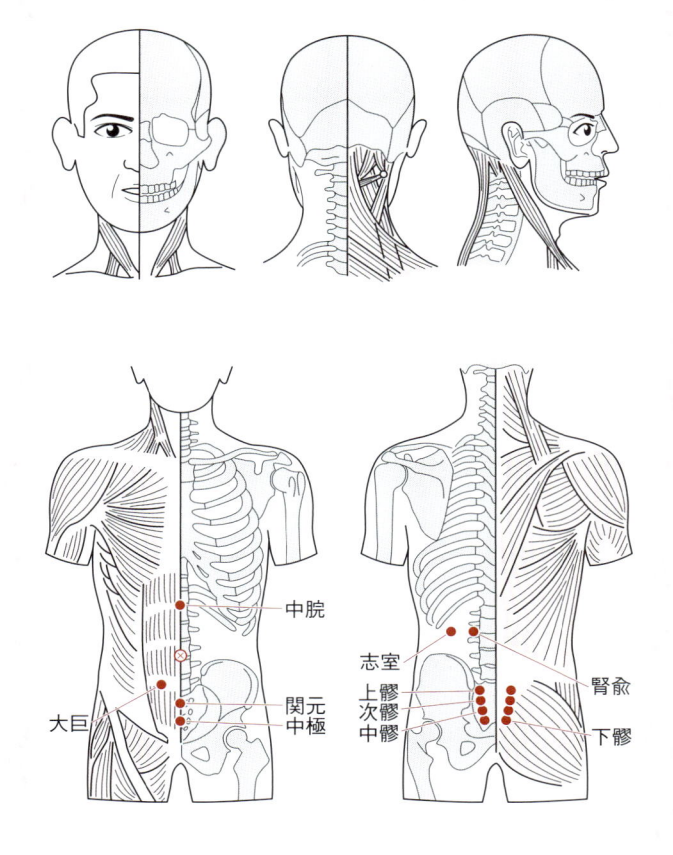

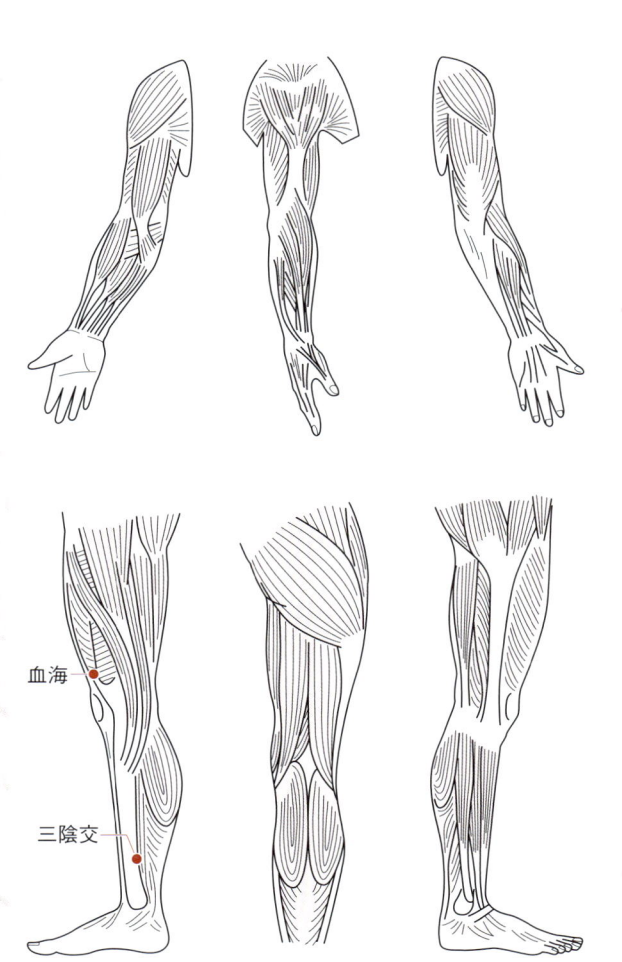

産婦人科 3. 不妊症

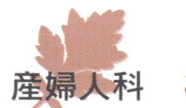

| 処方 | 大巨，足三里，三陰交，次髎，中極，気海，中脘 |

取穴

大 巨（ST27） 天枢穴の下2寸，石門穴の外2寸
足三里（ST36） 膝を立て，外膝眼穴の下3寸
- （便法）膝を立て，脛骨の前縁を擦上して指の止まるところの外方陥凹部に取る

三陰交（SP 6） 内果の上3寸，脛骨内側縁の骨際
- （注1）内果の最も高いところから測る
- （注2）足の太陰脾経，足の少陰腎経，足の厥陰肝経の三陰経が会する

次 髎（BL32） 第2後仙骨孔部
中 極（CV 3） 神闕穴の下4寸，曲骨穴の上1寸
気 海（CV 6） 神闕穴の下1寸5分
中 脘（CV12） 神闕穴の上4寸
- （注）胸骨体下端と臍の中央

疾患概説

結婚後，一度も妊娠しない場合を原発性不妊，1回以上妊娠した後の不妊の場合を続発性不妊という．原因は，男子の場合（男性不妊）には精子欠乏症，精子過少症などがあり，女子の場合（女性不妊）は卵子形成異常，卵巣発育不全，卵巣の炎症・癌や放射線障害，卵巣・卵管の病気による排卵障害，子宮発育不全，子宮筋腫，受精卵の着床や発育障害などがあげられる．器質的な原因が認められないものを機能的不妊，器質的原因があるものを器質的不妊と分類される．

治療上のポイント

機能的不妊症の場合は基本的には仙骨部の施灸がよい．骨盤内臓の血液循環を良好にし，温めることである．次髎の外方にある胞肓は子宮を意味するので，腎兪，次髎とともに施灸するとよい．

胞肓（BL53）：正中仙骨稜第2仙椎棘突起部の下外方3寸
腎兪（BL23）：第2・第3腰椎棘突起間の外1寸5分

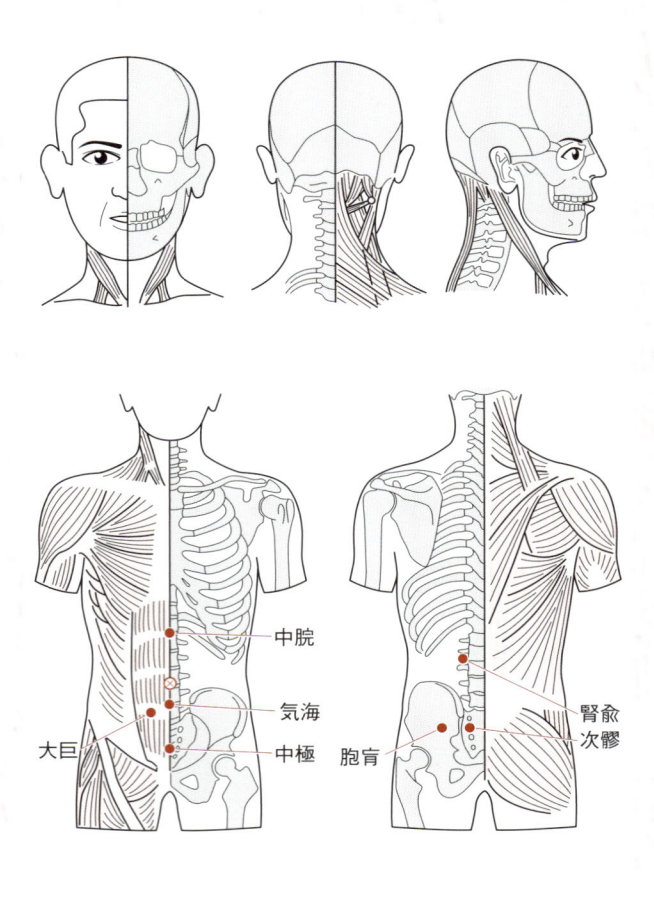

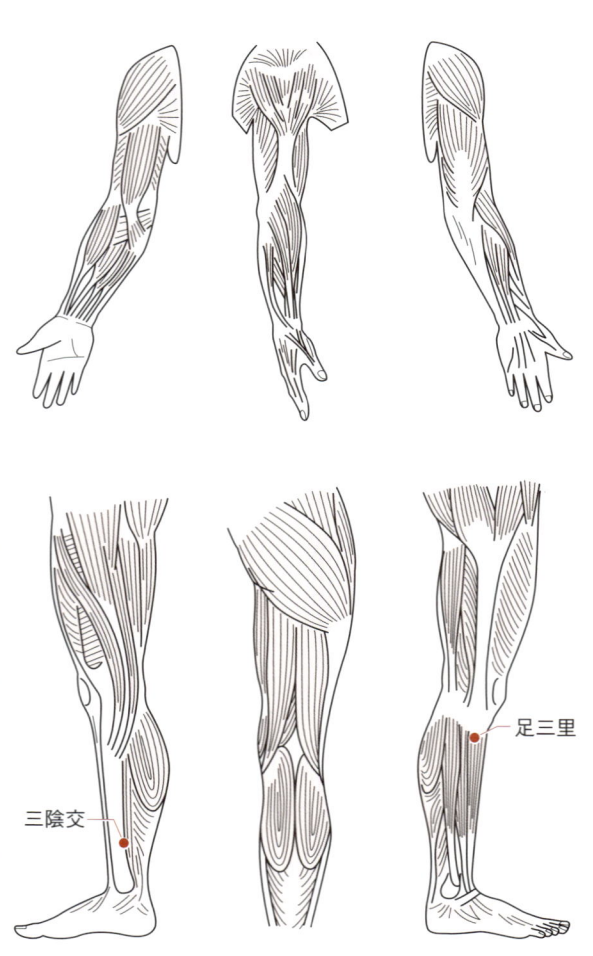

産婦人科　4. 冷え症

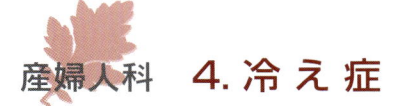

処　方	大巨，足三里，腎兪，大腸兪，次髎，太谿，中脘，隠白，陰谷，天枢，関元，三陰交

取　穴

- **大　巨**（ST27）　天枢穴の下2寸，石門穴の外2寸
- **足三里**（ST36）　膝を立て，外膝眼穴の下3寸
  - （便法）膝を立て，脛骨の前縁を擦上して指の止まるところの外方陥凹部に取る
- **腎　兪**（BL23）　第2・第3腰椎棘突起間の外1寸5分
- **大腸兪**（BL25）　第4・第5腰椎棘突起間の外1寸5分
- **次　髎**（BL32）　第2後仙骨孔部
- **太　谿**（KI 3）　内果の最も尖ったところの高さで，内果とアキレス腱の間陥凹部，動脈拍動部
  - （注）後脛骨動脈幹が通る
- **中　脘**（CV12）　神闕穴の上4寸
  - （注）胸骨体下端と臍の中央
- **隠　白**（SP 1）　足の第1指内側爪甲根部，爪甲の角を去ること1分
- **陰　谷**（KI10）　膝を少し屈曲し，膝窩横紋の内端半腱様筋腱と半膜様筋腱の間
- **天　枢**（ST25）　臍の外2寸
- **関　元**（CV4）　神闕穴の下3寸
- **三陰交**（SP 6）　内果の上3寸，脛骨内側縁の骨際
  - （注1）内果の最も高いところから測る
  - （注2）足の太陰脾経，足の少陰腎経，足の厥陰肝経の三陰経が会する

疾患概説

体質的な素因があり，虚弱体質で貧血，先天的・体質的に精力不足，胃腸が弱く胃下垂体質の人，更年期障害やホルモン分泌の機能的異常によるものなどがある．

症状は自覚的に足腰が冷え，手もたえず冷たいと感じる人，腰や殿部がスースーと風が吹き込むように感じる人，膝がいつも冷たいと感じる人，手先や足裏が氷の中に入れられたように冷たいと感じる人などがある．

治療上のポイント

手や足の冷えは少陰病の症状であり，腎経の原穴である太谿の施灸や，三陰交，太衝に施灸すると血管や神経に直接温熱刺激が加えられるので，冷え症に有効である．

次髎に5～7壮施灸するとよい．

太衝（LR 3）：足背にあり，第1・第2中足骨底間の前，陥凹部
（注）前脛骨動脈幹が弓状動脈を形成する分岐部に当たる

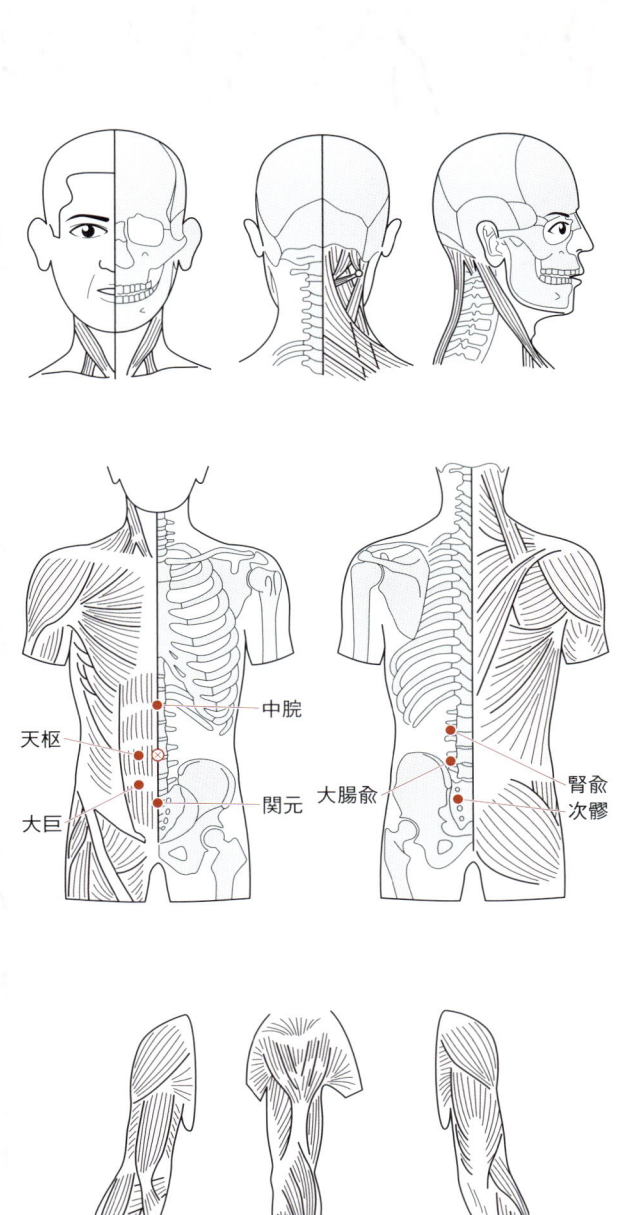

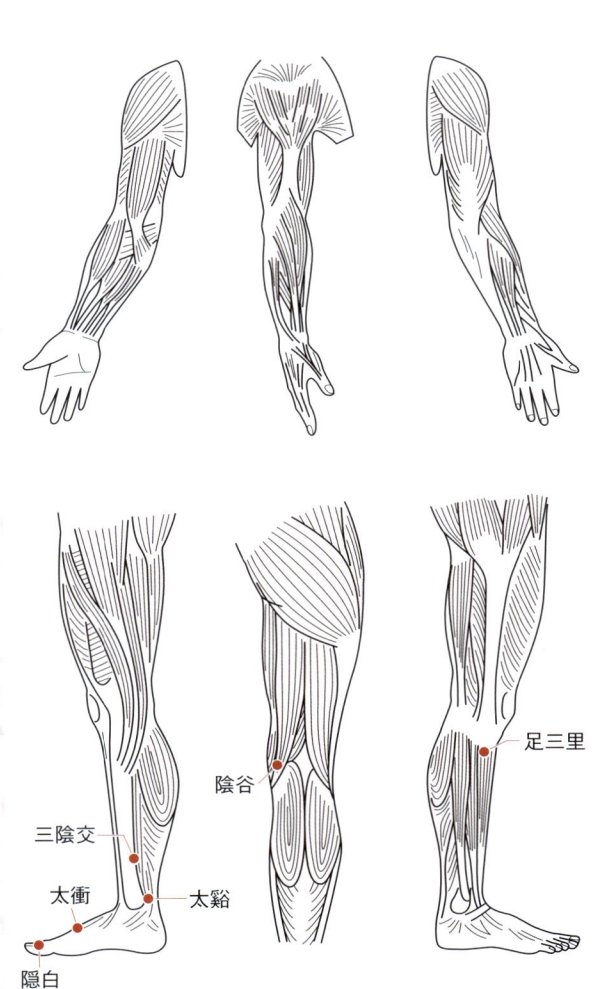

産婦人科　5. 更年期障害

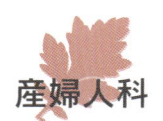

処　方	曲池，大巨，足三里，三陰交，天柱，心兪，膈兪，脾兪，腎兪，次髎，太谿，郄門，天髎，身柱，百会，中脘

取　穴

曲　池(LI11)　肘を屈曲してできる肘窩横紋の外方で，上腕骨外側上顆の前

大　巨(ST27)　天枢穴の下2寸，石門穴の外2寸

足三里(ST36)　膝を立て，外膝眼穴の下3寸
- (便法)膝を立て，脛骨の前縁を擦上して指の止まるところの外方陥凹部に取る

三陰交(SP6)　内果の上3寸，脛骨内側縁の骨際
- (注1)内果の最も高いところから測る
- (注2)足の太陰脾経，足の少陰腎経，足の厥陰肝経の三陰経が会する

天　柱(BL10)　瘂門穴の外1寸3分
- (注)頭半棘筋の膨隆部の外縁に当たる

心　兪(BL15)　第5・第6胸椎棘突起間の外1寸5分

膈　兪(BL17)　第7・第8胸椎棘突起間の外1寸5分

脾　兪(BL20)　第11・第12胸椎棘突起間の外1寸5分

腎　兪(BL23)　第2・第3腰椎棘突起間の外1寸5分

次　髎(BL32)　第2後仙骨孔部

太　谿(KI3)　内果の最も尖ったところの高さで，内果とアキレス腱の間陥凹部，動脈拍動部
- (注)後脛骨動脈幹が通る

郄　門(PC4)　大陵穴から曲沢穴に向かい上5寸
- (注)正中神経幹が走る

天　髎(TE15)　肩甲骨上角の外上方で，肩井穴と曲垣穴の中間

身　柱(GV12)　第3・第4胸椎棘突起間
- (注)左右の肩甲棘内端を結んだ線と正中線の交わるところが第3・第4胸椎棘突起間に当たる場合が多い

百　会(GV20)　前髪際を入ること5寸，正中線上
- (便法)左右の耳尖を結んだ線が正中線と交わる所に取る

中　脘(CV12)　神闕穴の上4寸
- (注)胸骨体下端と臍の中央

疾患概説

　更年期に現れる不定愁訴症候群であり，通常1〜3年を要する．閉経期におこる．閉経期は個人差があり，45〜55歳の間をいう．症状としては，循環障害，新陳代謝障害があり，心悸亢進，めまい，耳鳴，頭重，倦怠感，不眠，食欲不振や逆上，健忘などがおこる．さらにノイローゼ症状，不安神経症，肩こりを訴えることも多い．

治療上のポイント

　更年期のいら立ちに，身柱，神道(第5・第6椎棘突起間)，霊台，至陽に半米粒大5壮程度施灸するとよい．

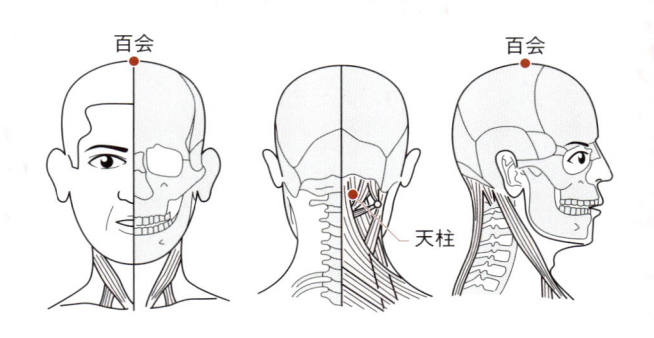

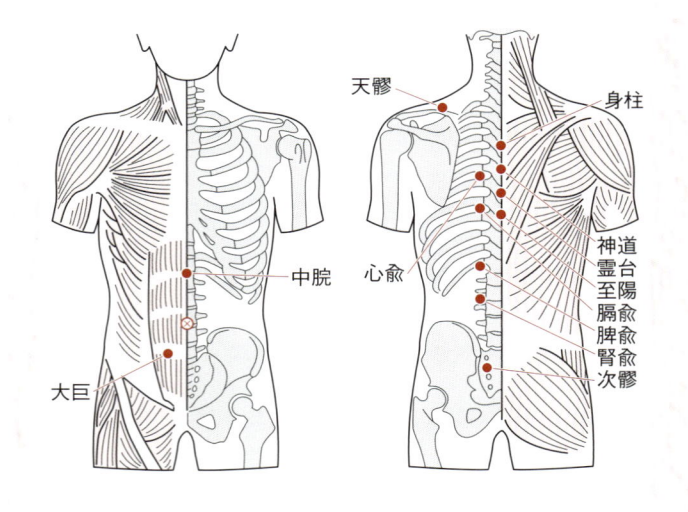

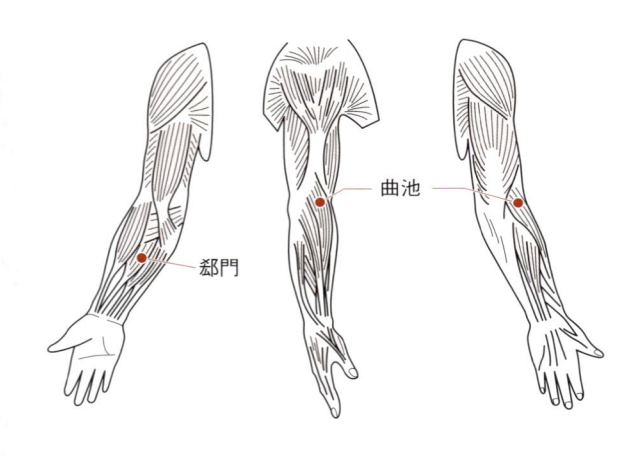

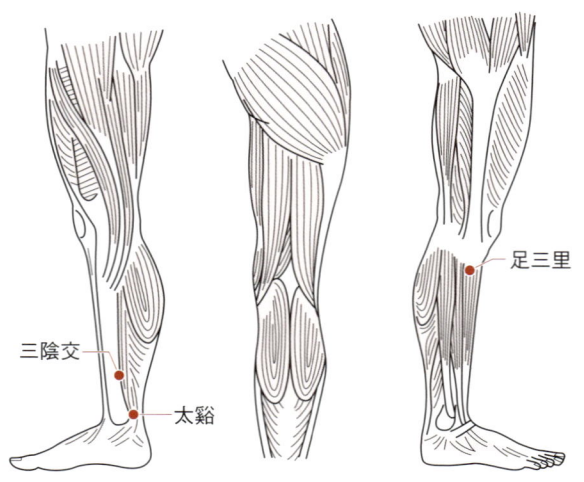

産婦人科 6. 妊娠悪阻

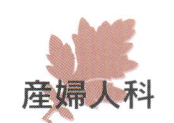

処 方	膈兪, 脾兪, 中脘, 巨闕

取 穴	
膈 兪 (BL17)	第7・第8胸椎棘突起間の外1寸5分
脾 兪 (BL20)	第11・第12胸椎棘突起間の外1寸5分
中 脘 (CV12)	神闕穴の上4寸
●(注) 胸骨体下端と臍の中央	
巨 闕 (CV14)	胸骨体下端の下2寸に取る.

疾患概説

妊娠6～8週に発現する悪心, 嘔吐, 食欲不振などの消化器症状を中心としたもので, 妊婦の半数以上にみられる. ひどくなり, 妊婦の栄養が極度に障害され衰弱する場合を妊娠中毒症という. 早期空腹時に嘔吐の症状が著明となり, 唾液分泌が亢進し, 胸やけ, 嗜好が変わり, 酸味を好むようになったり, ときどき異物嗜好を伴うが, 妊娠3～4カ月頃には自然に消退する.

治療上のポイント

期門, 肝兪, 太衝は処方に記載がないが, 併せて施灸（半米粒大）すると, 肝臓の機能を高め解毒効果が亢進するのでよい.

期門 (LR14)：第9肋軟骨付着部の下際
肝兪 (BL18)：第9・第10胸椎棘突起間の外1寸5分
太衝 (LR 3)：足背にあり, 第1・第2中足骨底間の前, 陥凹部
　（注）前脛骨動脈幹が弓状動脈を形成する分岐部に当たる

➡ 116頁

霊台 (GV10)：第6・第7胸椎棘突起間
至陽 (GV 9)：第7・第8胸椎棘突起間
　（注）左右の肩甲骨下角を結んだ線と正中線の交わるところが第7・第8胸椎棘突起間に当たる場合が多い

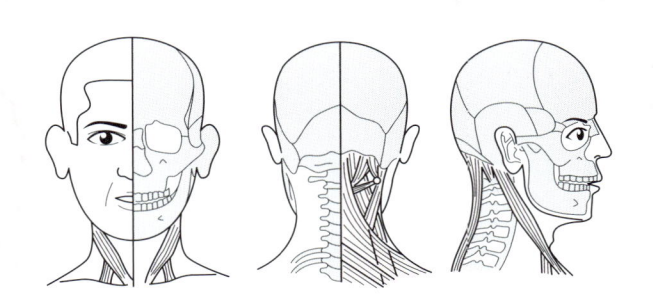

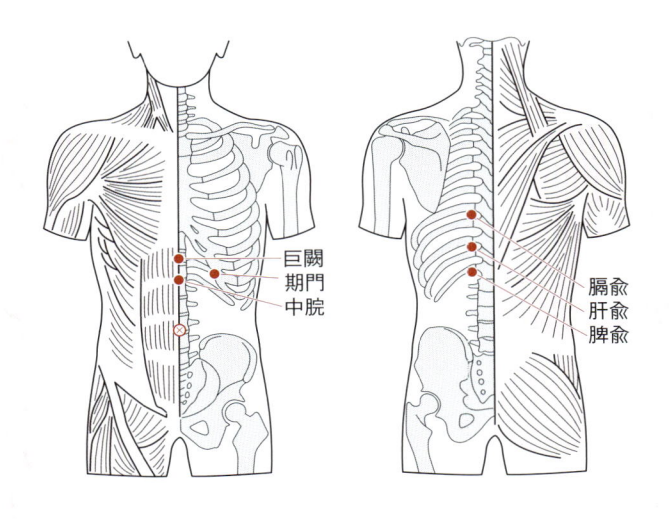

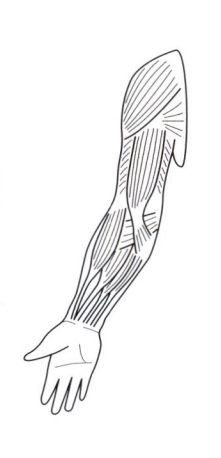

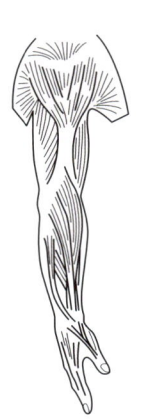

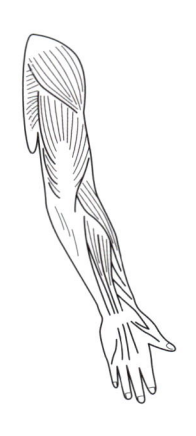

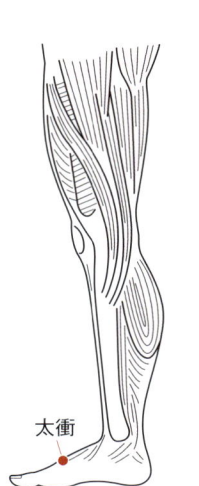

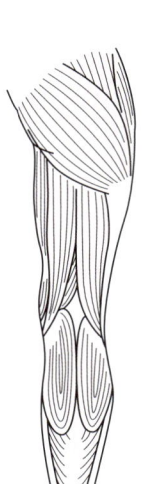

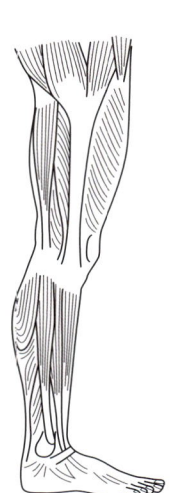

産婦人科　7. 乳汁分泌不全

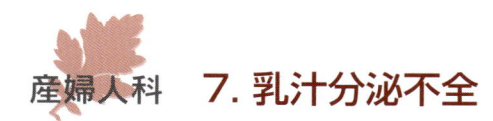

処 方	足三里, 天宗, 脾兪, 中脘, 膻中, 肩髃

取 穴

足三里(ST36)　膝を立て, 外膝眼穴の下3寸
- (便法)膝を立て, 脛骨の前縁を擦上して指の止まるところの外方陥凹部に取る

天　宗(SI11)　棘下窩のほぼ中央

脾　兪(BL20)　第11・第12胸椎棘突起間の外1寸5分

中　脘(CV12)　神闕穴の上4寸
- (注)胸骨体下端と臍の中央

膻　中(CV17)　両乳頭を結ぶ線が胸骨体正中線と交わるところ
- (注)乳頭は第4肋間の高さに当たる

肩　髃(LI15)　肩関節の前方, 肩峰と上腕骨頭の間
- (便法)患者の上肢を水平に持ち上げ, 肩関節部の前後に現われる凹みのうち, 前の凹み

疾患概説

　乳汁分泌が不足し, 授乳に見合う量が出ないものである. 先天的な乳腺の発育不全, 乳腺組織の破壊や閉鎖したもの, 乳頭の形が異状で, 吸引困難や乳児の吸引力不足によるものがある.

　全身的原因として, 母体の栄養不良, 分娩時の出血, 発熱, 衰弱や精神的ショック, ホルモン分泌系の機能不全などである. 乳房マッサージや乳房吸引の刺激が有効である場合も多い.

治療上のポイント

- 膻中への施灸がよいと,「灸歌」(永田徳本)に謳われている.
- 天宗は乳腺炎の名穴でもあり, いずれも乳汁が十分には出ないものに効果があるとされる. 施灸(5〜10壮).

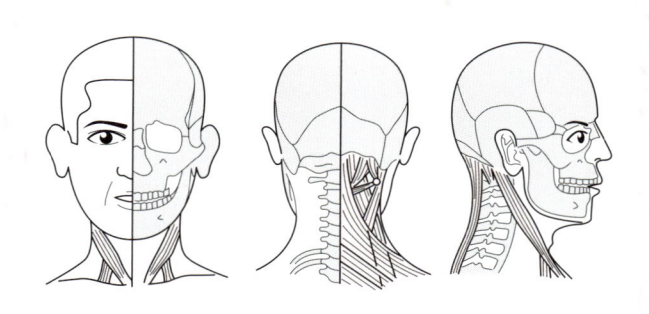

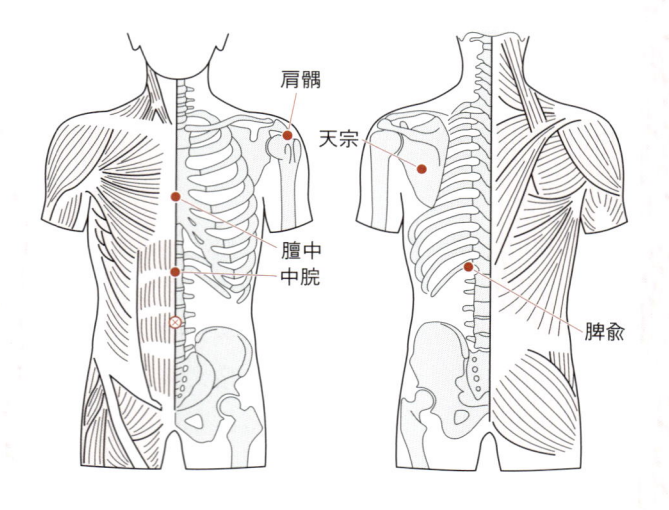

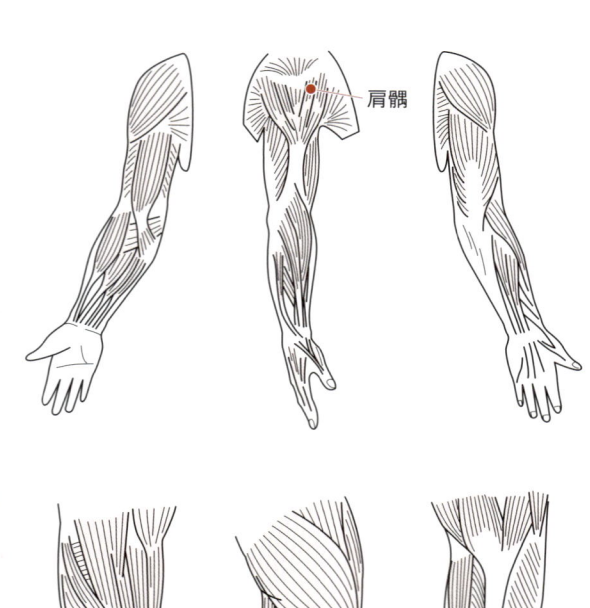

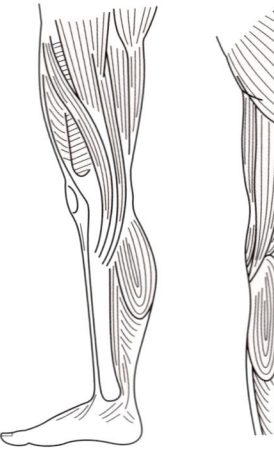

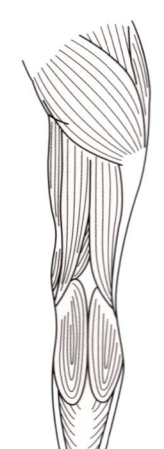

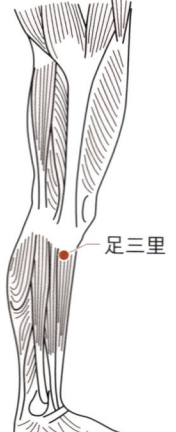

産婦人科 8. 乳腺炎

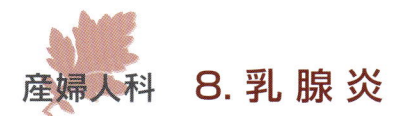

処　方	手三里，天宗，膻中

取　穴

手三里(LI10)　前腕後橈側にあり，曲池穴の下2寸，長・短橈側手根伸筋の間
天　宗(SI11)　棘下窩のほぼ中央
膻　中(CV17)　両乳頭を結ぶ線が胸骨体正中線と交わるところ

● (注) 乳頭は第4肋間の高さに当たる

疾患概説

授乳期の婦人がかかりやすく，乳頭からの感染である．原因はブドウ球菌である．局所的な炎症で，疼痛，熱感，乳頭周囲に硬結がふれる．腋窩リンパ節にも腫脹，疼痛がある．初産婦におこるうっ滞性乳腺炎は，多くは出産後数日で発症する．乳汁のうっ滞によるものである．症状は同様であるが，化膿菌が証明されないものもある．マッサージや吸乳器で排乳すれば治るものもある．

治療上のポイント

妬乳（うっ滞性乳腺炎）を治す名灸穴（奇穴）としての記載が「千金方」にある．患者の口幅を計り，患部の乳頭から上方（乳頭線上）に口幅長を取る．多壮灸するとよい．

魚際（患側の中指を曲げ母指球に当たるところ）を圧してひびくところへ多壮灸すると効くとされる（深谷氏）．

また「名灸穴の研究」（深谷）では，患側の膈兪の外1横指に現れる圧痛・硬結に取穴し，多壮灸するとよいと述べている．

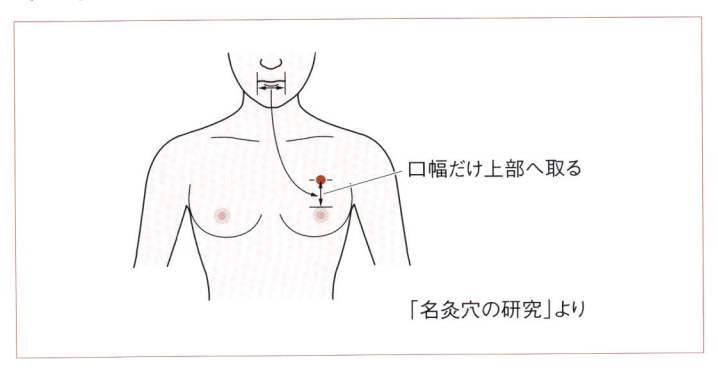

口幅だけ上部へ取る

「名灸穴の研究」より

膈兪（BL17）：第7・第8胸椎棘突起間の外1寸5分

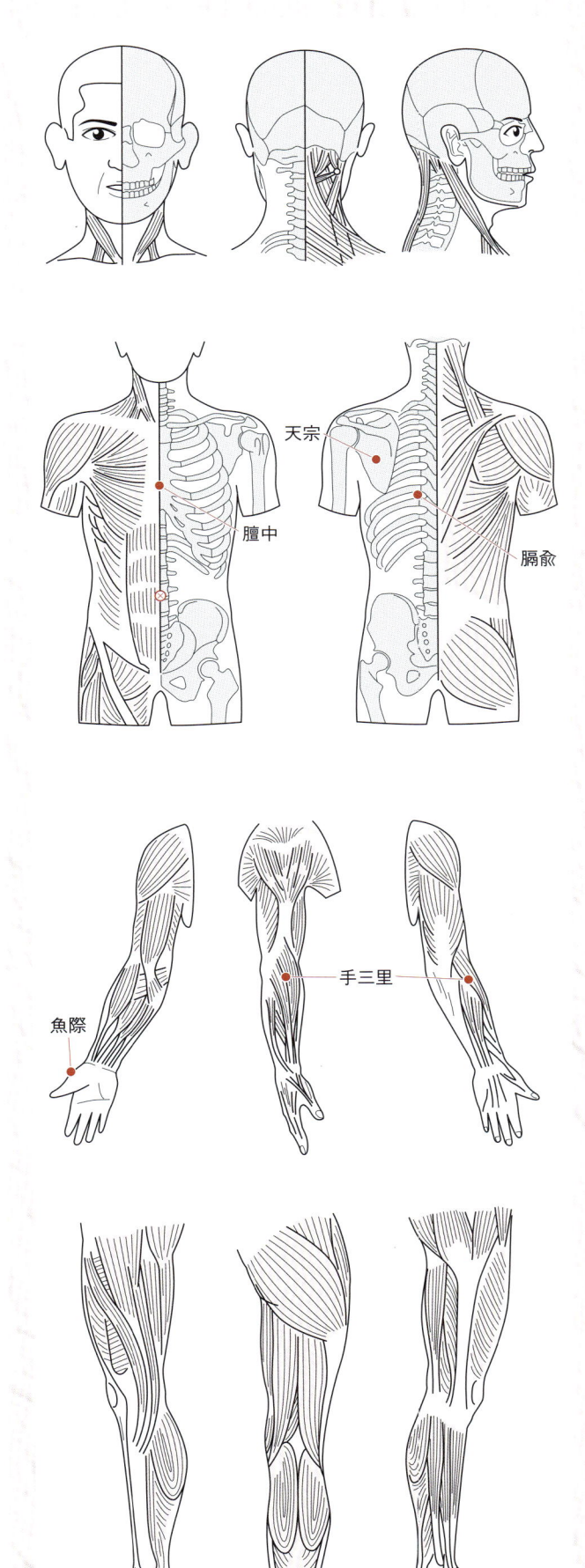

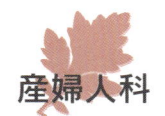

産婦人科　9. 子宮内膜炎

処　方	大巨，三陰交，血海，肝兪，脾兪，腎兪，大腸兪，次髎，志室，陽陵泉，中極，気海，中脘

取　穴

大　巨（ST27）　天枢穴の下2寸，石門穴の外2寸
三陰交（SP 6）　内果の上3寸，脛骨内側縁の骨際
- （注1）内果の最も高いところから測る
- （注2）足の太陰脾経，足の少陰腎経，足の厥陰肝経の三陰経が会する

血　海（SP10）　大腿前内側にあり，膝蓋骨内上角の上2寸
- （別説）膝蓋骨内上角の上2寸半に取る

肝　兪（BL18）　第9・第10胸椎棘突起間の外1寸5分
脾　兪（BL20）　第11・第12胸椎棘突起間の外1寸5分
腎　兪（BL23）　第2・第3腰椎棘突起間の外1寸5分
大腸兪（BL25）　第4・第5腰椎棘突起間の外1寸5分
次　髎（BL32）　第2後仙骨孔部
志　室（BL52）　第2・第3腰椎棘突起間の外3寸
陽陵泉（GB34）　膝をたてて腓骨頭の前下際
- （注1）陰陵泉穴と内外相対す
- （注2）総腓骨神経が浅・深腓骨神経に分岐するところに当たる

中　極（CV 3）　神闕穴の下4寸，曲骨穴の上1寸
気　海（CV 6）　神闕穴の下1寸5分
中　脘（CV12）　神闕穴の上4寸
- （注）胸骨体下端と臍の中央

疾患概説

　子宮内膜は頸管内膜と体部内膜とがあり，頸管内膜炎は特別の誘因がなくても発症しやすい．また分娩時の頸管裂傷による感染で，大腸菌，ブドウ球菌によっておこる．内膜の急性炎症で子宮は腫大し，妊娠3カ月大になることがある．組織に浮腫がおこり，浸潤があり，白血球が増加する．

　症状は下腹部の不快感，疼痛，発熱，悪心，嘔吐，次第に分泌物は膿性となる．ときに悪臭がある．慢性化すると腰痛，月経痛もおこる．

治療上のポイント

　腎兪，大腸兪，次髎，中極，三陰交などへの半米粒大5～7壮施灸するとよい．

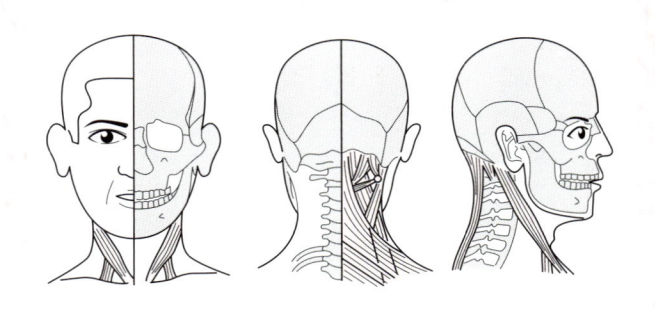

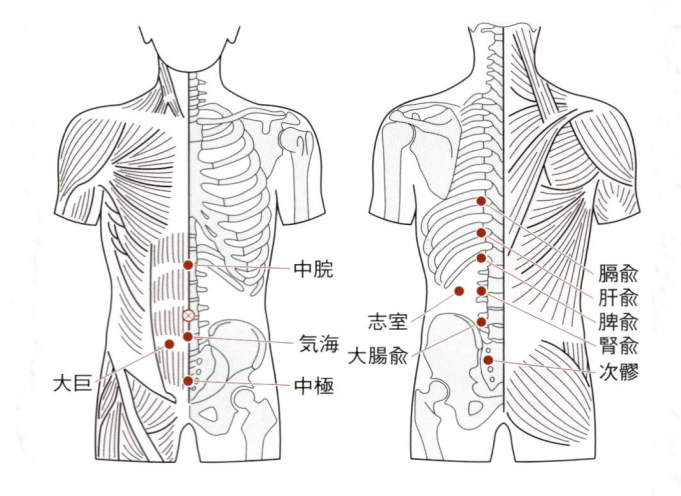

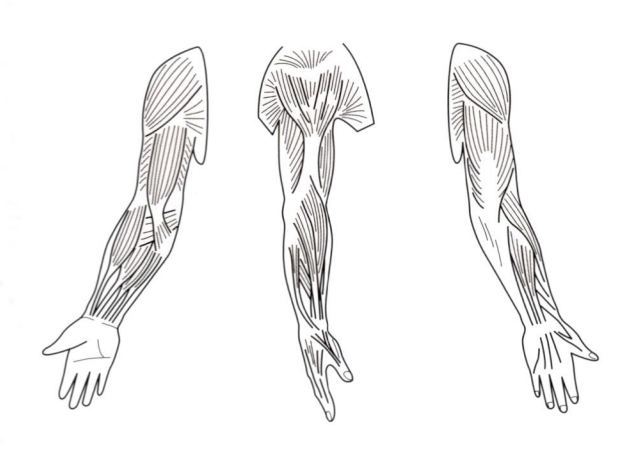

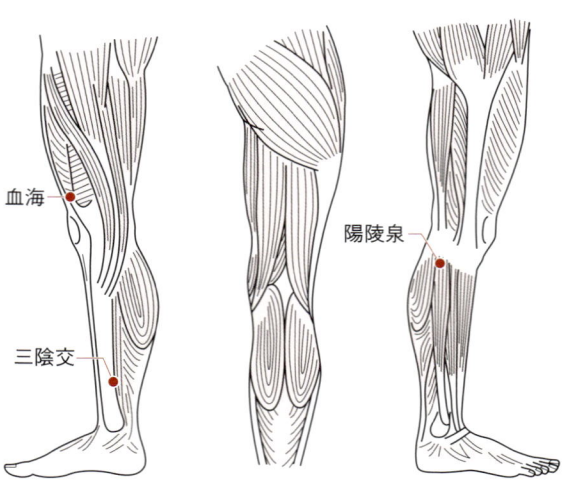

小児科 1. ひきつけ

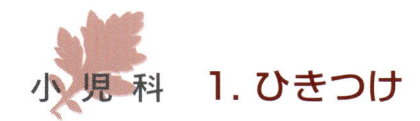

処方 二間,身柱,百会,少沢,隠白

取穴

二 間(LI 2) 第2中手指節関節の下,橈側陥凹部
- (別説) 示指を曲げ,近位指節間関節の橈側横紋端

身 柱(GV12) 第3・第4胸椎棘突起間
- (注) 左右の肩甲棘内端を結んだ線と正中線の交わるところが第3・第4胸椎棘突起間に当たる場合が多い

百 会(GV20) 前髪際を入ること5寸,正中線上
- (便法) 左右の耳尖を結んだ線が正中線と交わる所に取る

少 沢(SI 1) 小指尺側爪甲根部,爪甲の角を去ること1分

隠 白(SP 1) 足の第1指内側爪甲根部,爪甲の角を去ること1分

疾患概説

痙攣性素質の乳幼児におこる発作性の痙攣である.全身的な間代性,強直性の痙攣をおこし,意識を消失することがある.痙攣の続く時間は1~2分で,発作回数は日に1回~数十回に及ぶものがあるとされる.

治療上のポイント

百会,身柱に半米粒大3~5壮施灸するとよい.二間はうっ血があれば刺絡療法がよい.

男子は左,女子は右乳頭の直上に3壮施灸すると救うことができるとしている(名家灸選釈義).

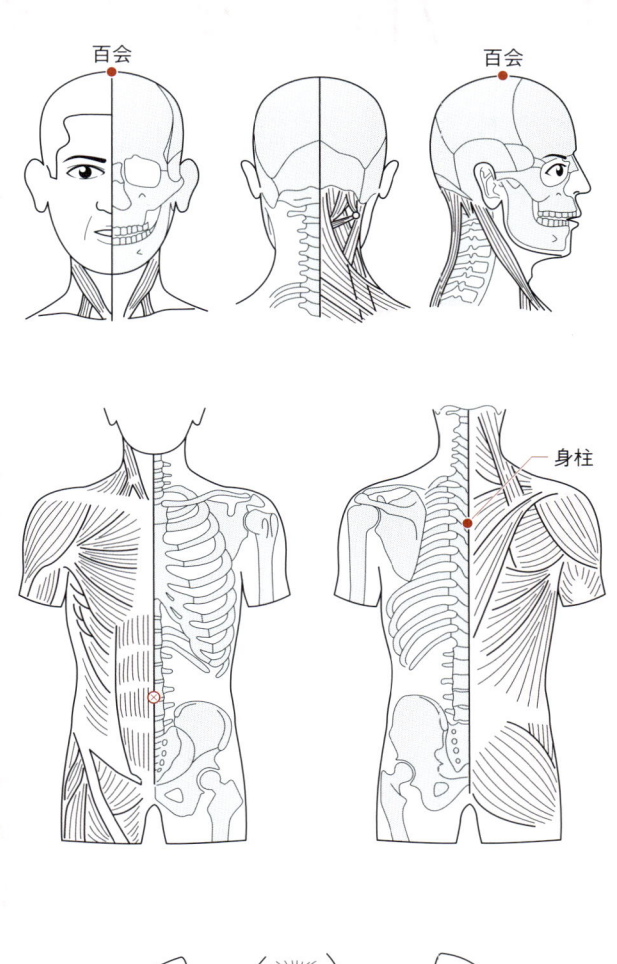

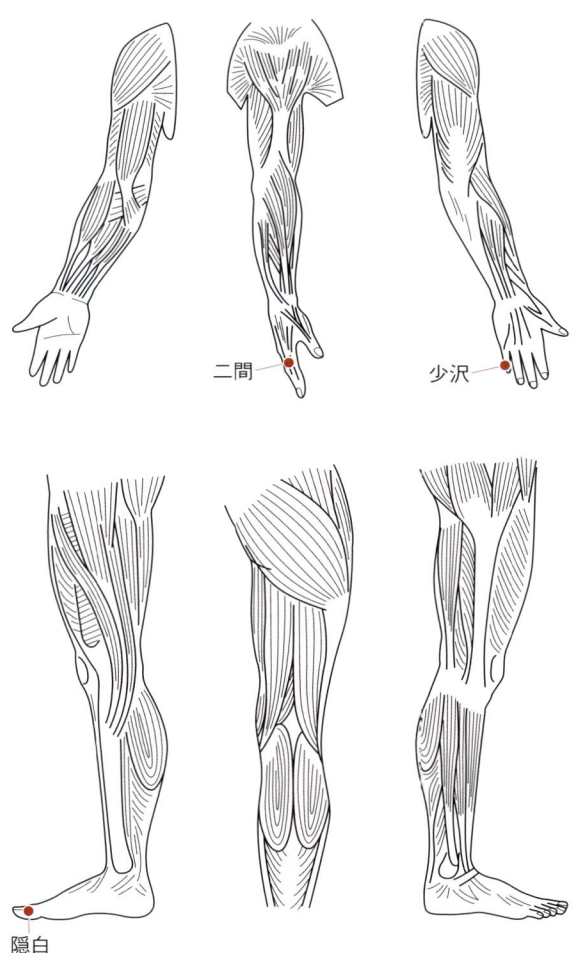

小児科 2. 夜泣き

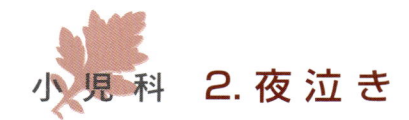

処方 天枢, 肝兪, 腎兪, 身柱, 百会, 後頂

取穴

- **天 枢** (ST25) 臍の外2寸
- **肝 兪** (BL18) 第9・第10胸椎棘突起間の外1寸5分
- **腎 兪** (BL23) 第2・第3腰椎棘突起間の外1寸5分
- **身 柱** (GV12) 第3・第4胸椎棘突起間
  - (注)左右の肩甲棘内端を結んだ線と正中線の交わるところが第3・第4胸椎棘突起間に当たる場合が多い
- **百 会** (GV20) 前髪際を入ること5寸, 正中線上
  - (便法)左右の耳尖を結んだ線が正中線と交わる所に取る
- **後 頂** (GV19) 百会穴の後1寸5分, 正中線上

疾患概説

睡眠中に突然おこる恐怖反応で, 情緒不安定が存在していることを表す反応である. 不安, 恐怖心で泣きさわぐ発作をおこす一種の小児神経症である. 2～8歳ぐらいの神経質で虚弱な小児に多く, 精神的感動, 興奮などが誘因となる. 発作後しばらくして安らかに眠るが, 恐怖発作を記憶していない特徴がある.

治療上のポイント

小児鍼(接触鍼, 摩擦鍼)がよい.

身柱・命門に1番鍼(0.16；30mm)で切皮するとよい.

施灸の場合は, 糸状灸で空気を加減して, 燃えつきると同時に消火する知熱灸を身柱に行う(12頁).

命門(GV 4)：第2・第3腰椎棘突起間
　(注)左右の第12肋骨の先端を結んだ線と正中線の交わるところが命門穴に当たる場合が多い

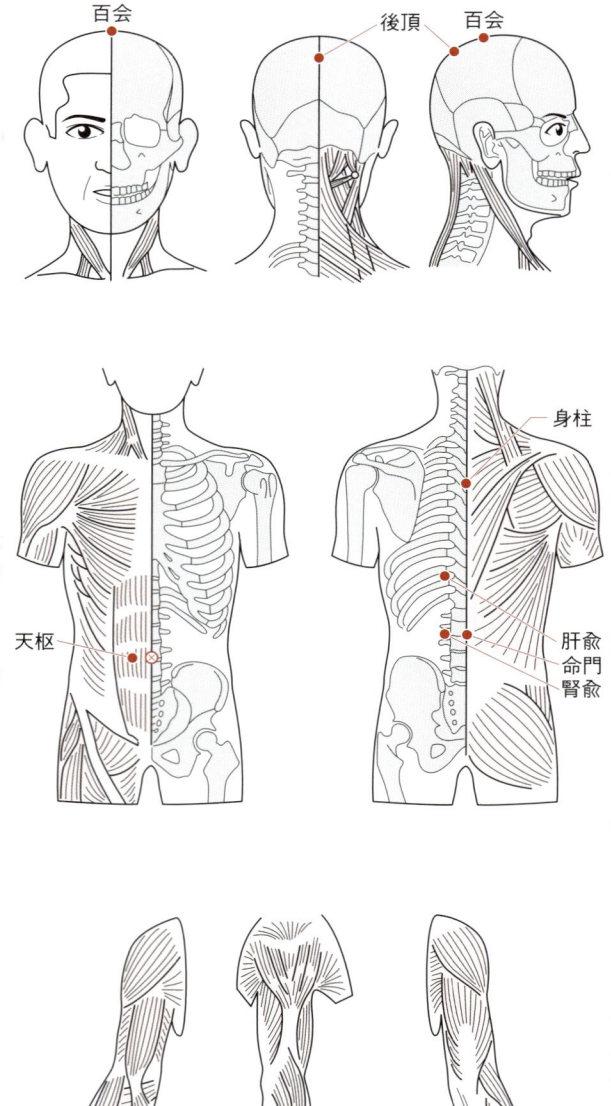

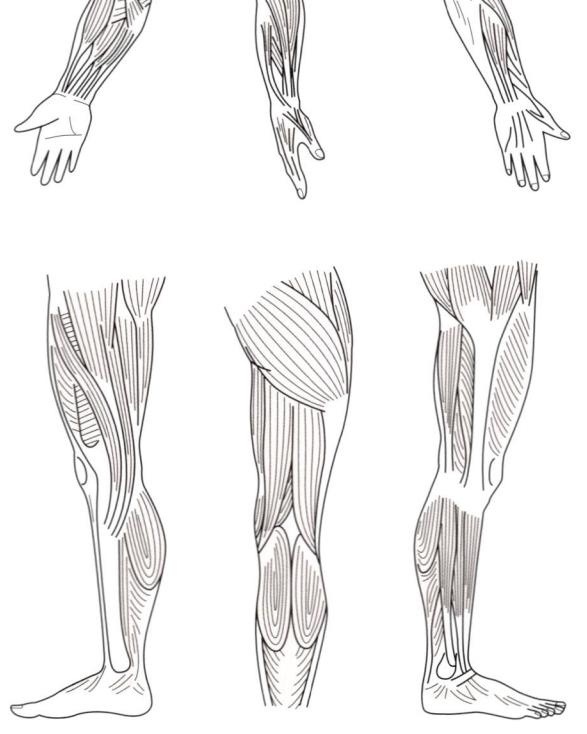

小児科　3. 夜尿症

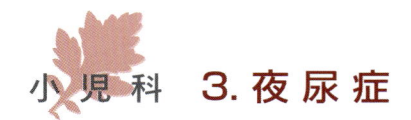

処 方	尺沢，腎兪，次髎，腰陽関，身柱，中封，命門，中極

取 穴

- **尺　沢**（LU 5）　肘窩横紋上にあり，上腕二頭筋腱の橈側
- **腎　兪**（BL23）　第2・第3腰椎棘突起間の外1寸5分
- **次　髎**（BL32）　第2後仙骨孔部
- **腰陽関**（GV 3）　第4・第5腰椎棘突起間
- **身　柱**（GV12）　第3・第4胸椎棘突起間
  - （注）左右の肩甲棘内端を結んだ線と正中線の交わるところが第3・第4胸椎棘突起間に当たる場合が多い
- **中　封**（LR 4）　内果の前1寸，前脛骨筋腱の内側下際の陥凹部
- **命　門**（GV 4）　第2・第3腰椎棘突起間
  - （注）左右の第12肋骨の先端を結んだ線と正中線の交わるところが命門穴に当たる場合が多い
- **中　極**（CV 3）　神闕穴の下4寸，曲骨穴の上1寸

疾患概説

　3～4歳以後で，夜間の睡眠中に無意識に放尿するものをいう．神経質な小児に多い．原因は，尿崩症，膀胱炎，糖尿病などの器質的疾患によるものと，原因不明のものがある．遺伝的素因も関与していると推測される．夜尿の時間も就寝2～3時間のものと，明けがたに放尿するものなどがある．また，毎夜おこるものと，特に疲労したときや，夕食後に水分を取りすぎた夜などにときどきおこるものとがある．

治療上のポイント

　灸は熱くて嫌がるが，知熱灸（直接）から始め，徐々に糸状，ゴマ大，半米粒大へと熱刺激に慣らすことが必要である．本人も夜尿を気にしているので我慢できることが多い．
　身柱，腰陽関，次髎，中極への施灸（半米粒大）各5壮する．

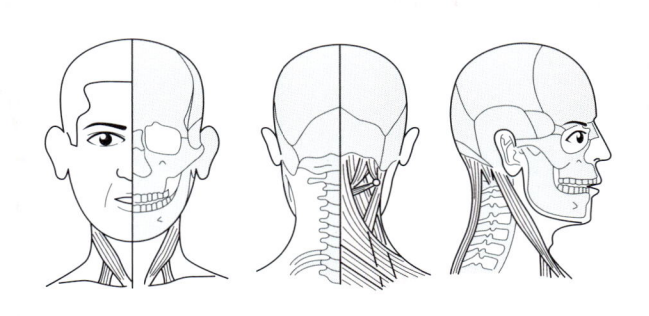

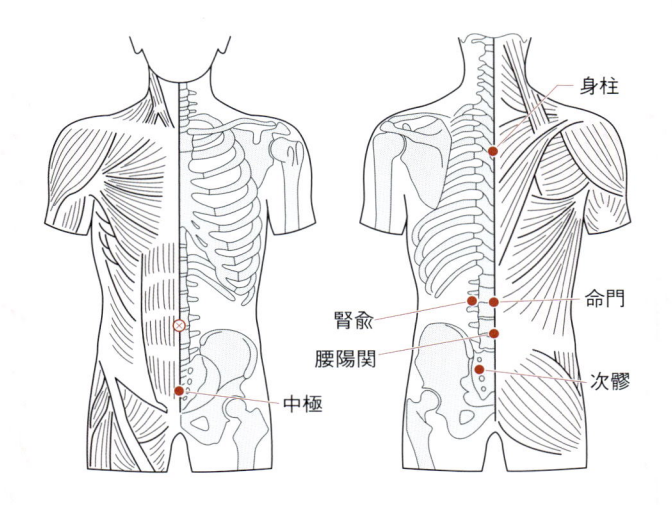

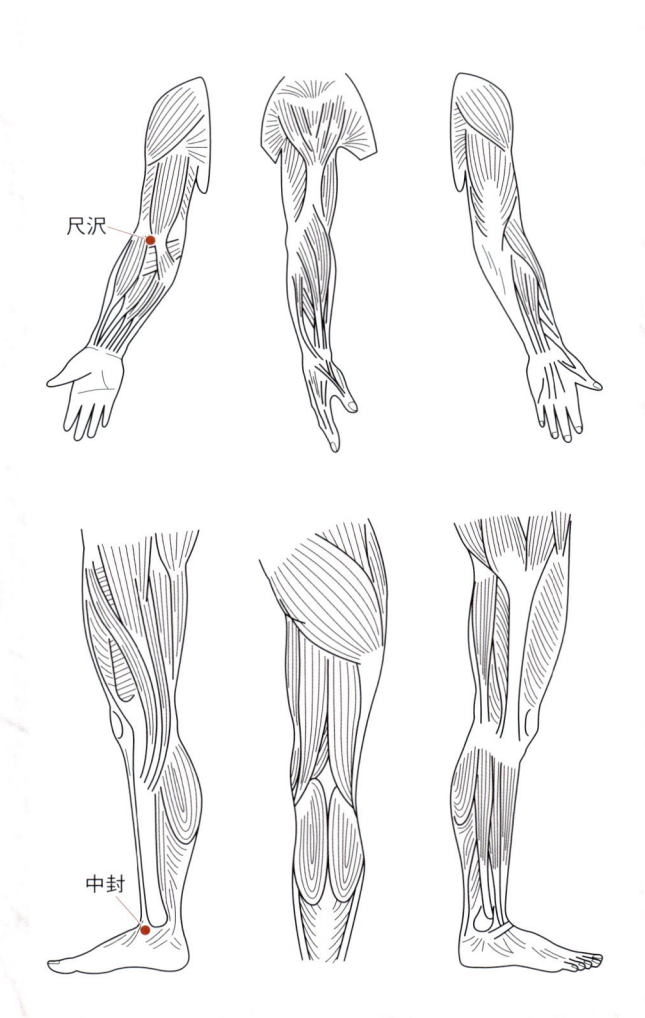

小児科　123

小児科　4. 吐乳，消化不良症

処　方	身柱

取　穴

身　柱（GV12）　第3・第4胸椎棘突起間
- (注) 左右の肩甲棘内端を結んだ線と正中線の交わるところが第3・第4胸椎棘突起間に当たる場合が多い

疾患概説

　乳児が授乳後，大量の乳汁を口から吐き出すことを吐乳といい，少量の乳汁を口からだらりと出すものと区別する．病的な吐乳としては，消化管奇形，幽門狭窄，急性消化不良，腸重積症などである．頻繁な吐乳は脱水症状をおこすので注意を要する．消化不良では，乳汁の過飲，食べすぎ，糖分の過食などが原因で，他の病気で衰弱しているときにおこりやすい．吐乳とともに下痢し，不機嫌になり発熱を伴うこともある．

治療上のポイント

　処方欄の基本穴は身柱のみになっているが，脾兪，腎兪を加えるとよい．
　身柱，脾兪，腎兪に糸状灸（知熱灸）で1～3壮施灸する．
　艾がもえつきると同時に，空気を加減して消火する手技を行う（本文の知熱灸，12頁参照）．
　小児鍼が有効であることは言うまでもない．

脾兪（BL20）：第11・第12胸椎棘突起間の外1寸5分

腎兪（BL23）：第2・第3腰椎棘突起間の外1寸5分

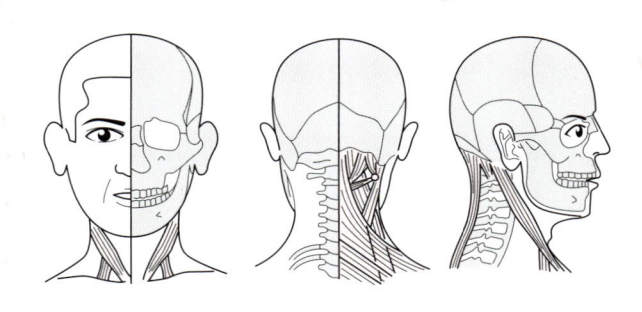

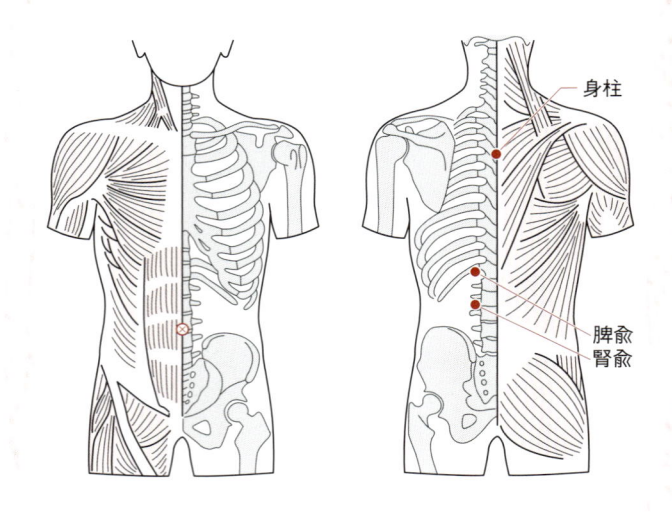

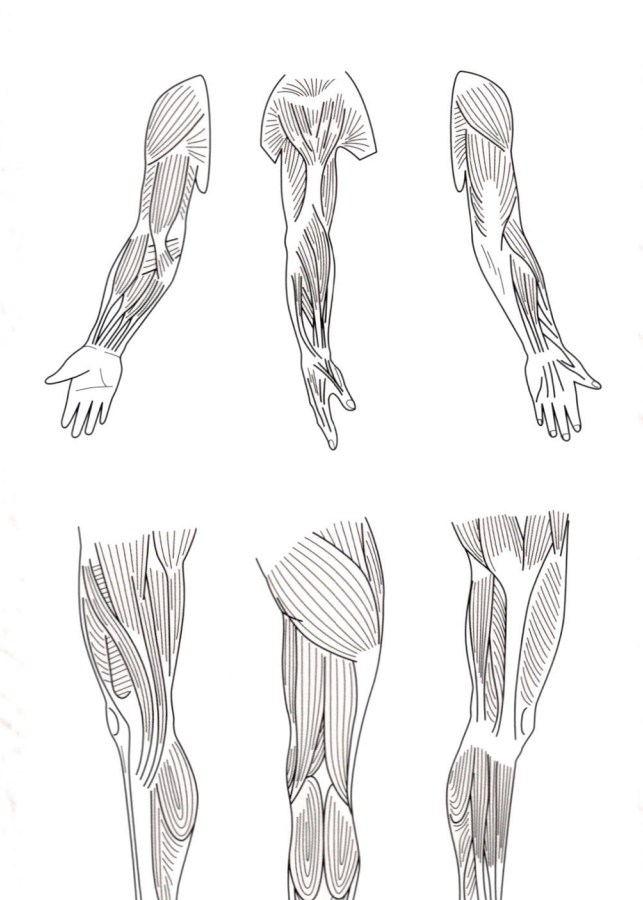

小児科 5. 小児麻痺

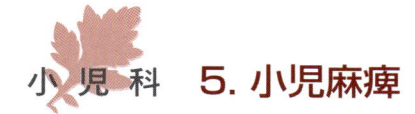

| 処方 | 合谷，手三里，曲池，肩髃，足三里，肝兪，腎兪，大腸兪，環跳，陽陵泉，腰陽関，命門，身柱 |

取穴

合谷 (LI 4)	第1・第2中手骨底間の下陥凹部，第2中手骨より
手三里 (LI10)	前腕後橈側にあり，曲池穴の下2寸，長・短橈側手根伸筋の間
曲池 (LI11)	肘を屈曲してできる肘窩横紋の外方で，上腕骨外側上顆の前
肩髃 (LI15)	肩関節の前方，肩峰と上腕骨頭の間

- (便法) 患者の上肢を水平に持ち上げ，肩関節部の前後に現われる凹みのうち，前の凹み

| 足三里 (ST36) | 膝を立て，外膝眼穴の下3寸 |

- (便法) 膝を立て，脛骨の前縁を擦上して指の止まるところの外方陥凹部に取る

肝兪 (BL18)	第9・第10胸椎棘突起間の外1寸5分
腎兪 (BL23)	第2・第3腰椎棘突起間の外1寸5分
大腸兪 (BL25)	第4・第5腰椎棘突起間の外1寸5分
環跳 (GB30)	側臥して股関節を深く屈し，股関節横紋の外端大転子の前上方陥凹部
陽陵泉 (GB34)	膝を立てて腓骨頭の前下際

- (注1) 陰陵泉穴と内外相対す
- (注2) 総腓骨神経が浅・深腓骨神経に分岐するところに当たる

| 腰陽関 (GV 3) | 第4・第5腰椎棘突起間 |
| 命門 (GV 4) | 第2・第3腰椎棘突起間 |

- (注) 左右の第12肋骨の先端を結んだ線と正中線の交わるところが命門穴に当たる場合が多い

| 身柱 (GV12) | 第3・第4胸椎棘突起間 |

- (注) 左右の肩甲棘内端を結んだ線と正中線の交わるところが第3・第4胸椎棘突起間に当たる場合が多い

疾患概説

脳性小児麻痺（リトル氏病）と急性脊髄前角炎（ポリオ）による麻痺がある．リトル氏病は，脳の発達障害，出産時異常，生後に脳炎，髄膜炎などで脳が傷害した場合で，定型的では下肢が突っ張り交差し，爪先立ちで歩く．成長発育期の子どもの疾患である．

ポリオの臨床症状は，四肢の弛緩性麻痺で，片側下肢が多い．麻痺肢は発育が阻害され萎縮していく．

治療上のポイント

身柱，命門，筋縮（Th9/10の間）に半米粒大3〜5壮施灸を続ける．

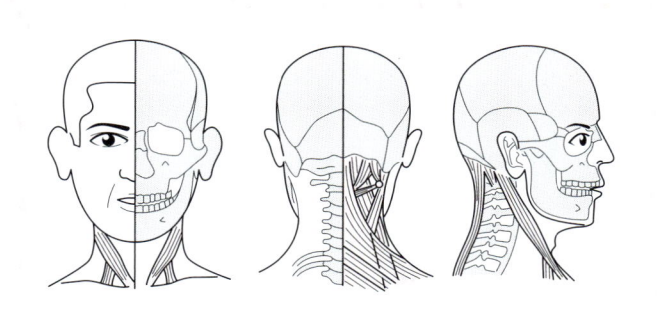

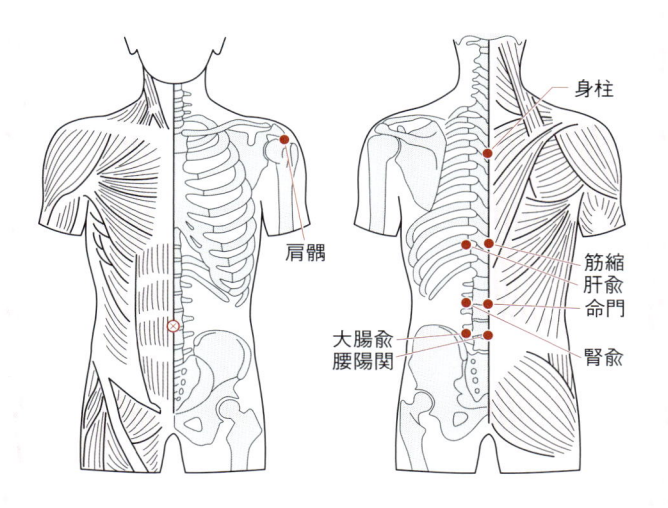

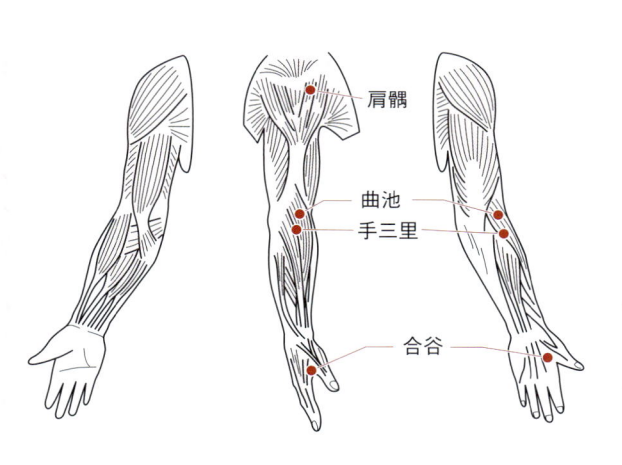

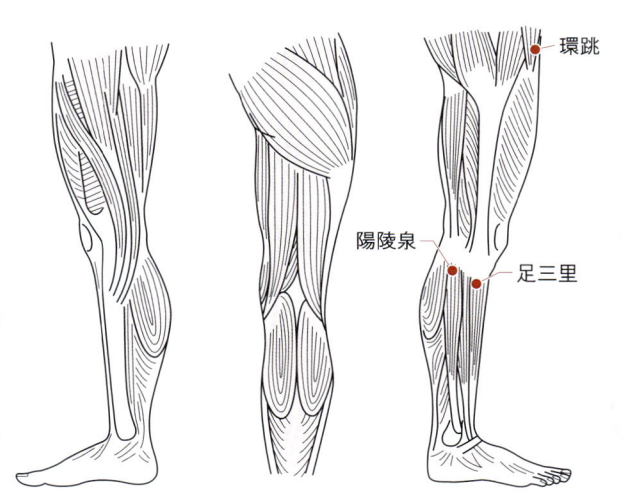

小児科　6. 小児喘息

| 処　方 | 中府，尺沢，大杼，風門，肺兪，霊台，身柱，天突 |

取　穴

中　府（LU 1）　雲門穴の下1寸
（雲門穴：鎖骨下窩にあり，烏口突起の内縁，動脈拍動部）
尺　沢（LU 5）　肘窩横紋上にあり，上腕二頭筋腱の橈側
大　杼（BL11）　第1・第2胸椎棘突起間の外1寸5分
風　門（BL12）　第2・第3胸椎棘突起間の外1寸5分
肺　兪（BL13）　第3・第4胸椎棘突起間の外1寸5分
霊　台（GV10）　第6・第7胸椎棘突起間
身　柱（GV12）　第3・第4胸椎棘突起間
● (注) 左右の肩甲棘内端を結んだ線と正中線の交わるところが第3・第4胸椎棘突起間に当たる場合が多い
天　突（CV22）　頸窩の中央

疾患概説

　小児の呼気性呼吸困難の発作を反復する疾患である．病態は気管支筋の痙攣，粘膜の腫脹，分泌物の増加などによる気道狭窄が原因である．呼吸困難がおこり，夜間に発作があり，起坐呼吸をするようになる．咳や粘稠な痰を喀出する．

治療上のポイント

　小児鍼（摩擦鍼，接触鍼）で背部の皮膚を刺激すること．乾布摩擦をする．小児期の皮膚刺激は，自律神経系の調整に欠かせない方法である．
　糸状灸の施灸は免疫系を活性化させるので，抵抗力を増すために有効な方法である．

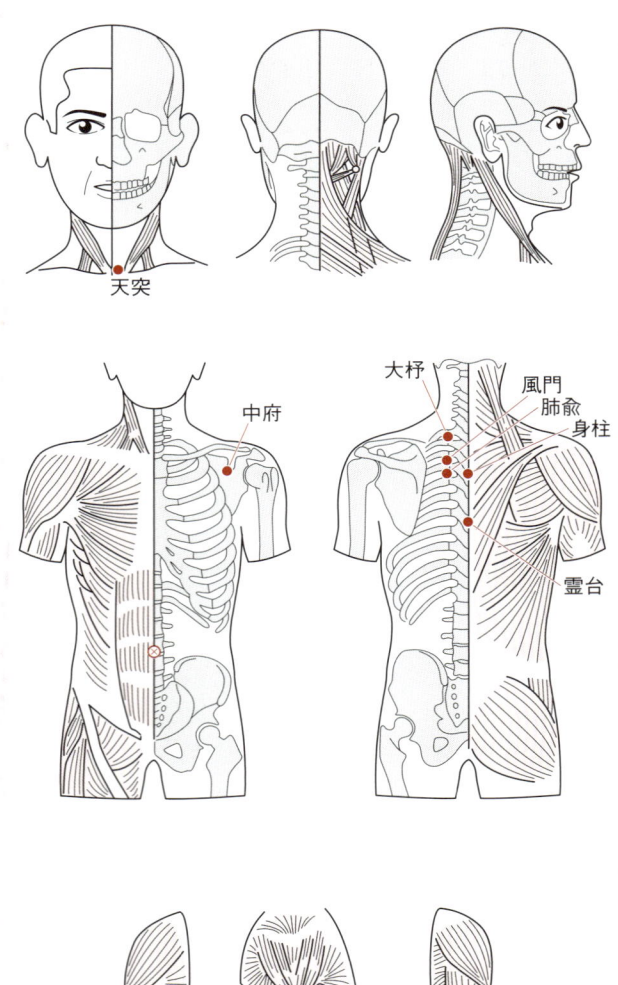

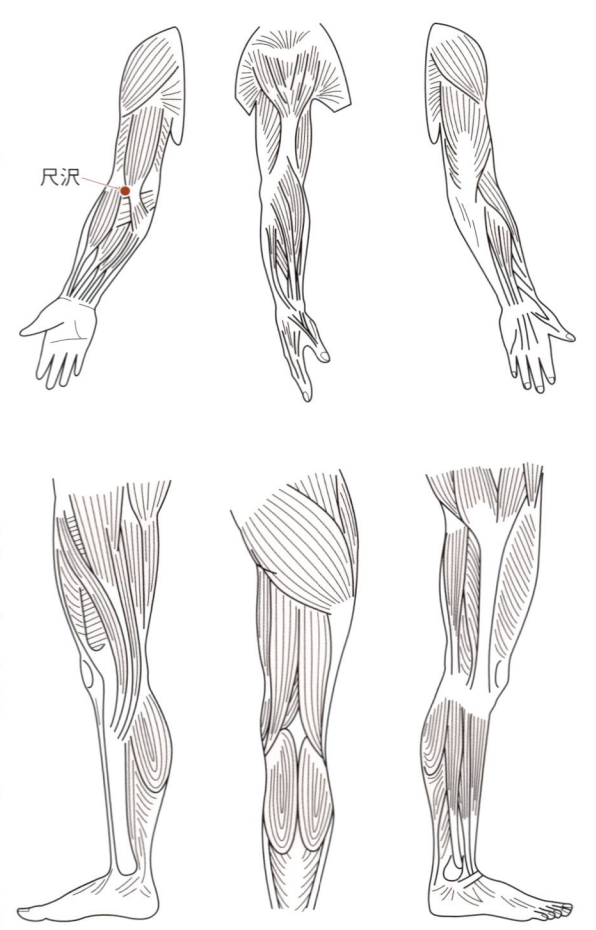

小児科 7. 百日咳

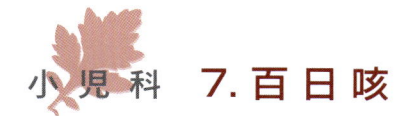

| 処 方 | 風門，肺兪，身柱，尺沢，大杼 |

取 穴
風 門（BL12） 第2・第3胸椎棘突起間の外1寸5分
肺 兪（BL13） 第3・第4胸椎棘突起間の外1寸5分
身 柱（GV12） 第3・第4胸椎棘突起間
●（注）左右の肩甲棘内端を結んだ線と正中線の交わるところが第3・第4胸椎棘突起間に当たる場合が多い
尺 沢（LU 5） 肘窩横紋上にあり，上腕二頭筋腱の橈側
大 杼（BL11） 第1・第2胸椎棘突起間の外1寸5分

疾患概説

急性で長期間続く咳発作を特徴とする感染症である．激しい痙攣性の咳嗽発作時に粘稠な半透明の喀痰を出す．ワクチンによって激減した．現在は三種混合ワクチン改良型が接種されている．咳は夜間に多く，経過は，鼻汁・咳の出るカタル期（1〜2週間），痙攣性咳の出る期間（2〜4週間），回復期（1〜2週）をたどって回復する．

治療上のポイント

現在ではワクチン接種により鎮静化されているが，病気そのものの治療としてではなく，呼吸器の強化を含め，全身的なケアとして，身柱，風門，肺兪，命門に糸状灸1〜3壮施灸すると丈夫になる．

命門（GV 4）：第2・第3腰椎棘突起間
　（注）左右の第12肋骨の先端を結んだ線と正中線の交わるところが命門穴に当たる場合が多い

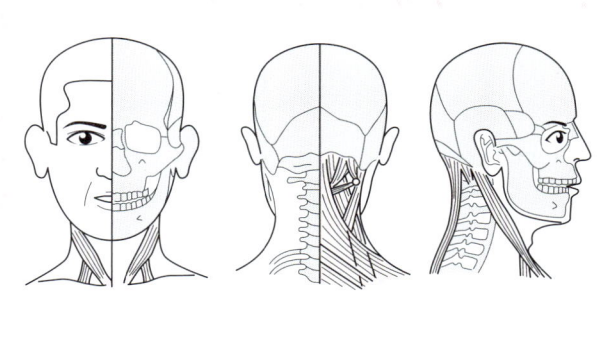

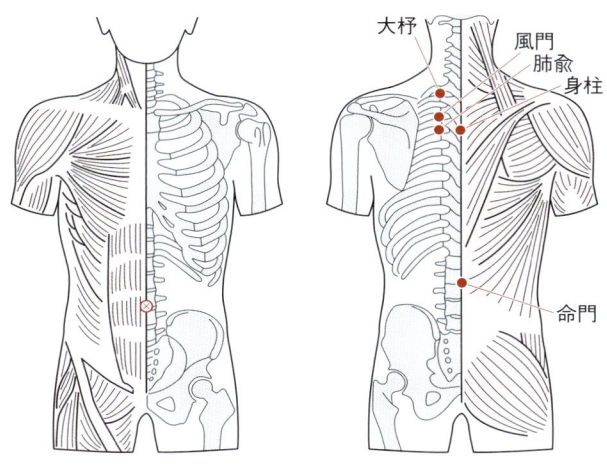

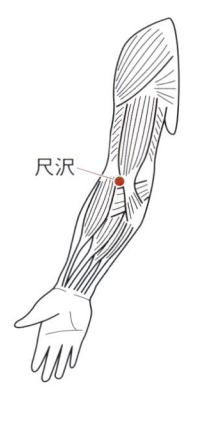

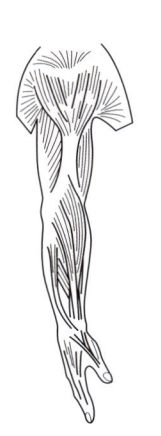

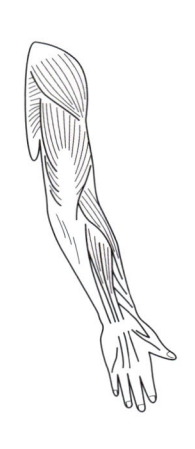

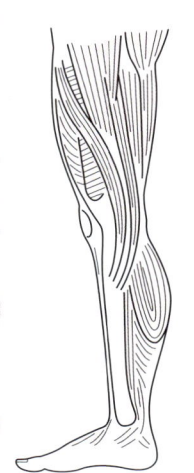

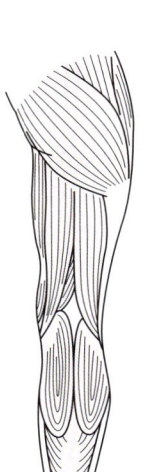

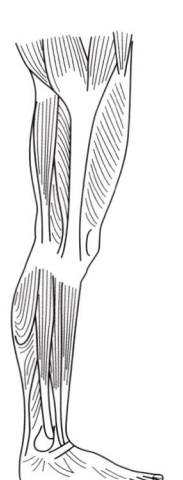

眼科　1. 麦粒腫（ものもらい）

処　方	合谷，曲池，二間，攅竹

取　穴

- 合　谷（LI 4）　第1・第2中手骨底間の下陥凹部，第2中手骨より
- 曲　池（LI11）　肘を屈曲してできる肘窩横紋の外方で，上腕骨外側上顆の前
- 二　間（LI 2）　第2中手指節関節橈側の遠位陥凹部，赤白肉際
  - 〔別説〕示指を曲げ，近位指節間関節の橈側横紋端
- 攅　竹（BL2）　眉毛の内端陥凹部

疾患概説

外部に腫れるものは脂腺（睫毛の）への化膿性炎症で，眼瞼内部に腫れるものは瞼板腺への化膿性炎症である．原因はブドウ球菌で，症状は眼瞼縁，眼瞼の発赤，腫脹で自発痛があり，進行すると腫れ物が自潰し，排膿して治る．

治療上のポイント

ものもらい，目ばちこ等と言われているが，眼瞼部への感染が原因である．しかし，眼部から隔たった手の施灸が有効である．灸の特効穴とされる二間のみでなく合谷も大変よく効く．古典に「面目は合谷に収む」とされ，顔面部のトラブルは患側の手の合谷への多壮灸がよい．初期の麦粒腫であれば収まり，化膿している場合は早く排膿して治る．

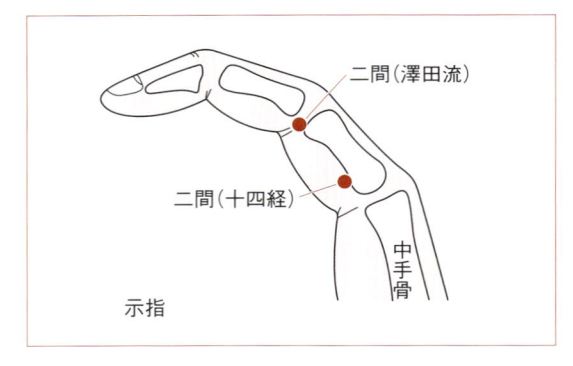

二間穴別説（澤田流）：横紋の頭へ半米粒5壮

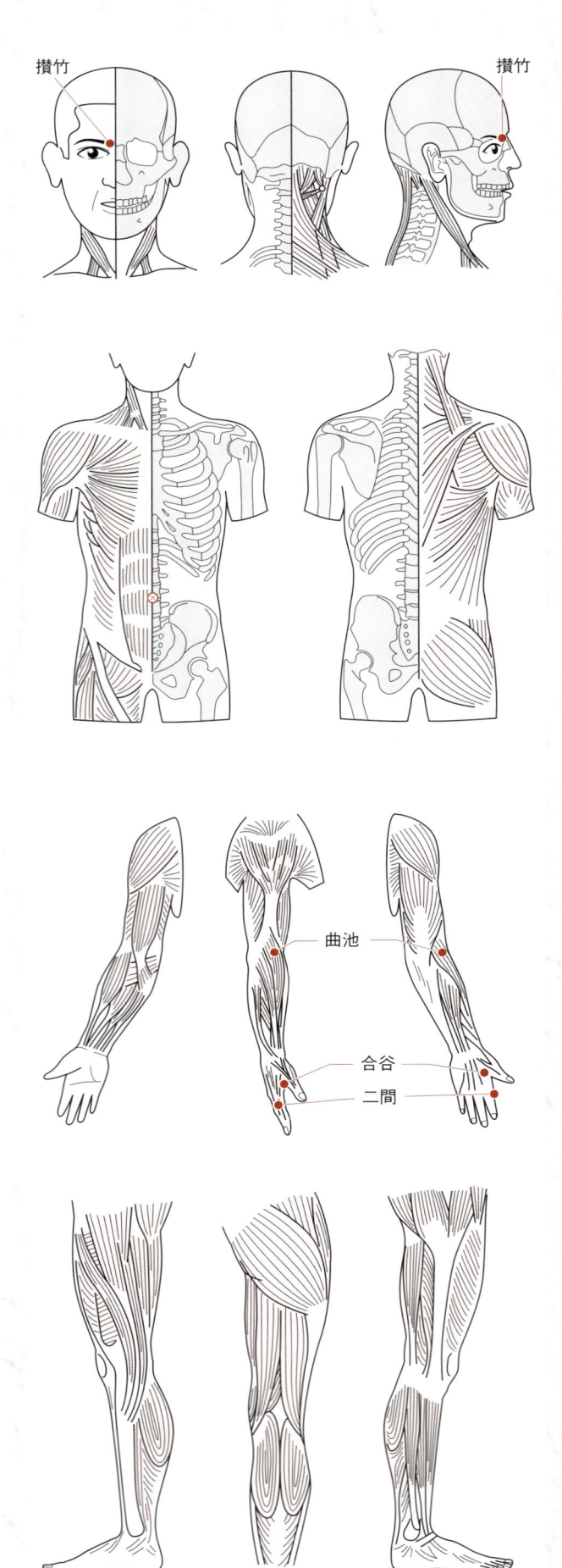

眼科 2. 結膜炎

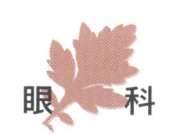

処方 合谷, 曲池, 攢竹, 心兪, 和髎, 上関, 四白, 絲竹空

取穴

- 合谷(LI 4) 第1・第2中手骨底間の下陥凹部, 第2中手骨より
- 曲池(LI11) 肘を屈曲してできる肘窩横紋の外方で, 上腕骨外側上顆の前
- 攢竹(BL 2) 眉毛の内端陥凹部
- 心兪(BL15) 第5・第6胸椎棘突起間の外1寸5分
- 和髎(TE22) 頬骨弓後端の上際, 動脈拍動部
- 上関(GB 3) 頬骨弓中央の上際
- (注)客主人とも呼ぶ
- 四白(ST 2) 瞳孔の下1寸, 眼窩下孔部, 正視させて取る
- 絲竹空(TE23) 眉毛外端の陥凹部

疾患概説

細菌感染, ほこり, アレルギーなどで結膜が炎症し, 充血と眼脂を主徴とする. 眼瞼結膜は乳頭増殖し, ビロード状を呈する. 円蓋部結膜には粟粒大の小円形隆起を生じる. 偽膜, 浮腫, 出血などがある. 結膜は角膜に続いているので, 炎症が角膜に波及することが多い.

治療上のポイント

合谷の施灸により, 症状が楽になるので, 多壮灸を行うとよい.

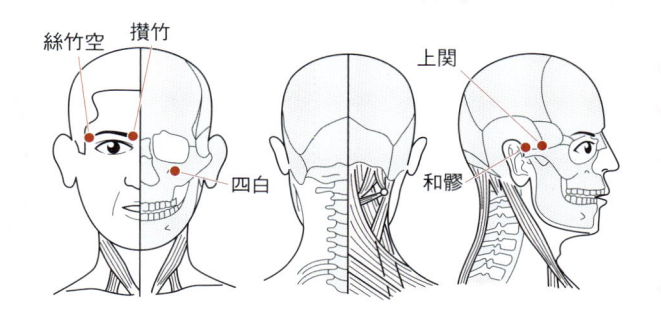

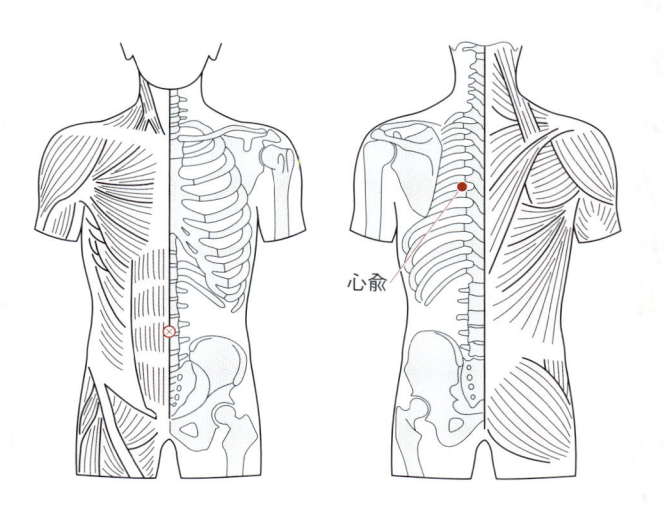

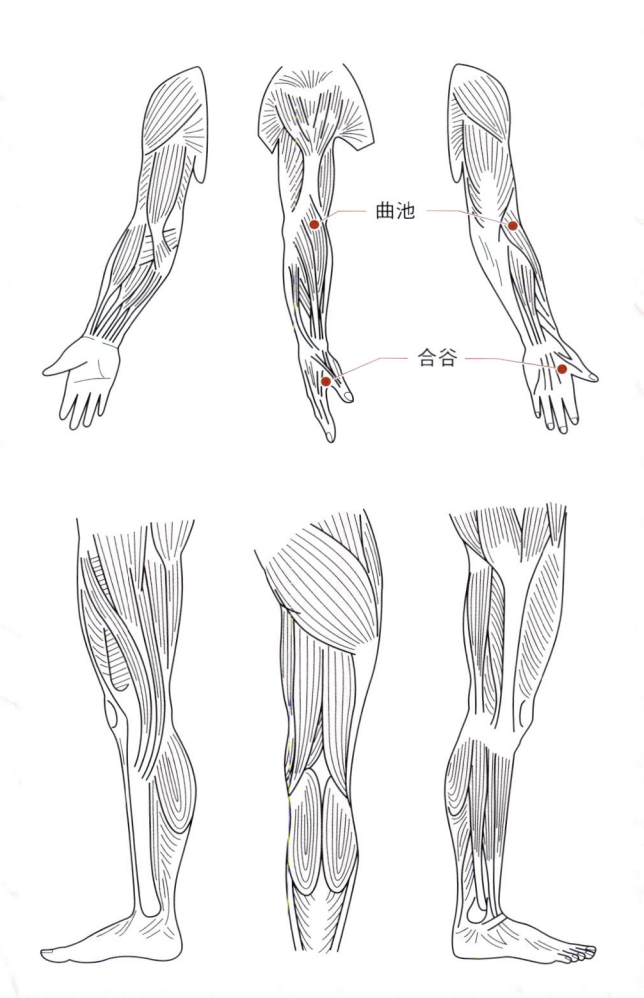

眼科 3. 虹彩炎

処方	合谷, 曲池, 足三里, 風門, 肝兪, 和髎, 上関, 肩井, 身柱, 四白

取穴

- **合 谷**(LI 4) 第1・第2中手骨底間の下陥凹部, 第2中手骨より
- **曲 池**(LI11) 肘を屈曲してできる肘窩横紋の外方で, 上腕骨外側上顆の前
- **足三里**(ST36) 膝を立て外膝眼穴の下3寸
  - 〈便法〉膝を立て, 脛骨の前縁を擦上して指の止まるところの外方陥凹部に取る.
- **風 門**(BL12) 第2・第3胸椎棘突起間の外1寸5分
- **肝 兪**(BL18) 第9・第10胸椎棘突起間の外1寸5分
- **和 髎**(TE22) 頬骨弓後端の上際, 動脈拍動部
- **上 関**(GB 3) 頬骨弓中央の上際
  - 〔注〕客主人とも呼ぶ
- **肩 井**(GB21) 肩髃穴と大椎穴を結ぶ線のほぼ中間, 乳頭線上
- **身 柱**(GV12) 第3・第4胸椎棘突起間
  - 〔注〕左右の肩甲棘内端を結んだ線と正中線の交わるところが第3・第4胸椎棘突起間に当たる場合が多い
- **四 白**(ST 2) 瞳孔の下1寸, 眼窩下孔部, 正視させて取る

疾患概説

虹彩は毛様体, 脈絡膜とともに眼球中膜 (ぶどう膜) を構成するもので, 眼球内へ光の取り入れを調整する瞳孔の縮瞳筋 (副交感性), 散大筋 (交感性) がその内部にある.

炎症がおきると, 自覚的には羞明, 眼痛, 視力低下があり, 他覚的には角膜周囲の充血 (毛様充血), 前眼房中の細胞増多, 隅角の沈着物のほか, 虹彩が角膜角の部位で癒着し, 瞳孔の変形がみられる. 房水の循環が阻害され, 緑内障の原因ともなる.

治療上のポイント

顔面部の炎症症状はすべて合谷への施灸で軽快する.

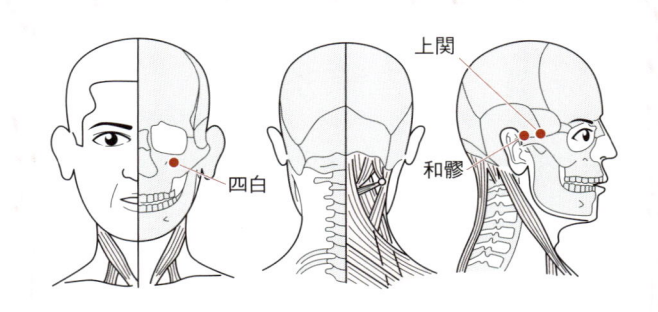

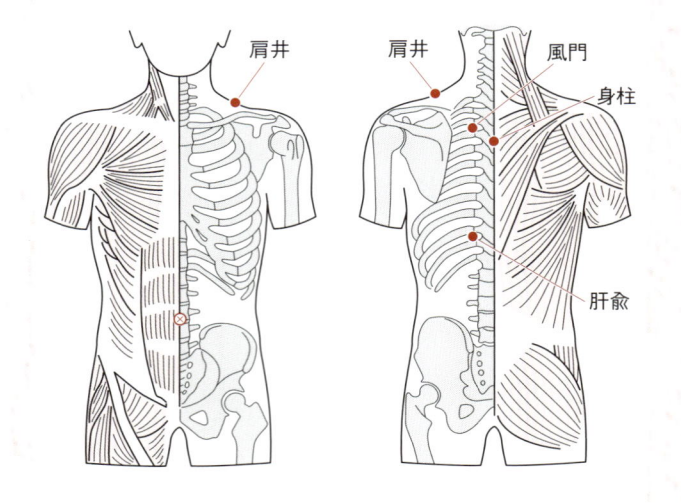

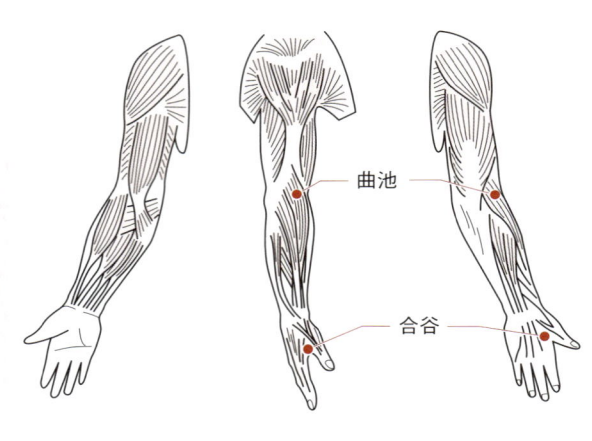

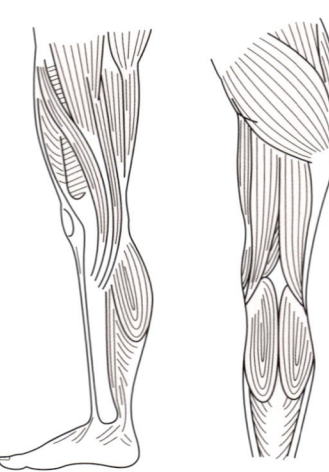

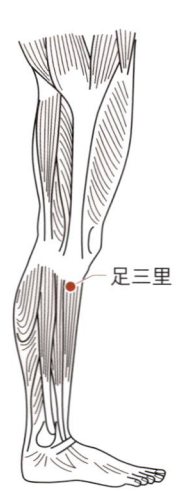

眼科 4.白内障

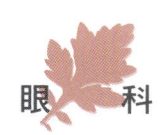

処方 合谷，曲池，睛明，攅竹，天柱，膈兪，天髎，和髎，瞳子髎，陽白，目窓，風池，身柱，中脘

取穴

合 谷	(LI 4)	第1・第2中手骨底間の下陥凹部，第2中手骨より
曲 池	(LI11)	肘を屈曲してできる肘窩横紋の外方で，上腕骨外側上顆の前
睛 明	(BL 1)	内眼角の内1分，鼻根との間
攅 竹	(BL 2)	眉毛の内端陥凹部
天 柱	(BL10)	瘂門穴の外1寸3分

- (注) 頭半棘筋の膨隆部の外縁に当たる

膈 兪	(BL17)	第7・第8胸椎棘突起間の外1寸5分
天 髎	(TE15)	肩甲骨上角の外上方で，肩井穴と曲垣穴の中間
和 髎	(TE22)	頬骨弓後端の上際，動脈拍動部
瞳子髎	(GB 1)	外眼角の外5分
陽 白	(GB14)	眉毛中央の上1寸
目 窓	(GB16)	頭臨泣穴の後1寸（髪際より入ること1.5寸）
風 池	(GB20)	乳様突起下端と瘂門穴との中間で後髪際陥凹部

- (注1) 僧帽筋と胸鎖乳突筋の筋間の陥凹部髪際にある
- (注2) 古書には「之れを按ずれば耳中に引き」とある

身 柱	(GV12)	第3・第4胸椎棘突起間

- (注) 左右の肩甲棘内端を結んだ線と正中線の交わるところが第3・第4胸椎棘突起間に当たる場合が多い

中 脘	(CV12)	神闕穴の上4寸

- (注) 胸骨体下端と臍の中央

疾患概説

　水晶体（レンズ）が混濁し，視力が低下する．45歳以上にみられる老人性白内障の初期では，徐々にレンズの周囲から楔状の混濁が現れ始める．風疹による先天性のものや，外傷性，ステロイド性，他の眼疾患（糖尿病など）に続発するものがある．昼盲症が現れ，太陽光の下，明るい所では乱反射でまぶしく，薄暗い所で見えやすくなる特徴がある．

治療上のポイント

　眼の暗きを治す法として中枢（Th10/11の間）が記載されている（名家灸選，千金方）．

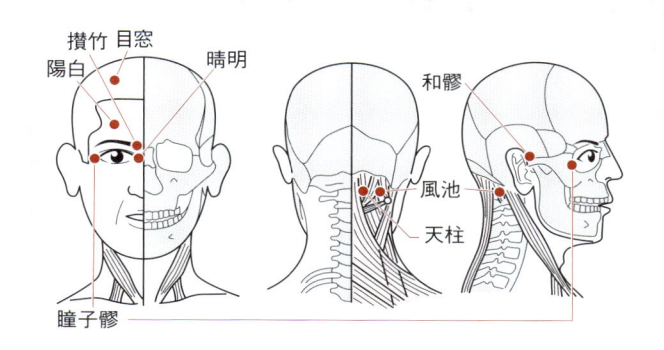

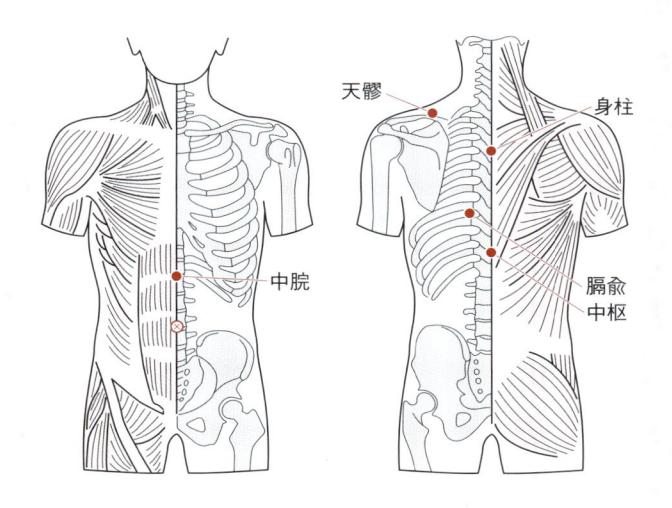

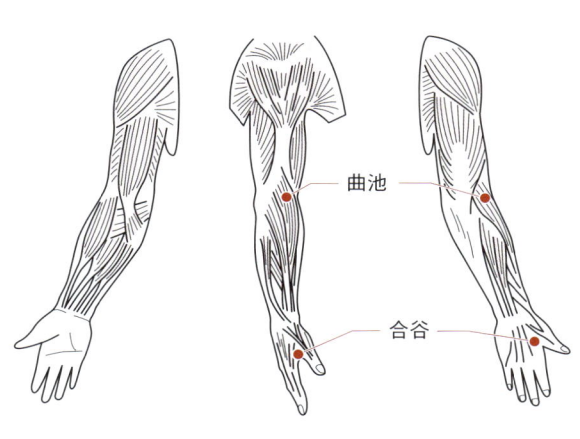

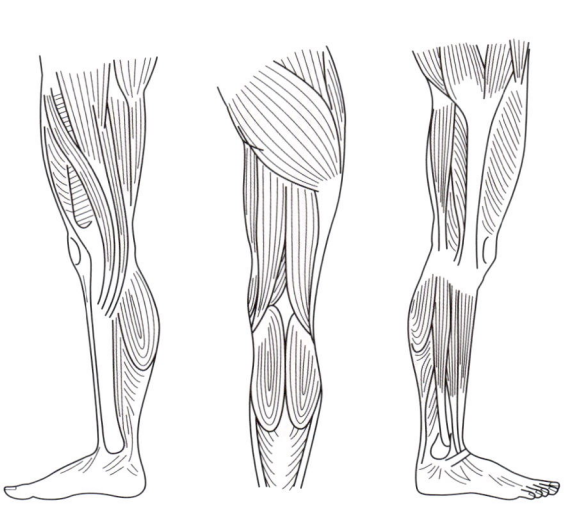

眼科 5. 緑内障

処方 合谷, 足三里, 攢竹, 天柱, 肝兪, 和髎, 瞳子髎, 目窓, 風池

取穴

- **合 谷**(LI 4) 第1・第2中手骨底間の下陥凹部, 第2中手骨より
- **足三里**(ST36) 膝を立て, 外膝眼穴の下3寸
  - （便法）膝を立て, 脛骨の前縁を擦上して指の止まるところの外方陥凹部に取る
- **攢 竹**(BL 2) 眉毛の内端陥凹部
- **天 柱**(BL10) 瘂門穴の外1寸3分
  - （注）頭半棘筋の膨隆部の外縁に当たる
- **肝 兪**(BL18) 第9・第10胸椎棘突起間の外1寸5分
- **和 髎**(TE22) 頬骨弓後端の上際, 動脈拍動部
- **瞳子髎**(GB 1) 外眼角の外5分
- **目 窓**(GB16) 頭臨泣穴の後1寸
- **風 池**(GB20) 乳様突起下端と瘂門穴との中間で後髪際陥凹部
  - （注1）僧帽筋と胸鎖乳突筋の筋間の陥凹部髪際にある
  - （注2）古書には「之れを按ずれば耳中に引き」とある

疾患概説

眼圧の上昇や循環障害により視神経が傷害され視野狭窄などをおこすもので, 急性と慢性があり, また正常眼圧緑内障も増加している. 発作性には, 眼圧が亢進し球結膜に充血, 浮腫, 眼痛, 片頭痛, 嘔吐などを伴い視力障害をおこす. 急性は老人に多く, 慢性は若年者に多い. 原発性, 続発性, 先天性緑内障に分けられる. 原発性に開放隅角性と閉塞隅角性があり, 開放隅角性は薬物で房水産生をコントロールし, 閉塞隅角性はレーザーなどで即手術して隅角を開放しなければ眼圧亢進し失明する.

治療上のポイント

母指（屈曲して）指節間関節背面の中央に半米粒大10壮施灸すると「内障久痛を治す. 灸十四壮」（類経図翼）とあり, 緑内障に効くようである.

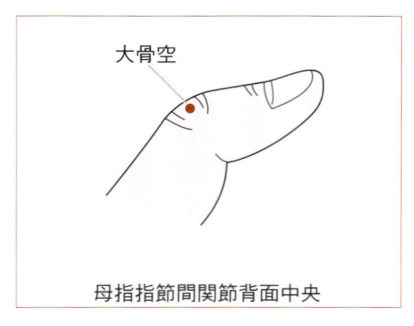

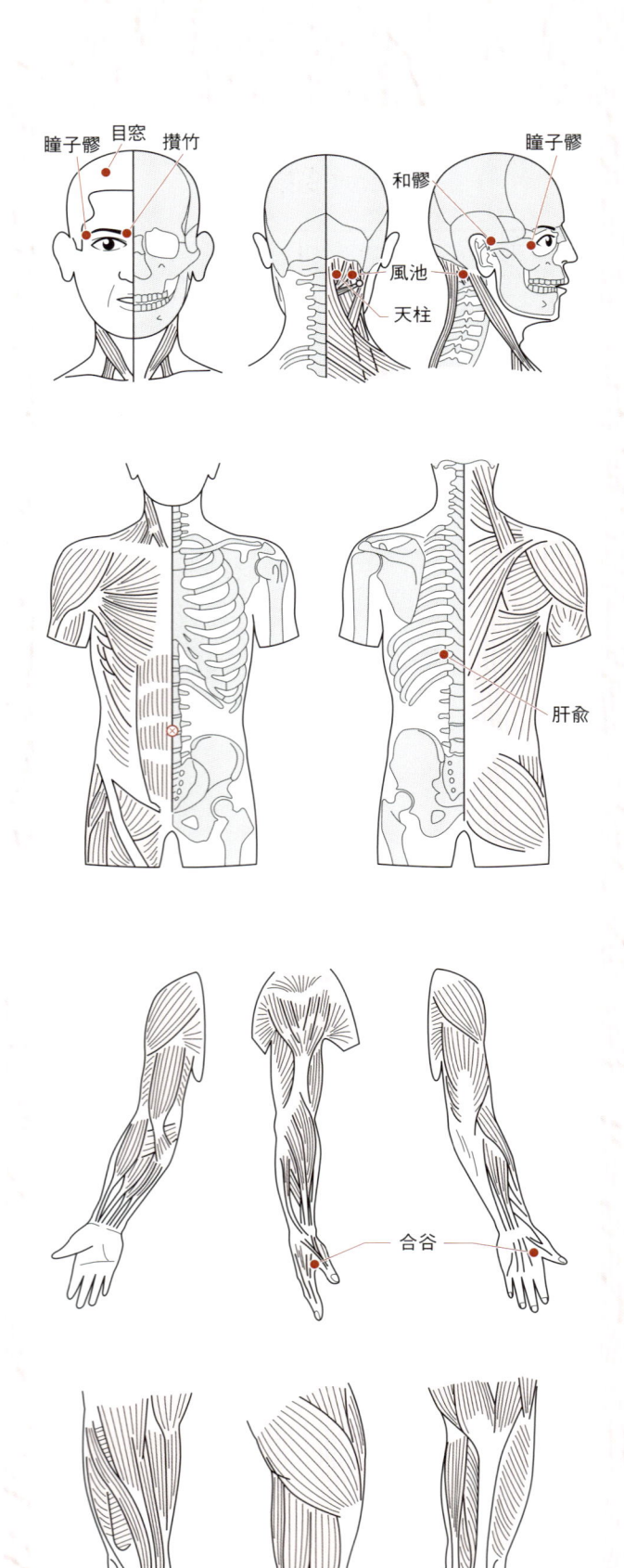

大骨空

母指指節間関節背面中央

眼科　6. 眼精疲労

処　方　足三里，攢竹，天柱，肝兪，和髎，瞳子髎，風池

取　穴

足三里(ST36)　膝を立て，外膝眼穴の下3寸
- 〈便法〉膝を立て，脛骨の前縁を擦上して指の止まるところの外方陥凹部に取る

攢　竹(BL 2)　眉毛の内端陥凹部

天　柱(BL10)　瘂門穴の外1寸3分
- （注）頭半棘筋の膨隆部の外縁に当たる

肝　兪(BL18)　第9・第10胸椎棘突起間の外1寸5分

和　髎(TE22)　頬骨弓後端の上際，動脈拍動部

瞳子髎(GB 1)　外眼角の外5分

風　池(GB20)　乳様突起下端と瘂門穴との中間で後髪際陥凹部
- （注1）僧帽筋と胸鎖乳突筋の筋間の陥凹部髪際にある
- （注2）古書には「之れを按ずれば耳中に引き」とある

疾患概説

　最近ではコンピューター作業などで眼を酷使する人に発症する．症状は眼の疲れ，かすみ，前頭部圧迫感，頭痛，視力減退などが生じるものである．また，肩こり，胃部不快感，全身倦怠感なども自覚する．次の5つに分類される．(1)調節性，(2)不等像性，(3)症候性，(4)筋性，(5)神経性眼精疲労がある．

治療上のポイント

　臂臑穴に7壮施灸するとよい．この穴は眼疾患によい．

臂臑(LI14)：肩髃穴から曲池穴に向かい下3寸．三角筋の前縁

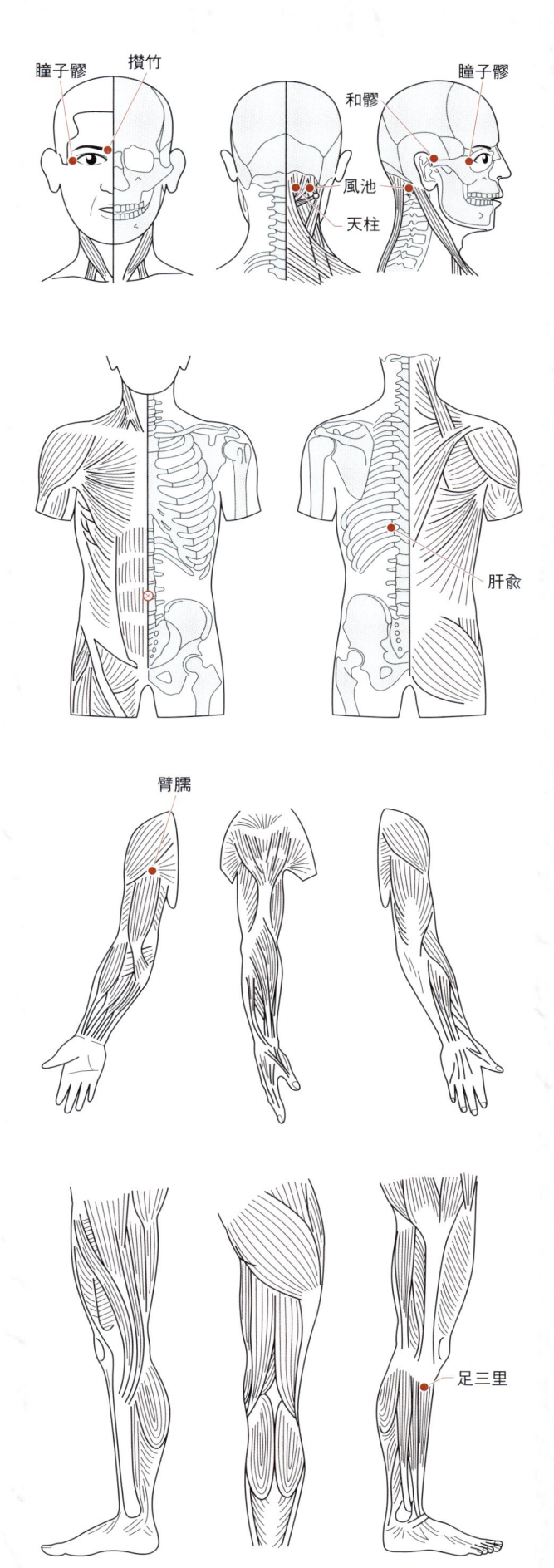

耳鼻科　1. 中耳炎

処　方	少海，聴宮，腎兪，翳風，耳門，聴会，完骨

取　穴

少　海（HT 3）　肘を半ば屈曲し，肘窩横紋の内端で，上腕骨内側上顆から橈側へ入ること5分

聴　宮（SI19）　耳珠中央の前，陥凹部，顎関節の後縁
- （注）浅側頭動脈拍動部に取る

腎　兪（BL23）　第2・第3腰椎棘突起間の外1寸5分

翳　風（TE17）　耳垂の後方で，乳様突起と下顎枝の間，陥凹部
- （注）顔面神経幹が深部を走る

耳　門（TE21）　耳珠の前上方で珠上結節の前，陥凹部
- （注）浅側頭動脈拍動部に取る

聴　会（GB 2）　耳珠の前下方で，口を開けば陥凹のできるところ
- （注）浅側頭動脈拍動部に取る

完　骨（GB12）　乳様突起中央の後方で，髪際を4分入ったところの陥凹部
- （注1）乳様突起中央とは，乳様突起が外方へ最も突出した部とする
- （注2）深部を後頭動脈が通る

疾患概説

　中耳（鼓室，乳突洞，側頭蓋）の含気蜂巣内の炎症で細菌感染が多い．急性は感冒，鼻咽頭疾患などから続発することが多い．症状は耳痛，耳鳴，難聴，発熱，頭痛，食欲不振などである．鼓膜の発赤，腫脹，穿孔により排膿すると耳痛（拍動痛），難聴は消失する．慢性に移行しやすい．鼓膜穿孔部から洗髪時に感染したり，感冒により咽頭部の耳管を上行性に中耳に感染する場合も多い．

治療上のポイント

　慢性化すると患側の合谷に反応がよく出る．刺鍼または施灸で耳漏が乾燥して治る．また，完骨の下部で髪際付近を探すと圧痛点が出現している．その部に5～10壮施灸とよい（36頁）．

合谷（LI 4）：第1・第2中手骨底間の下陥凹部，第2中手骨より

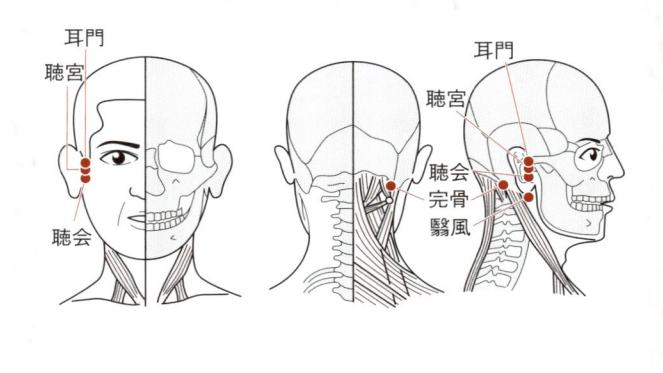

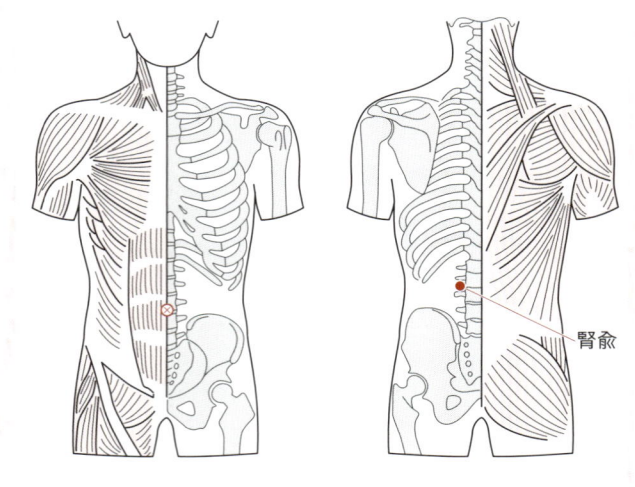

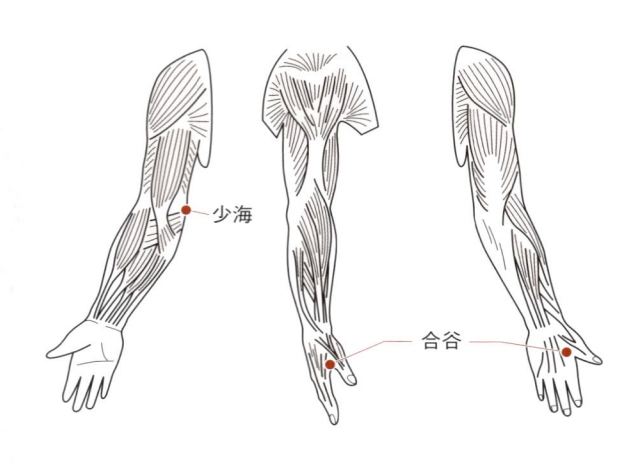

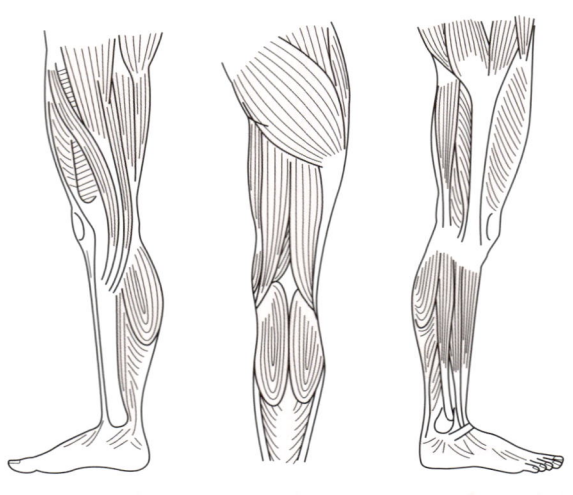

耳科 2. 耳鳴と難聴

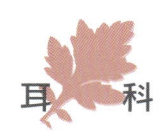

| 処 方 | 少海，聴宮，肺兪，腎兪，太谿，翳風，耳門，完骨，風池，中脘 |

取 穴

- **少 海**（HT 3） 肘を半ば屈曲し，肘窩横紋の内端で，上腕骨内側上顆から橈側へ入ること5分
- **聴 宮**（SI19） 耳珠中央の前，陥凹部，顎関節の後縁
  - （注）浅側頭動脈拍動部に取る
- **肺 兪**（BL13） 第3・第4胸椎棘突起間の外1寸5分
- **腎 兪**（BL23） 第2・第3腰椎棘突起間の外1寸5分
- **太 谿**（KI 3） 内果の最も尖ったところの高さで，内果とアキレス腱の間陥凹部，動脈拍動部
  - （注）後脛骨動脈幹が通る
- **翳 風**（TE17） 耳垂の後方で，乳様突起と下顎枝の間，陥凹部
  - （注）顔面神経幹が深部を走る
- **耳 門**（TE21） 耳珠の前上方で珠上結節の前，陥凹部
  - （注）浅側頭動脈拍動部に取る
- **完 骨**（GB12） 乳様突起中央の後方で，髪際を4分入ったところの陥凹部
  - （注1）乳様突起中央とは，乳様突起が外方へ最も突出した部とする
  - （注2）深部を後頭動脈が通る
- **風 池**（GB20） 乳様突起下端と瘂門穴の中間で，後髪際陥凹部
  - （注1）僧帽筋と胸鎖乳突筋の筋間の陥凹部髪際にある
  - （注2）古書には「之れを按ずれば耳中に引き」とある
- **中 脘**（CV12） 神闕穴の上4寸
  - （注）胸骨体下端と臍の中央

疾患概説

　自覚的と他覚的耳鳴があるが，外部から音刺激がないのに，耳，頭内に感じる音感で，自覚的なものが多い．オトスコープで血管の拍動音など他覚的に聞くことのできるものもある．誘因になる疾患は，耳垢，外耳道異物，中耳炎，内耳炎，耳管閉塞，メニエール病，更年期障害などである．

　難聴は聴覚の低下した状態で，中耳炎，耳管閉塞，内耳の炎症によっておこる．外耳道異物により音波が中断される場合もある．多くは老人性難聴で，内耳の聴覚を感じる細胞の萎縮，退行変性による感音性難聴である．

治療上のポイント

　完骨または頭竅陰（乳様突起基底部の後陥凹）のどちらか反応のある穴，および少海へ各5〜7壮施灸するとよい．

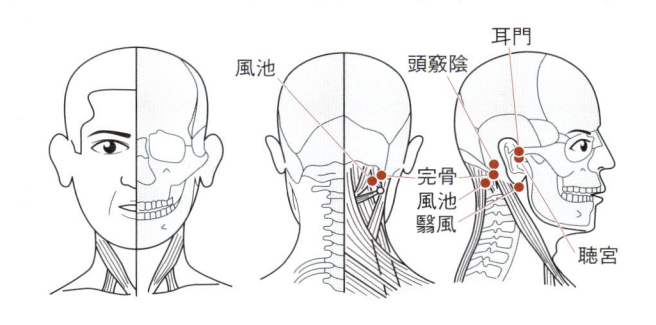

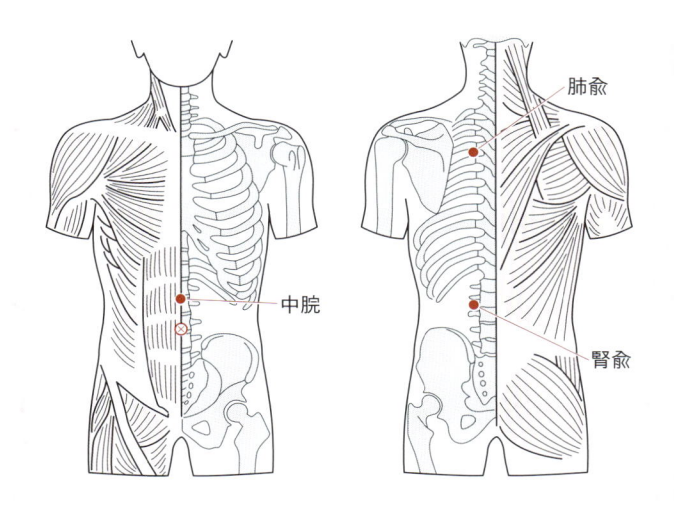

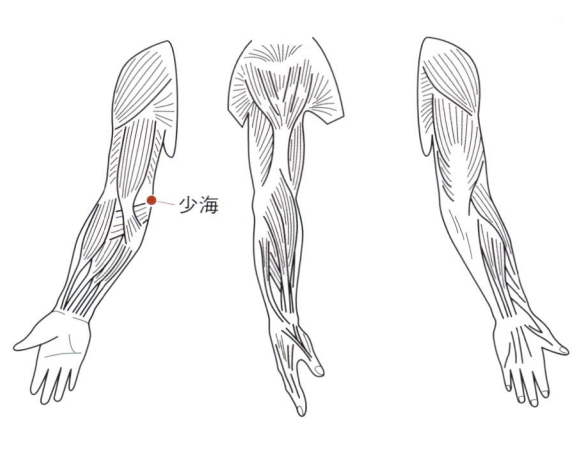

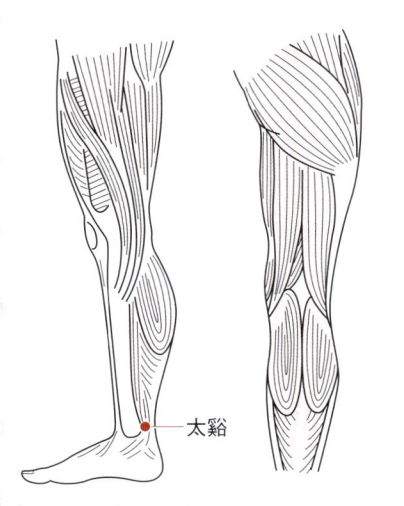

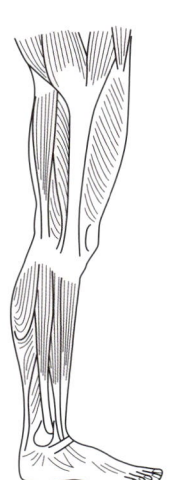

耳科　135

耳鼻科　3. めまい（眩暈 げんうん）

処　方	曲池, 足三里, 天柱, 肝兪, 腎兪, 完骨, 中脘, 外関

取穴

- **曲　池**（LI11）　肘を屈曲してできる肘窩横紋の外方で, 上腕骨外側上顆の前
- **足三里**（ST36）　膝を立て, 外膝眼穴の下3寸
  - （便法）膝を立て, 脛骨の前縁を擦上して指の止まるところの外方陥凹部に取る
- **天　柱**（BL10）　瘂門穴の外1寸3分
  - （注）頭半棘筋の膨隆部の外縁に当たる
- **肝　兪**（BL18）　第9・第10胸椎棘突起間の外1寸5分
- **腎　兪**（BL23）　第2・第3腰椎棘突起間の外1寸5分
- **完　骨**（GB12）　乳様突起中央の後方で, 髪際を4分入ったところの陥凹部
  - （注1）乳様突起中央とは, 乳様突起が外方へ最も突出した部とする
  - （注2）深部を後頭動脈が通る
- **中　脘**（CV12）　神闕穴の上4寸
  - （注）胸骨体下端と臍の中央
- **外　関**（TE 5）　陽池穴の上2寸, 総指伸筋腱と小指伸筋腱の間

疾患概説

　身体の平衡を司る内耳の迷路や小脳などの器官が関与する. 自覚的な訴えは, 1) 回転感を主とするもの, 2) 動揺感を主とするもの, 3) 失神など頭から血の気の引くもの, 4) 歩行時（起立）にふらつくものなどが多い.

　他覚的に判断できるめまいには眼振, 身体のふらつきなど平衡障害で悪心, 嘔気などが伴う. 内耳性めまいにメニエール病, 突発性難聴, 前庭神経炎などがある. 筋・位置覚（小脳）や視覚情報を脳へ伝える経路の異常で平衡障害がおこり, めまいを生じる.

治療上のポイント

　申脈（外果直下5分）に「灸三壮, 頭痛, めまい逆気を治す」とある（鍼灸説約）.

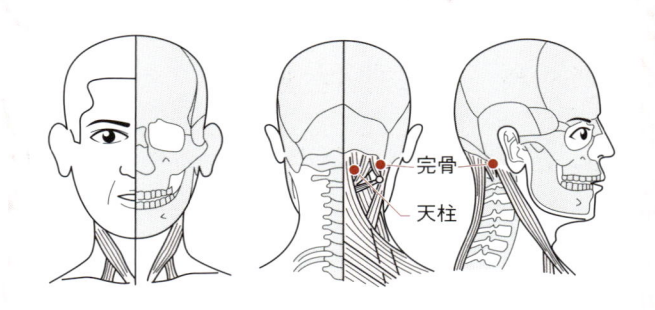

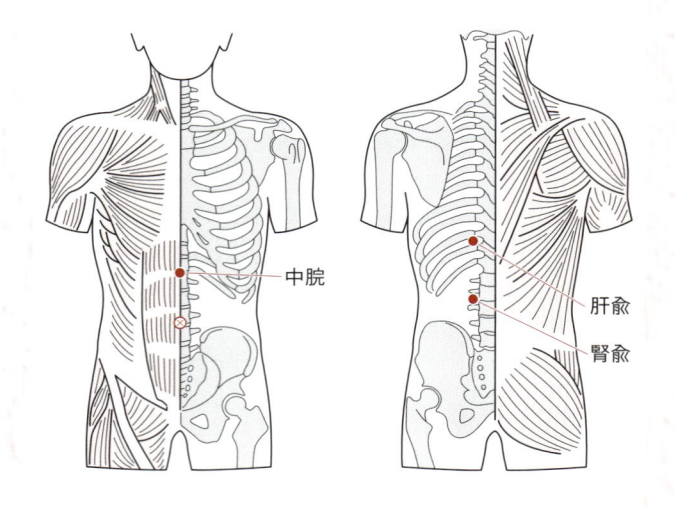

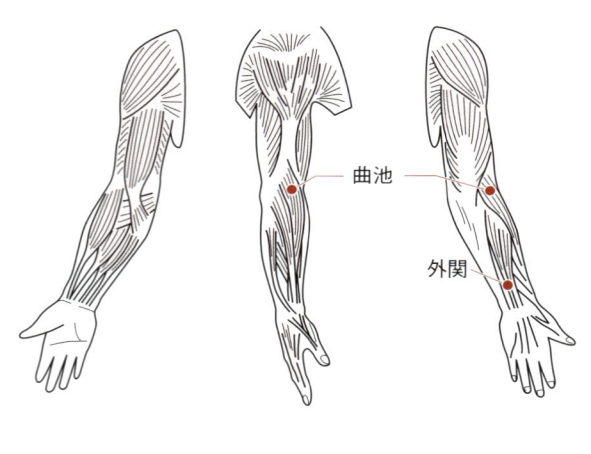

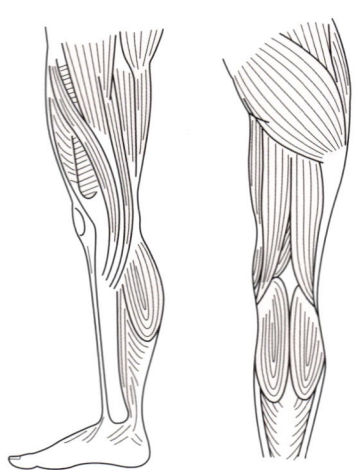

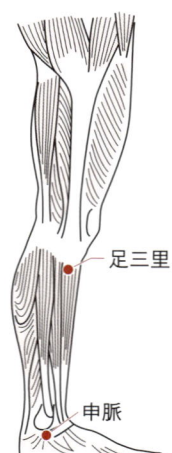

皮膚科　1. 蕁麻疹

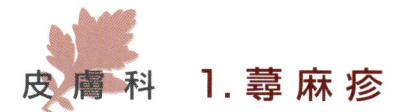

> **処方**　曲池, 肩髃, 足三里, 風門, 肝兪, 腎兪, 大腸兪, 身柱, 中脘

取穴

- **曲　池**（LI11）　肘を屈曲してできる肘窩横紋の外方で, 上腕骨外側上顆の前
- **肩　髃**（LI15）　肩関節の前方, 肩峰と上腕骨頭の間
  - （便法）患者の上肢を水平に持ち上げ, 肩関節部の前後に現われる凹み
- **足三里**（ST36）　膝を立て, 外膝眼穴の下3寸
  - （便法）膝を立て, 脛骨の前縁を擦上して指の止まるところの外方陥凹部に取る
- **風　門**（BL12）　第2・第3胸椎棘突起間の外1寸5分
- **肝　兪**（BL18）　第9・第10胸椎棘突起間の外1寸5分
- **腎　兪**（BL23）　第2・第3腰椎棘突起間の外1寸5分
- **大腸兪**（BL25）　第4・第5腰椎棘突起間の外1寸5分
- **身　柱**（GV12）　第3・第4胸椎棘突起間
  - （注）左右の肩甲棘内端を結んだ線と正中線の交わるところが第3・第4胸椎棘突起間に当たる場合が多い
- **中　脘**（CV12）　神闕穴の上4寸
  - （注）胸骨体下端と臍の中央

疾患概説

皮膚に一過性の限局性, 炎症性発疹（膨疹）を繰り返して生ずる状態である. 膨疹は痒く, 紅斑を伴い約30分〜2時間持続する. 内因的な刺激として, エビ, カニ, サバ, その他食物, 神経症が誘因となり, 外因的刺激として蚊, ノミなどの虫さされや, 特殊な植物（うるしなど）への接触, 薬物の服用などがある. これらにアレルギー体質があるとき発症しやすくなる.

治療上のポイント

肩髃, 曲池に5〜7壮の施灸と裏内庭にも反応があれば多壮灸をするとよい.

裏内庭は足第2指先端指腹に点を付け, 指を足底に折り曲げ, 点の転写された部位（60頁参照）. この部位は熱感を感じるまで, または初め熱ければ熱感を感じなくなるまで施灸する.

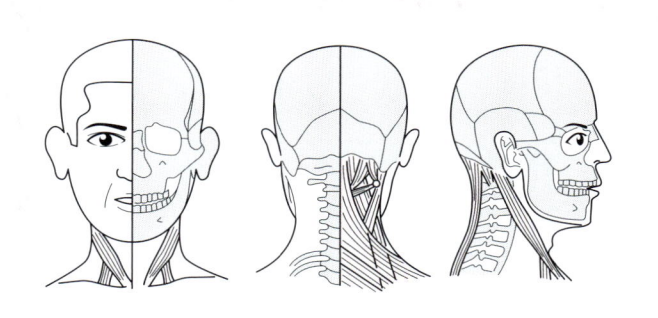

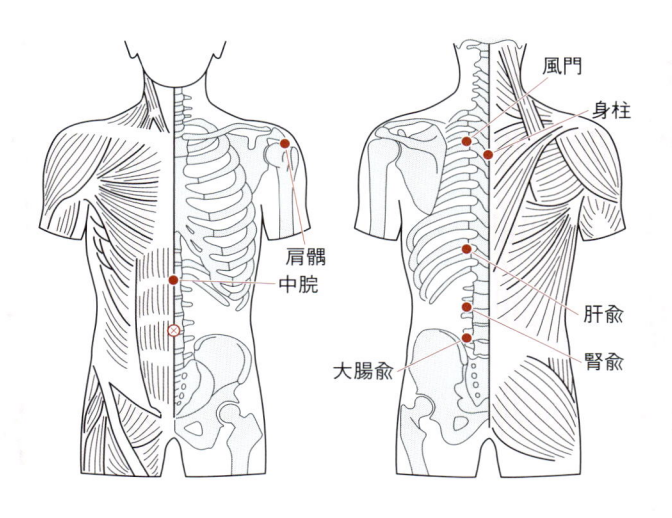

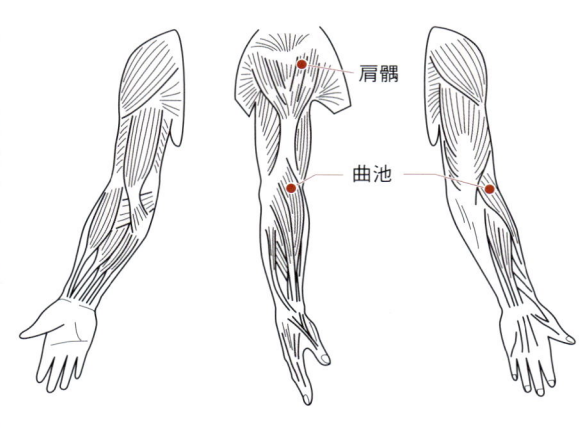

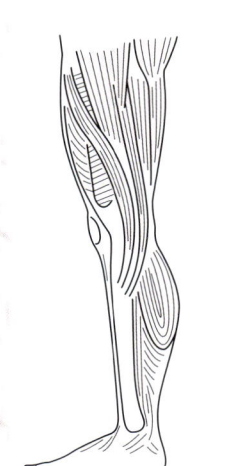

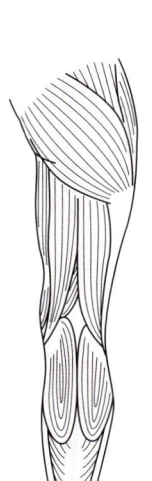

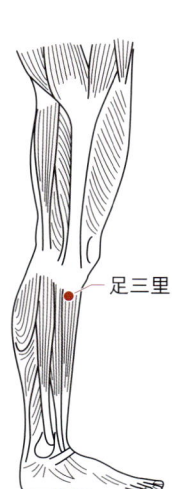

皮膚科 2. 湿　疹

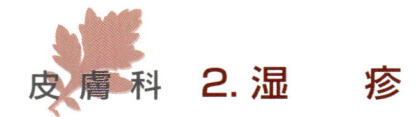

| 処　方 | 曲池，肩髃，肺兪，腎兪，大腸兪，中脘 |

取　穴

曲　池（LI11）　肘を屈曲してできる肘窩横紋の外方で，上腕骨外側上顆の前

肩　髃（LI15）　肩関節の前方，肩峰と上腕骨頭の間
- （便法）患者の上肢を水平に持ち上げ，肩関節部の前後に現われる凹み

肺　兪（BL13）　第3・第4胸椎棘突起間の外1寸5分

腎　兪（BL23）　第2・第3腰椎棘突起間の外1寸5分

大腸兪（BL25）　第4・第5腰椎棘突起間の外1寸5分

中　脘（CV12）　神闕穴の上4寸
- （注）胸骨体下端と臍の中央

疾患概説

　アレルギー体質や滲出性体質の場合，血管神経，新陳代謝の異常なども素因となる．慢性では肝機能障害によるものも多い．自覚的には瘙痒感がひどく，夜間に温まるとひどくなる．軽度の紅斑，丘疹，水疱や時に膿疱状となり，じくじくした状態となり，痂皮を形成する．皮膚は掻き傷で紅褐色となり，厚くなる．

治療上のポイント

　肩髃，曲池などへの施灸とする．蕁麻疹の項参照．

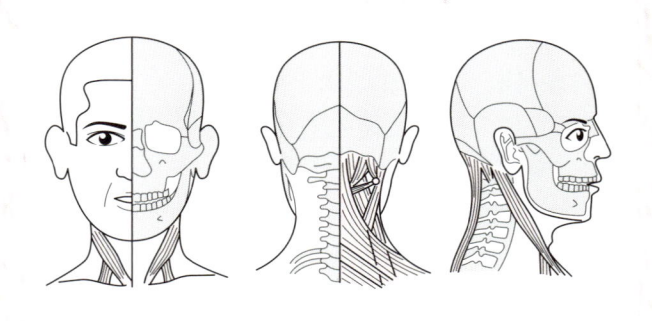

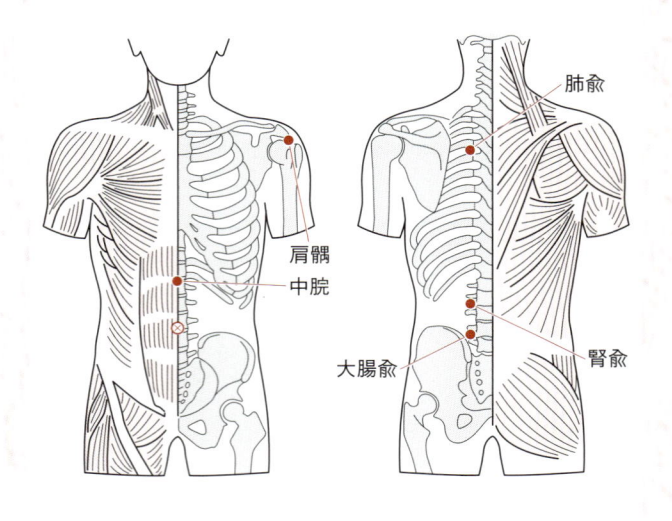

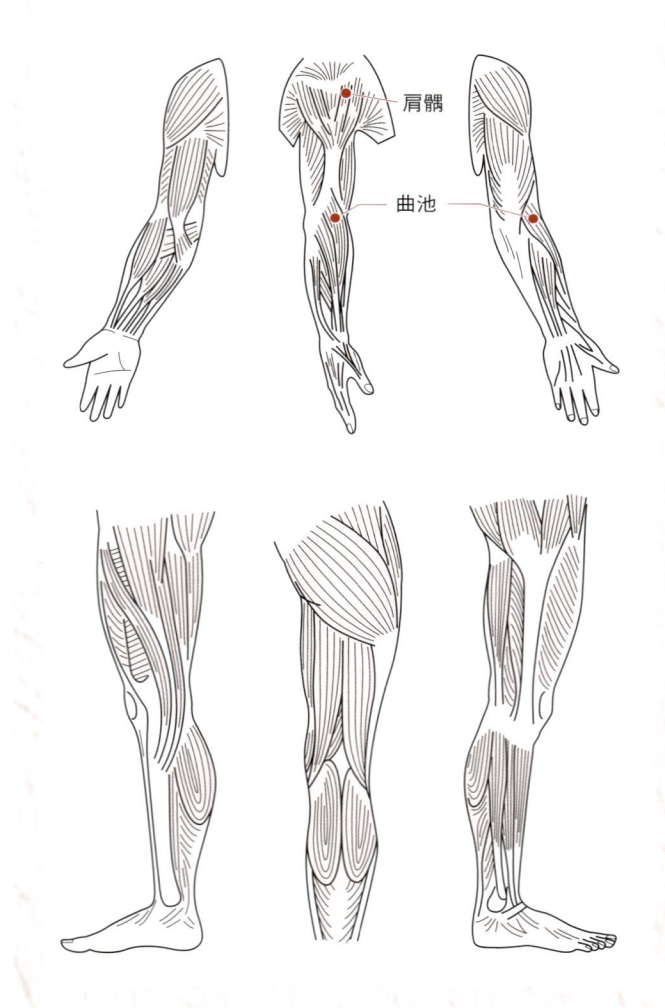

皮膚科 3. 癤・癰・疔

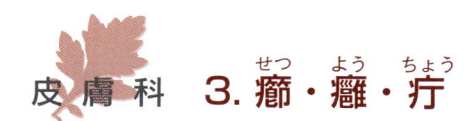

| 処　方 | 合谷，手三里，曲池，足三里，霊台 |

取　穴

- 合　谷 (LI 4)　第1・第2中手骨底間の下陥凹部，第2中手骨より
- 手三里 (LI10)　前腕後橈側にあり，曲池穴の下2寸，長・短橈側手根伸筋の間
- 曲　池 (LI11)　肘を屈曲してできる肘窩横紋の外方で，上腕骨外側上顆の前
- 足三里 (ST36)　膝を立て，外膝眼穴の下3寸
  - (便法) 膝を立て，脛骨の前縁を擦上して指の止まるところの外方陥凹部に取る
- 霊　台 (GV10)　第6・第7胸椎棘突起間

疾患概説

毛嚢および毛嚢周囲に限局した黄色ブドウ球菌による感染症で，炎症性病変を呈する．小硬結ができ徐々に増大し，発赤，腫脹する．熱感と自発痛がある．数カ月を経て膿瘍が自潰し膿汁を排出する．膿が出ると症状は改善される．多数の毛嚢の集合した広範囲のものが癰（よう）である．全身症状として発熱，倦怠感，所属リンパ節が腫脹することがある．顔にできたものが面疔である．頭部，頸部，殿部などに好発する．

治療上のポイント

おできで腫れている部位の周囲（健康な肌と腫れ物の境）に1～2cm間隔で施灸するとよい．小さい腫れ物は2カ所の施灸で，大きい腫れ物は4カ所ぐらいでよいと思われる（30頁参照）．

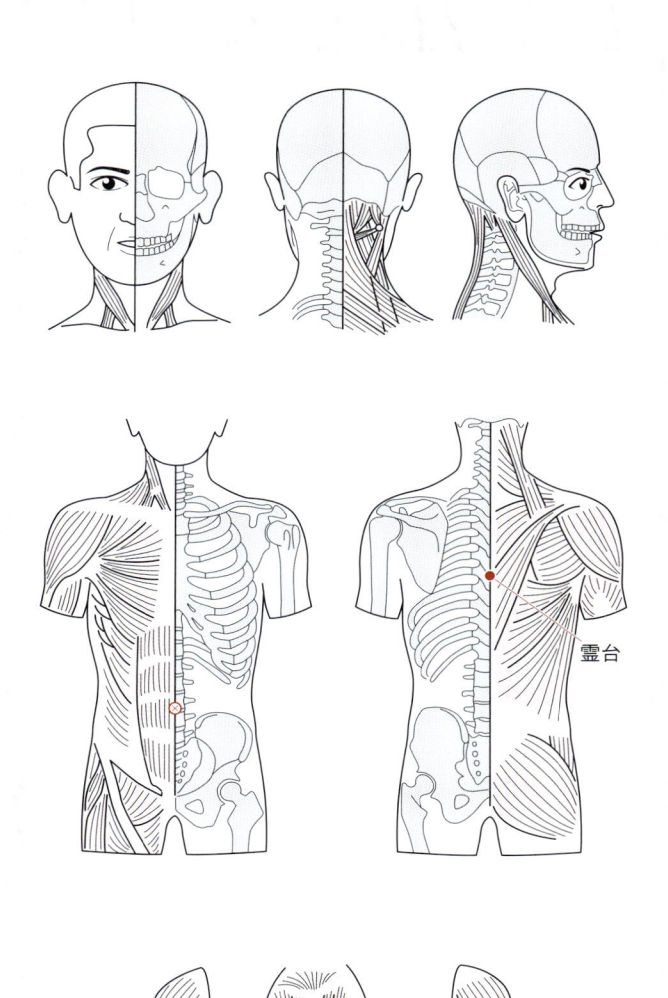

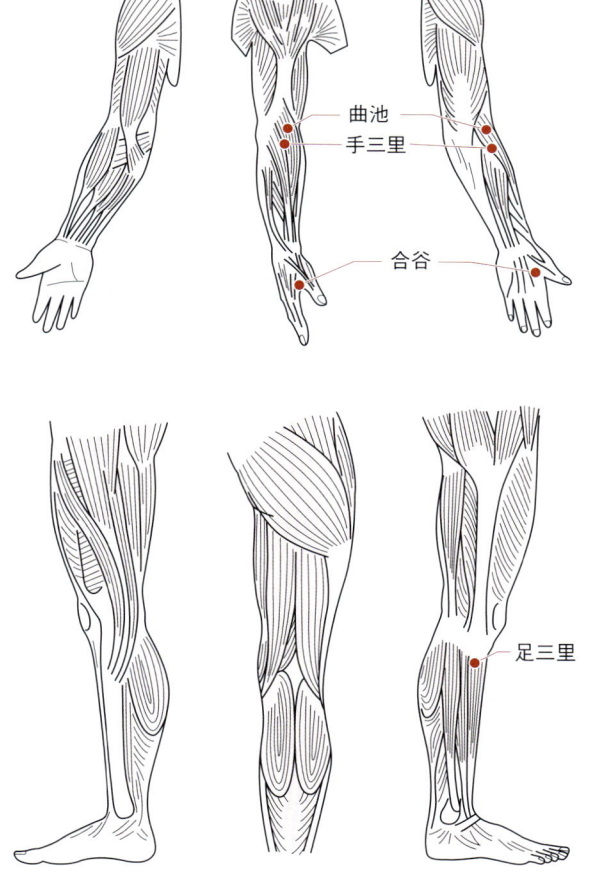

皮膚科　139

皮膚科 4. 瘭 疽

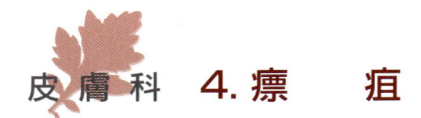

| 処 方 | 合谷, 手三里, 足三里, 陽陵泉, 太衝 |

取 穴

- 合 谷 (LI 4) 　第1・第2中手骨底間の下陥凹部, 第2中手骨より
- 手三里 (LI10) 　前腕後橈側にあり, 曲池穴の下2寸, 長・短橈側手根伸筋の間
- 足三里 (ST36) 　膝を立て, 外膝眼穴の下3寸
  - (便法) 膝を立て, 脛骨の前縁を擦上して指の止まるところの外方陥凹部に取る
- 陽陵泉 (GB34) 　膝をたてて腓骨頭の前下際
  - (注1) 陰陵泉穴と内外相対す
  - (注2) 総腓骨神経が浅・深腓骨神経に分岐するところに当たる
- 太 衝 (LR 3) 　足背にあり, 第1・第2中足骨底間の前, 陥凹部
  - (注) 前脛骨動脈幹が弓状動脈を形成する分岐部に当たる

疾患概説

指趾に発生する蜂巣炎で, 腱や骨へ炎症が波及しやすいので早期に切開を要する場合が多い. 爪の下へとげがささった場合など化膿性炎症となり, 痛く, 化膿すると爪を剥離して開放する. 腫脹が軽度であっても指の知覚神経を圧迫し激痛を生じる.

治療上のポイント

酷い瘭疽の例 (30頁) を参照する.

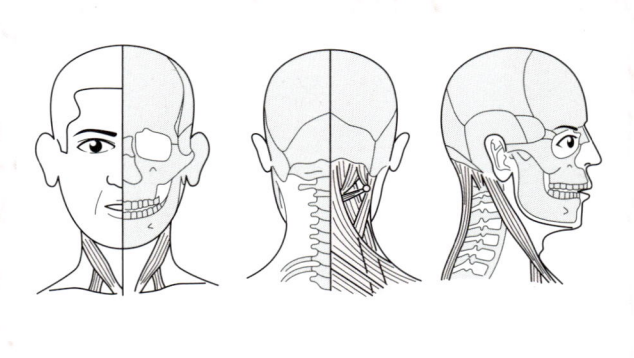

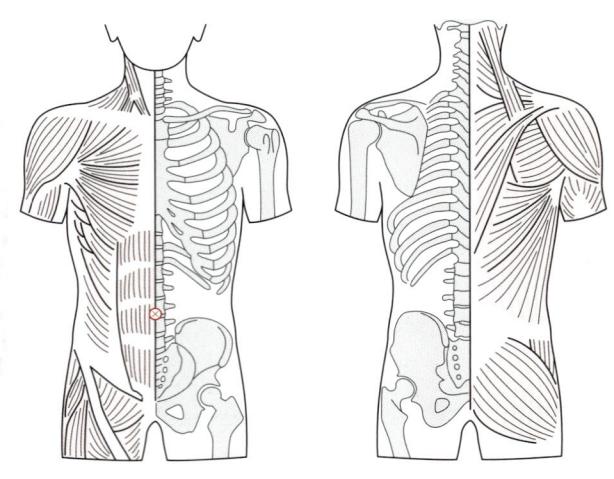

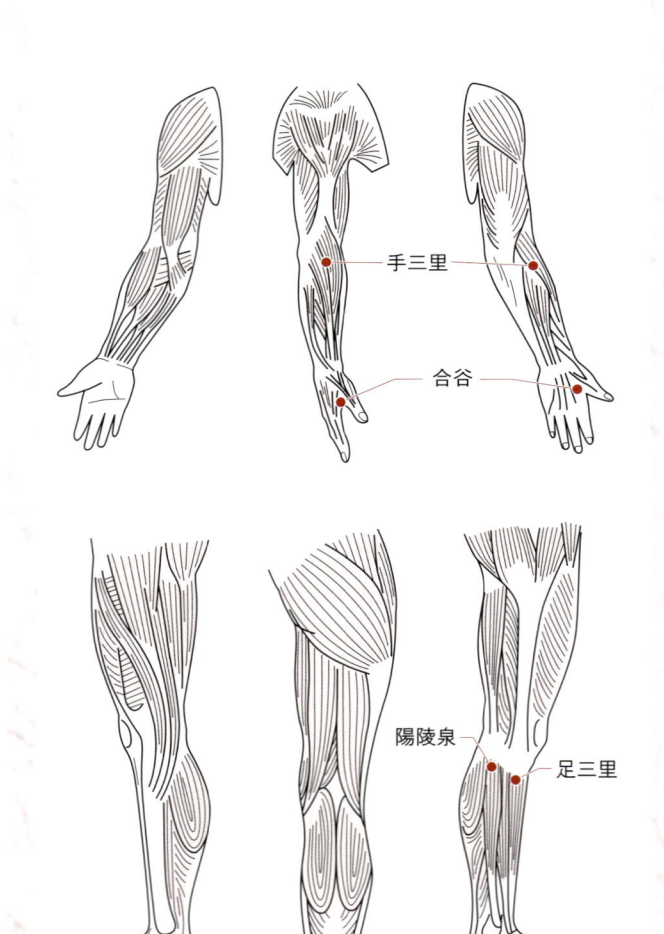

皮膚科 5. 凍傷（しもやけ）

処方　足三里，陽池，太衝，陽陵泉，三陰交，足臨泣，合谷，神門

取穴

足三里（ST36）　膝を立て外膝眼穴の下3寸
- 〈便法〉膝を立て，脛骨の前縁を擦上して指の止まるところの外方陥凹部に取る

陽池（TE 4）　手関節後面横紋のほぼ中央総指伸筋腱と小指伸筋腱の間
- 〈注〉手関節後面横紋中で，橈骨端と尺骨茎状突起間で，手根骨との間の陥凹部にある

太衝（LR 3）　足背にあり，第1・第2中足骨底間の前，陥凹部
- 〈注〉前脛骨動脈幹が弓状動脈を形成する分岐部に当たる

陽陵泉（GB34）　膝をたてて腓骨頭の前下際
- 〈注1〉陰陵泉穴と内外相対す
- 〈注2〉総腓骨神経が浅・深腓骨神経に分岐するところに当たる

三陰交（SP 6）　内果の上3寸，脛骨内側縁の骨際
- 〈注1〉内果の最も高いところから測る
- 〈注2〉足の太陰脾経，足の少陰腎経，足の厥陰肝経の足の三陰経が会する

足臨泣（GB41）　第4・第5中足骨底間の前，陥凹部

合谷（LI 4）　第1・第2中手骨底間の下陥凹部，第2中手骨より

神門（HT7）　手関節前面横紋の尺側にあり，豆状骨の上際尺側手根屈筋腱の橈側

疾患概説

凍瘡は末梢における血行の悪い体質の人，特に小児や虚弱者，冷え症の人が寒冷にさらされてなるが，凍傷は寒冷の異常に酷い状態に遭遇することにより発症する．

凍傷は第1度（紅斑性），第2度（水疱性），第3度（壊疽性）に分類される．冬山に遭難して，厳寒の中で過ごすと，四肢の末端では第3度になり，潰瘍や壊疽を生じる．

治療上のポイント

半米粒大5～7壮すえるとよい．
手：曲池，手三里，陽池
足：足三里，三陰交，太衝

曲池（LI11）：肘を屈曲してできる肘窩横紋の外方で，上腕骨外側上顆の前

手三里（LI10）：前腕後橈側にあり，曲池穴の下2寸，長・短橈側手根伸筋の間

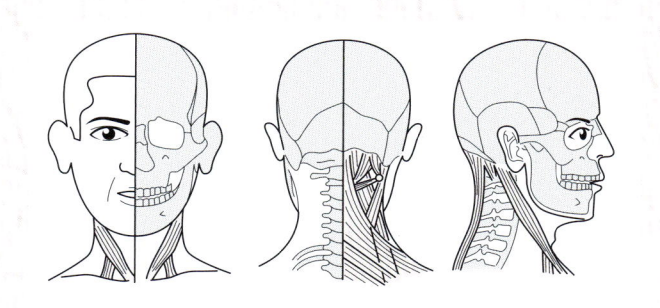

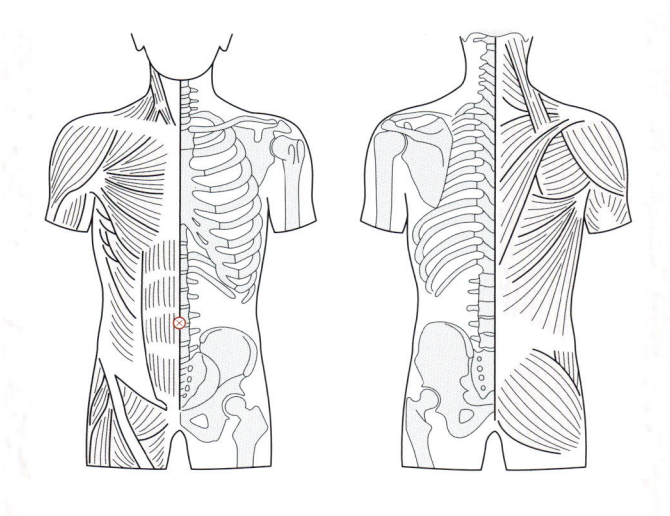

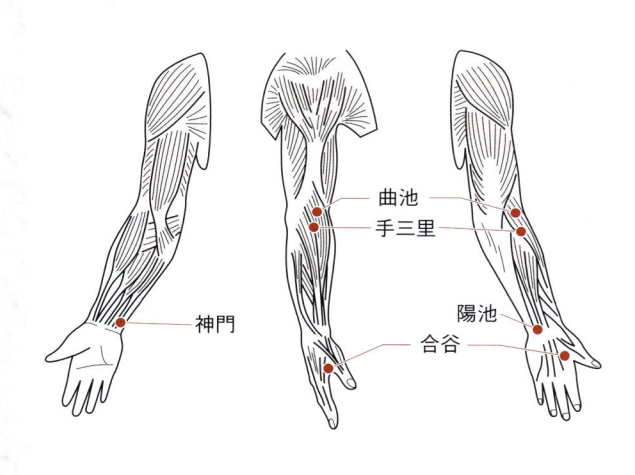

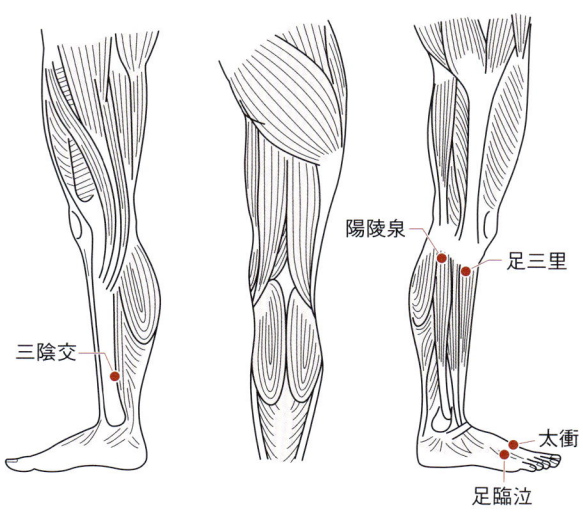

参考文献一覧

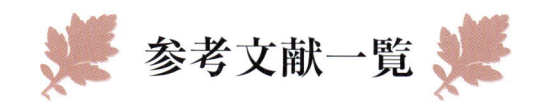

1) 三木健次, 坂本豊次, 田中博：灸法を見直そう. 鍼灸 osaka, VOL.1(2), 1985.
2) 芹澤勝助：鍼灸の科学(理論編). 医歯薬出版, 1989.
3) 全国養成施設協会編集委員会(大阪)：鍼灸理論. 1972..
4) 本郷利憲・他監修；小澤瀞司・他編集：標準生理学(第6版). 医学書院, 2007.
5) 岡田忠, 菅屋潤壹・監訳：コスタンゾ明解生理学. エルゼビア・ジャパン, 2007.
6) 押味和夫：NK細胞. 金原出版, 1993.
7) 原志免太郎：新しい灸学. 医道の日本社, 1983.
8) 鍼灸医学典籍体系, 名家灸選. 出版科学総合研究所, 1979.
9) 鍼灸医学典籍体系, 黄帝明堂灸経. 出版科学総合研究所, 1979.
10) 鍼灸医学典籍体系, 鍼灸抜萃大成. 出版科学総合研究所, 1979.
11) 鍼灸医学典籍体系, 黄帝内経素問一. 出版科学総合研究所, 1979.
12) 深谷伊三郎：黄帝明堂灸経釈義. 刊々堂, 1978.
13) 深谷伊三郎：名家灸選釈義. 刊々堂, 1977.
14) 深谷伊三郎：名灸穴の研究. 刊々堂新社, 1989.
15) 深谷伊三郎：お灸療法の実際. 自然社, 1977.
16) 入江靖二：図説深谷灸法. 自然社, 1980.
17) 東洋療法学校協会教科書執筆小委員会：東洋医学概論. 医道の日本社, 2006.
18) 東洋療法学校協会教科書執筆小委員会：鍼灸理論. 医道の日本社, 1993.
19) 東洋療法学校協会教科書執筆小委員会：経絡経穴概論. 医道の日本社, 1996.
20) 後藤稠・他：最新医学大辞典. 第3版, 医歯薬出版, 2005.
21) 南山堂医学大辞典. 第19版, 南山堂, 2006.
22) 井村裕夫：わかりやすい内科学. 第2版, 文光堂, 2005.
23) 塩川優一：基準内科学, 中外医学社, 1978.
24) 丹澤章八, 尾崎昭弘：鍼灸最前線. 医道の日本社, 1997.
25) 上海中医学院・編；井垣清明・他共訳：鍼灸学. 刊々堂, 1977.
26) 鎌田正・訓読監修, 解説高島文一・他：医心方第2巻鍼灸. 至文堂, 1979.
27) 西澤道允：臨床東洋医学概論. 一皇漢医道研究所, 1972.
28) 尾崎昭弘：図解鍼灸臨床手技マニュアル. 医歯薬出版, 2003.
29) 木下晴都：鍼灸学原論. 医道の日本社, 1996.
30) 代田文誌：鍼灸真髄. 医道の日本社, 1974.
31) 代田文誌：鍼灸治療の実際(上・下). 創元社, 1972.
32) 代田文誌：鍼灸治療基礎学. 医道の日本社, 1969.
33) 長浜善夫・編著：針灸治療の新研究. 創元社, 1981.
34) 兵頭正義, 芹澤勝助, 木下晴都, 北出利勝：簡明鍼灸医学辞典. 医歯薬出版, 1981.
35) 森秀太郎・責任編集：鍼灸医学辞典. 医道の日本社, 1994.
36) 本間祥白：図解鍼灸実用経穴学. 医道の日本社, 1974.
37) 西山英雄：漢方医語辞典. 創元社, 1975.
38) 森秀太郎, 清水千里：最新鍼灸医学教科書漢方概論. 明治鍼灸柔道整復専門学校, 1964.

39）石川太刀雄：内臓体壁反射．医学書院，1962．
40）伊藤隆：解剖学講義．南山堂，1983．
41）吉川文雄：人体系統解剖学．南山堂，1984．
42）森於菟・他：解剖学1・2．改訂第10版，金原出版，1977．
43）佐野圭司，高橋國太郎・監修：ネッター医学図譜脳・神経系Ⅰ．丸善，2005．
44）山本享，若杉文吉：図解痛みの治療．医学書院，1978．
45）森ノ宮医療学園出版・編：はりきゅうミュージアム，日本の伝統医療と文化篇．森ノ宮医療学園出版部，2003．
46）中谷善雄：自律神経調整法．良導絡研究所，1973．
47）郡山七二：現代鍼灸治法録．天平出版社，1973．
48）山下詢：鍼灸治療学．医歯薬出版，1975．
49）代田文誌：よく効く灸とはりの療法．東都書房，1965．
50）間中喜雄：鍼灸臨床医典．医道の日本社，1974．
51）芹澤勝助：図解カードツボ療法．健康生活協会，1974．
52）松田博公：鍼灸の挑戦．岩波新書，2005．

索　引

一般索引

和　文

い

イレウス	71
インターフェロンγ	22
胃アトニー	63
胃下垂症	64
胃潰瘍	32, 67
胃痙攣	65
胃酸過多症	66
胃弛緩症	63
胃の六つ灸	20, 61, 63, 64, 67, 75
遺精	82
咽頭炎	45
陰萎	81

え

液性免疫	22, 23
円形脱毛症	31

お

黄疸	76
温灸	9

か

カテコールアミン	24
下行性抑制系	17
風邪	46
風邪予防	31
過酸化脂質	25
外後頭隆起	107
外転神経麻痺	35
核の左方移動	25
隔物灸	9
肩こり	87
脚気	83
肝炎	75
貫抜きの灸	89, 90, 92
間代性横隔膜痙攣	105
関節炎	23, 33
関節リウマチ	92
眼精疲労	133
顔面痙攣	104
顔面神経麻痺	103

き

気管支喘息	47
吃逆	105
木下便通穴	70
灸	10
——の基本実技	10
——の刺激量	13
強刺激	13
軽度の刺激	13
中等度の刺激	13
——の適応症	19
——の不適応症	20
灸あたり	13
灸痕の化膿	14
灸刺激の強弱	17
灸術の定義	5
灸的現象	13
急性胃炎	60
急性関節炎	89
急性関節リウマチ	91
狭心症	55
胸水	32
切艾	5
禁忌症	15
禁忌部位	15

け

下痢	69
形質細胞	22
月経不順	113
血管の透過性	24
結膜炎	129
腱鞘炎	93
眩暈	136

こ

五十肩	88
口内炎	58
更年期障害	116
後頭神経痛	107
虹彩炎	130
高血圧症	56
高地トレーニング	40
黄帝内経	3
喉頭炎	45

さ

サイトカイン	22
サプレッサーT細胞	22
坐骨神経痛	111
細胞性免疫	22, 23
逆子	34
澤田流神門	70
三叉神経痛	106

し

しもやけ	141
しゃっくり	105
子宮筋腫	35
子宮内膜炎	120
自然治癒力	15
刺激の感受性	17
歯痛	59
耳鳴	135
軸索反射	32
湿疹	138
膝関節炎	90
膝関節水腫	36
瀉法	17
尺骨神経麻痺	108
瞬間灸	12
小後頭神経	107
小児喘息	126
小児麻痺	125
消化不良症	124

索　引　145

焦灼灸 ……………………… 9	蓄膿症 ……………………… 43	白内障 …………………… 131
上先下後 ………………… 2, 18	中耳炎 ………………… 36, 134	麦粒腫 ………………… 36, 128
食作用 ……………………… 22	虫垂炎 ………………… 29, 72	八分灸 ……………………… 12
食道痙攣 …………………… 62	疔 ………………………… 139	八髎穴 …………………… 113
心悸亢進症 ………………… 52	腸炎 ………………………… 68	原式灸法 …………………… 40
心臓（血管）神経症 ……… 53	腸カタル …………………… 68	原式腰部八点灸 …………… 84
心臓弁膜症 ………………… 54	腸閉塞 ……………………… 71	鍼麻酔 ……………………… 38
神経循環性無力症 ………… 53	散艾 ………………………… 5	反射法 ……………………… 16
神経症 ……………………… 99	**て**	**ひ**
深部性疼痛 ………………… 17	低血圧症 …………………… 57	ヒステリー ……………… 100
蕁麻疹 …………………… 137	適度の刺激 ………………… 17	ひきつけ ………………… 121
す	癲癇（てんかん） ………… 98	冷え症 …………………… 115
ストレス蛋白質 …………… 24	**と**	鼻炎 ………………………… 42
頭痛 ……………………… 102	吐乳 ……………………… 124	百日咳 …………………… 127
せ	凍傷 ……………………… 141	表在性疼痛 ………………… 17
施灸 ………………………… 15	透熱灸 ……………………… 9	癜疽 …………………… 30, 140
——の順序 ………………… 18	糖尿病 ………………… 25, 86	貧血 ………………………… 84
——，間接法 …………… 15	橈骨神経痛 ……………… 109	**ふ**
——，直接法 …………… 15	動悸 ………………………… 52	フレア ……………………… 32
施灸回数 …………………… 18	貪食能 ……………………… 24	ブシャール結節 …………… 33
施灸時の体位 ……………… 14	**な**	不妊症 …………………… 114
施灸ルール ………………… 2	難聴 ……………………… 135	不眠症 …………………… 101
脊中点 …………………… 110	**に**	浮腫 ………………………… 32
癬 ………………………… 139	にきび ……………………… 36	副作用 ……………………… 13
線香 ………………………… 9	乳汁分泌不全 …………… 118	腹水 ………………………… 32
前胸点 …………………… 110	乳腺炎 …………………… 119	腹膜炎 ……………………… 77
前立腺肥大症 ……………… 80	尿道炎 ……………………… 79	腹膜癌 ……………………… 26
そ	妊娠悪阻 ………………… 117	複視 ………………………… 35
側胸点 …………………… 110	**の**	**へ**
た	ノイローゼ ………………… 99	ヘプタトリヤコンタン …… 5
タンニン酸 ………………… 5	脳充血 ……………………… 97	ヘルパーT細胞 …………… 22
打膿灸 ……………………… 9	脳出血 ……………………… 95	米粒大 ……………………… 10
体壁—内臓反射 …………… 32	脳貧血 ……………………… 96	扁桃炎 ……………………… 44
胎位矯正法 ………………… 34	**は**	便秘 ………………………… 70
大後頭神経 ……………… 107	バセドウ病 ………………… 85	**ほ**
大貪食細胞 ………………… 22	腫れ物 ……………………… 30	ポリモーダル受容器 ……… 16
単球 ………………………… 22	肺炎 ………………………… 50	補法 ………………………… 17
胆石症 ……………………… 74	肺気腫 ……………………… 49	房室ブロック ……………… 37
胆嚢炎 ……………………… 73	肺結核 ……………………… 51	膀胱炎 ……………………… 78
ち	白血球増加症 ……………… 25	発赤 ………………………… 32
知熱灸 ……………………… 12		勃起障害 …………………… 81

ま

- マクロファージ ……………………… 22
- マックバーネー点 ………… 1, 18, 29
- 慢性胃炎 ……………………………… 61
- 慢性関節炎 …………………………… 89
- 慢性気管支炎 ………………………… 48
- 慢性甲状腺腫 ………………………… 85
- 慢性虫垂炎 …………………………… 1

み

- 未病 …………………………………… 39

む

- 無月経 ………………………………… 112
- 無瘢痕灸 ……………………………… 9

め

- メニエール病 ………………………… 136
- めまい ………………………………… 136
- 目ばちこ ……………………………… 128

も

- ものもらい ……………………… 36, 128
- 蒙色望診（法）………………… 27, 94

や

- 夜尿症 ………………………………… 123
- 薬物灸 ………………………………… 9

ゆ

- 有瘢痕灸 ……………………………… 9
- 遊走細胞 ……………………………… 29
- 誘導法 ………………………………… 15

よ

- 夜泣き ………………………………… 122
- 陽先陰後 ………………………… 2, 18
- 腰痛症 ………………………………… 94
- 腰部八点灸 …………………………… 38
- 癰 ………………………………… 30, 139

ら

- 卵巣癌 ………………………………… 26

り

- リウマチ熱 …………………………… 91
- リンパ球 ……………………………… 20
- リンパ節細胞 ………………………… 23
- 緑内障 ………………………………… 132

ろ

- 六華の灸 ……………………………… 63
- 肋間神経痛 …………………………… 110

わ

- ワレーの圧痛点 ……………………… 111

欧文

- B細胞 ………………………………… 20
- Bリンパ球 …………………………… 22
- CD4 …………………………………… 20
- CD8 …………………………………… 22
- CRP値 ………………………………… 27
- EBM
- ED ……………………………………… 81
- HSP …………………………………… 24
- NK細胞 ……………………………… 20
- TBA …………………………………… 25
- T細胞 ………………………………… 20
- Tリンパ球 …………………………… 22

■ 経 穴 索 引 ■

あ

足三里‥‥胃アトニー（63），胃潰瘍（67），胃下垂症（64），胃痙攣（65），黄疸（76），脚気（83），肝炎（75），関節リウマチ（92），眼精疲労（133），間代性横隔膜痙攣（105），急性・慢性関節炎（89），急性胃炎（60），急性関節リウマチ（91），狭心症（55），下痢（69），高血圧症（56），虹彩炎（130），口内炎（58），更年期障害（116），坐骨神経痛（111），三叉神経痛（106），膝関節炎（90），小児麻痺（125），神経症（99），蕁麻疹（137），癤・癰・疔（139），蓄膿症（43），腸炎（68），低血圧症（57），凍傷（141），糖尿病（86），乳汁分泌不全（118），脳出血（95），脳貧血（96），肺結核（51），冷え症（115），ヒステリー（100），瘭疽（140），貧血（84），不妊症（114），便秘（70），慢性胃炎（61），無月経（112），めまい（136），緑内障（132），

足臨泣‥‥頭痛（102），胆石症（74），凍傷（141）

頭竅陰‥‥耳鳴と難聴（135）

い

委中‥‥‥坐骨神経痛（111），膝関節炎（90），腰痛症（94）

委陽‥‥‥膝関節炎（90）

胃倉‥‥‥胃潰瘍（67），胃下垂症（64），胃痙攣（65），胃酸過多症（66），急性胃炎（60），慢性胃炎（61）

胃兪‥‥‥胃アトニー（63），胃下垂症（64），胃痙攣（65），急性胃炎（60），口内炎（58），慢性胃炎（61）

殷門‥‥‥坐骨神経痛（111）

陰交‥‥‥急性・慢性関節炎（89）

陰谷‥‥‥冷え症（115）

陰包‥‥‥急性・慢性関節炎（89）

陰陵泉‥‥膝関節炎（90）

隠白‥‥‥冷え症（115），ひきつけ（121）

う

裏合谷‥‥陰萎（81）

雲門‥‥‥五十肩（88）

裏内庭‥‥急性胃炎（60），蕁麻疹（137）

え

会陰‥‥‥前立腺肥大症（80）

翳風‥‥‥咽頭炎（45），顔面痙攣（104），顔面神経麻痺（103），三叉神経痛（106），歯痛（59），耳鳴と難聴（135），中耳炎（134），扁桃炎（44），

お

屋翳（左）‥‥低血圧症（57）

温溜‥‥‥腱鞘炎（93），歯痛（59），低血圧症（57）

か

外関‥‥‥急性・慢性関節炎（89），めまい（136）

膈兪‥‥‥胃アトニー（63），胃潰瘍（67），胃下垂症（64），胃痙攣（65），胃酸過多症（66），黄疸（76），肝炎（75），間代性横隔膜痙攣（105），気管支喘息（47），急性胃炎（60），更年期障害（116），食道痙攣（62），神経症（99），胆石症（74），胆嚢炎（73），乳腺炎（119），妊娠悪阻（117），肺炎（50），肺気腫（49），肺結核（51），白内障（131），ヒステリー（100），慢性胃炎（61），慢性気管支炎（48），肋間神経痛（110），

滑肉門‥‥胃アトニー（63），胃下垂症（64），胃痙攣（65）

完骨‥‥‥顔面痙攣（104），顔面神経麻痺（103），後部神経痛（107），耳鳴と難聴（135），中耳炎（134），不眠症（101），めまい（136）

肝兪‥‥‥胃アトニー（63），胃痙攣（65），胃酸過多症（66），遺精（82），陰萎（81），黄疸（76），脚気（83），肝炎（75），眼精疲労（133），急性胃炎（60），虹彩炎（130），子宮内膜炎（120），小児麻痺（125），神経症（99），蕁麻疹（137），胆石症（74），胆嚢炎（73），癲癇（98），糖尿病（86），妊娠悪阻（117），脳出血（95），肺結核（51），ヒステリー（100），貧血（84），腹膜炎（77），不眠症（101），慢性胃炎（61），無月経（112），めまい（136），夜泣き（122），緑内障（132），肋間神経痛（110）

貫抜きの灸‥‥‥関節リウマチ（92），急性・慢性関節炎（89），膝関節炎（90）

間使‥‥‥関節リウマチ（92）

関元‥‥‥‥‥‥‥‥‥‥‥‥‥‥‥‥‥‥‥‥‥‥1
遺精（82），陰萎（81），月経不順（113），前立腺肥大症（80），腸炎（68），冷え症（115），膀胱炎（78）

環跳‥‥‥坐骨神経痛（111），小児麻痺（125）

顴髎‥‥‥顔面痙攣（104），顔面神経麻痺（103），三叉神経痛（106）

き

木下便通穴‥‥‥‥便秘（70）

気海‥‥‥‥‥‥‥‥‥‥‥‥‥‥‥‥‥‥‥‥‥‥1
間代性横隔膜痙攣（105），急性関節リウマチ（91），高血圧症（56），子宮内膜炎（120），虫垂炎（72），腸炎（68），腸閉塞（71），貧血（84），不妊症（114），腹膜炎（77）

気舎‥‥‥間代性横隔膜痙攣（105）

期門‥‥‥‥‥‥‥‥‥‥‥‥‥‥‥‥‥‥‥‥‥‥1
黄疸（76），肝炎（75），間代性横隔膜痙攣（105），胆石症（74），胆嚢炎（73），妊娠悪阻（117），肋間神経痛（110）

丘墟‥‥‥胆嚢炎（73）

鳩尾‥‥‥間代性横隔膜痙攣（105）

魚際‥‥‥乳腺炎（119）

頬車‥‥‥顔面痙攣（104），顔面神経麻痺（103），三叉神経痛（106），歯痛（59）

曲垣‥‥‥肩こり（87），尿道炎（79），膀胱炎（78）

曲泉‥‥‥急性・慢性関節炎（89），膝関節炎（90），虫垂炎（72），尿道炎（79），膀胱炎（78）

曲沢‥‥‥咽頭炎（45），黄疸（76），肩こり（87），脚気（83），肝炎（75），関節リウマチ（92），急性関節リウマチ（91），狭心症（55），結膜炎（129），高血圧症（56），虹彩炎（130），更年期障害（116），

五十肩(88), 湿疹(138), 尺骨神経麻痺(108), 小児麻痺(125), 心臓弁膜症(54), 蕁麻疹(137), 癰・癤・疔(139), 低血圧症(57), 橈骨神経痛(109), 糖尿病(86), 脳出血(95), 白内障(131), 麦粒腫(128), バセドウ病, 慢性甲状腺腫(85), 鼻炎(42), 貧血(84), 扁桃炎(44), 慢性胃炎(61), めまい(136)

筋縮……小児麻痺(125)

け

下関……顔面神経麻痺(103), 三叉神経痛(106), 歯痛(59)
迎香……風邪(46), 三叉神経痛(106), 蓄膿症(43), 鼻炎(42)
郄門……急性関節リウマチ(91), 狭心症(55), 更年期障害(116), 心悸亢進症(52), 心臓(血管)神経症(53), 心臓弁膜症(54)
血海……月経不順(113), 子宮内膜炎(120), 膝関節炎(90), 無月経(112)
厥陰俞……狭心症(55), 心悸亢進症(52), 心臓(血管)神経症(53)
肩外俞……肩こり(87)
肩髃……五十肩(88), 湿疹(138), 小児麻痺(125), 蕁麻疹(137), 乳汁分泌不全(118)
肩井……肩こり(87), 虹彩炎(130), 後部神経痛(107), 歯痛(59), 神経症(99), 頭痛(102), 低血圧症(57), 橈骨神経痛(109)
肩中俞……肩こり(87)
肩髎……五十肩(88)
懸鐘……急性・慢性関節炎(89), 脚気(83)
懸釐……顔面痙攣(104), 鼻炎(42)

こ

巨闕……胃潰瘍(67), 胃痙攣(65), 胃酸過多症(66), 肝炎(75), 関節リウマチ(92), 間代性横隔膜痙攣(105), 気管支喘息(47), 急性胃炎(60), 急性関節リウマチ(91), 狭心症(55), 食道痙攣(62), 心悸亢進症(52), 神経症(99), 心臓弁膜症(54), 胆石症(74), 胆囊炎(73), 妊娠悪阻(117), 慢性胃炎(61)
巨骨……五十肩(88)
巨髎……三叉神経痛(106), 歯痛(59)
庫房(左)…狭心症(55)
孔最……橈骨神経痛(109)
肓俞……下痢(69), 腸炎(68), 便秘(70)
後谿……尺骨神経麻痺(108)
後頂……不眠症(101), 夜泣き(122)
膏肓……肩こり(87), 蓄膿症(43)
合谷……風邪(46), 肩こり(87), 結膜炎(129), 腱鞘炎(93), 高血圧症(56), 虹彩炎(130), 歯痛(59), 小児麻痺(125), 癰・癤・疔(139), 中耳炎(134), 低血圧症(57), 凍傷(141), 脳充血(97), 脳出血(95), 白内障(131), 麦粒腫(128), 鼻炎(42), ヒステリー(100), 瘰癧(140), 緑内障(132)
腰陽関…小児麻痺(125), 夜尿症(123)
崑崙……坐骨神経痛(111), 腰痛症(94)

さ

澤田流神門…便秘(70)
三陰交……………………………………………………1
　遺精(82), 陰萎(81), 黄疸(76), 脚気(83), 肝炎(75), 月経不順(113), 高血圧症(56), 更年期障害(116), 子宮内膜炎(120), 心悸亢進症(52), 凍傷(141), 冷え症(115), ヒステリー(100), 貧血(84), 不妊症(114), 無月経(112)

三焦俞…眼精疲労(133), 間代性横隔膜痙攣(105), 顔面痙攣(104), 顔面神経麻痺(103), 結膜炎(129), 三叉神経痛(106), 蓄膿症(43), 糖尿病(86), 白内障(131), 麦粒腫(128), 便秘(70), 腰痛症(94), 緑内障(132)

し

支正……結膜炎(129), 虹彩炎(130), 三叉神経痛(106), 尺骨神経麻痺(108)
至陽……黄疸(76), 肝炎(75), 更年期障害(116), 食道痙攣(62), 肺結核(51)
志室……遺精(82), 陰萎(81), 月経不順(113), 坐骨神経痛(111), 子宮内膜炎(120), 虫垂炎(72), 無月経(112), 腰痛症(94)
絲竹空…結膜炎(129)
二間……麦粒腫(128), ひきつけ(121)
次髎……遺精(82), 陰萎(81), 関節リウマチ(92), 急性・慢性関節炎(89), 急性関節リウマチ(91), 月経不順(113), 高血圧症(56), 更年期障害(116), 坐骨神経痛(111), 子宮内膜炎(120), 前立腺肥大症(80), 尿道炎(79), 冷え症(115), ヒステリー(100), 不妊症(114), 膀胱炎(78), 無月経(112), 夜尿症(123), 腰痛症(94)
耳門……耳鳴と難聴(135), 中耳炎(134)
失眠……………………………………………………32
膝関……膝関節炎(90)
日月……肝炎(75), 胆石症(74), 胆囊炎(73)
尺沢……風邪(46), 小児喘息(126), 肺炎(50), 肺気腫(49), 肺結核(51), 百日咳(127), 慢性気管支炎(48), 夜尿症(123)
臑会……橈骨神経痛(109)
臑俞……五十肩(88)
小海……尺骨神経麻痺(108)
小腸俞…関節リウマチ(92), 急性関節リウマチ(91), 無月経(112), 腰痛症(94)
少海……狭心症(55), 耳鳴と難聴(135), 尺骨神経麻痺(108), 中耳炎(134)
少商……咽頭炎(45), 扁桃炎(44)
少沢……脳貧血(96), ひきつけ(121), 貧血(84)
承山……坐骨神経痛(111), 膝関節炎(90)
消濼……橈骨神経痛(109)
章門……胃アトニー(63), 胃下垂症(64), 黄疸(76), 低血圧症(57), 貧血(84), 腹膜炎(77), 慢性胃炎(61)
章門(右)…胆石症(74)
照海………………………………………………………1
上脘……胃痙攣(65), 顔面神経麻痺(103), 結膜炎(129), 虹彩炎(130), 三叉神経痛(106), 歯痛(59)
上巨虚…虫垂炎(72)
上星……蓄膿症(43), 鼻炎(42)
心俞……遺精(82), 脚気(83), 関節リウマチ(92), 急性・慢性関節炎(89), 急性関節リウマチ(91), 狭心症(55), 結膜炎

(129)，高血圧症(56)，更年期障害(116)，食道痙攣(62)，心悸亢進症(52)，神経症(99)，心臓(血管)神経症(53)，心臓弁膜症(54)，肺炎(50)，肺気腫(49)，肺結核(51)，バセドウ病，慢性甲状腺腫(85)，ヒステリー(100)，貧血(84)，不眠症(101)，肋間神経痛(110)

申脈……めまい(136)

身柱……風邪(46)，気管支喘息(47)，狭心症(55)，腱鞘炎(93)，高血圧症(56)，虹彩炎(130)，更年期障害(116)，後部神経痛(107)，三叉神経痛(106)，小児喘息(126)，小児麻痺(125)，食道痙攣(62)，心悸亢進症(52)，神経症(99)，心臓(血管)神経症(53)，心臓弁膜症(54)，蕁麻疹(137)，癲癇(98)，吐乳，消化不良症(124)，脳出血(95)，白内障(131)，バセドウ病，慢性甲状腺腫(85)，鼻炎(42)，ひきつけ(121)，ヒステリー(100)，百日咳(127)，貧血(84)，夜尿症(123)，夜泣き(122)

神道……更年期障害(116)，神経症(99)，心臓(血管)神経症(53)

神門……関節リウマチ(92)，急性・慢性関節炎(89)，急性関節リウマチ(91)，狭心症(55)，尺骨神経麻痺(108)，心悸亢進症(52)，心臓(血管)神経症(53)，心臓弁膜症(54)，凍傷(141)，ヒステリー(100)

顖会……蓄膿症(43)，鼻炎(42)，不眠症(101)

人迎……咽頭炎(45)，急性関節リウマチ(91)，高血圧症(56)，バセドウ病，慢性甲状腺腫(85)，扁桃炎(44)

腎兪……胃下垂症(64)，遺精(82)，陰萎(81)，脚気(83)，月経不順(113)，下痢(69)，更年期障害(116)，坐骨神経痛(111)，子宮内膜炎(120)，湿疹(138)，耳鳴と難聴(135)，小児麻痺(125)，神経症(99)，蕁麻疹(137)，前立腺肥大症(80)，中耳炎(134)，虫垂炎(72)，腸閉塞(71)，低血圧症(57)，吐乳，消化不良症(124)，尿道炎(79)，バセドウ病，慢性甲状腺腫(85)，冷え症(115)，貧血(84)，腹膜炎(77)，不妊症(114)，膀胱炎(78)，無月経(112)，めまい(136)，腰痛症(94)，夜泣き(122)

す

水溝……脳貧血(96)
水道……膀胱炎(78)
水分……下痢(69)，腸炎(68)，腹膜炎(77)，膀胱炎(78)

せ

青霊……尺骨神経麻痺(108)
晴明……白内障(131)
脊中……糖尿病(86)

た

膻中……間代性横隔膜痙攣(105)，気管支喘息(47)，狭心症(55)，食道痙攣(62)，神経症(99)，心臓(血管)神経症(53)，心臓弁膜症(54)，乳汁分泌不全(118)，乳腺炎(119)，ヒステリー(100)，肋間神経痛(110)

太淵……腱鞘炎(93)

太谿…………………………………………………1
脚気(83)，関節リウマチ(92)，急性関節リウマチ(91)，更年期障害(116)，耳鳴と難聴(135)，前立腺肥大症(80)，肺気腫(49)，冷え症(115)，貧血(84)

太衝……凍傷(141)，糖尿病(86)，妊娠悪阻(117)，脳出血(95)，冷え症(115)，ヒステリー(100)，瘰癧(140)

大横…………………………………………………1
大横(左)……便秘(70)
大赫……陰萎(81)，前立腺肥大症(80)，膀胱炎(78)
大迎……三叉神経痛(106)，歯痛(59)
大巨……陰萎(81)，月経不順(113)，下痢(69)，更年期障害(116)，子宮内膜炎(120)，腸炎(68)，冷え症(115)，腹膜炎(77)，不妊症(114)，無月経(112)

大杼……急性関節リウマチ(91)，三叉神経痛(106)，小児喘息(126)，肺炎(50)，肺気腫(49)，肺結核(51)，バセドウ病，慢性甲状腺腫(85)，百日咳(127)

大腸兪……関節リウマチ(92)，急性・慢性関節炎(89)，急性関節リウマチ(91)，下痢(69)，坐骨神経痛(111)，子宮内膜炎(120)，湿疹(138)，小児麻痺(125)，蕁麻疹(137)，虫垂炎(72)，腸炎(68)，冷え症(115)，腹膜炎(77)，便秘(70)，腰痛症(94)

大椎……咽頭炎(45)，風邪(46)，三叉神経痛(106)，頭痛(102)，扁桃炎(44)

大陵……関節リウマチ(92)
胆兪……胃痙攣(65)，肝炎(75)，胆石症(74)，胆嚢炎(73)

ち

地機……胃潰瘍(67)，脚気(83)，糖尿病(86)
地倉……顔面痙攣(104)，顔面神経麻痺(103)，口内炎(58)，三叉神経痛(106)

中脘…………………………………………………1，43
胃アトニー(63)，胃潰瘍(67)，胃下垂症(64)，胃痙攣(65)，胃酸過多症(66)，遺精(82)，陰萎(81)，黄疸(76)，脚気(83)，肝炎(75)，関節リウマチ(92)，間代性横隔膜痙攣(105)，気管支喘息(47)，急性・慢性関節炎(89)，急性胃炎(60)，急性関節リウマチ(91)，狭心症(55)，月経不順(113)，下痢(69)，口内炎(58)，更年期障害(116)，子宮内膜炎(120)，湿疹(138)，耳鳴と難聴(135)，食道痙攣(62)，心悸亢進症(52)，心臓(血管)神経症(53)，神経症(99)，心臓弁膜症(54)，蕁麻疹(137)，胆石症(74)，胆嚢炎(73)，蓄膿症(43)，虫垂炎(72)，腸炎(68)，低血圧症(57)，癲癇(98)，糖尿病(86)，乳汁分泌不全(118)，妊娠悪阻(117)，脳出血(95)，肺炎(50)，肺気腫(49)，肺結核(51)，白内障(131)，バセドウ病，慢性甲状腺腫(85)，冷え症(115)，ヒステリー(100)，貧血(84)，腹膜炎(77)，不妊症(114)，便秘(70)，慢性胃炎(61)，めまい(136)，無月経(112)

中極……遺精(82)，陰萎(81)，月経不順(113)，子宮内膜炎(120)，前立腺肥大症(80)，尿道炎(79)，不妊症(114)，膀胱炎(78)，無月経(112)，夜尿症(123)

中枢……白内障(131)，糖尿病(86)
中都……急性・慢性関節炎(89)
中瀆……急性・慢性関節炎(89)
中府……気管支喘息(47)，五十肩(88)，小児喘息(126)，肺結核(51)，慢性気管支炎(48)
中封……夜尿症(123)，腰痛症(94)
中髎……急性・慢性関節炎(89)，腸炎(68)，尿道炎(79)，膀胱

炎(78)
聴会……中耳炎(134)
聴宮……耳鳴と難聴(135), 中耳炎(134)

つ

通天……頭痛(102), 蓄膿症(43)

て

手五里…橈骨神経痛(109)
手三里…咽頭炎(45), 肩こり(87), 脚気(83), 腱鞘炎(93), 歯痛(59), 小児麻痺(125), 神経症(99), 癤・癰・疔(139), 蓄膿症(43), 低血圧症(57), 橈骨神経痛(109), 乳腺炎(119), 脳充血(97), 脳出血(95), 脳貧血(96), 瘭疽(140), 扁桃炎(44)
天枢………………………………………………………………1
胃アトニー(63), 下痢(69), 腸炎(68), 糖尿病(86), 冷え症(115), 便秘(70), 慢性胃炎(61), 夜泣き(122)
天宗……狭心症(55), 五十肩(88), 橈骨神経痛(109), 乳汁分泌不全(118), 乳腺炎(119)
天柱……遺精(82), 肩こり(87), 眼精疲労(133), 顔面痙攣(104), 顔面神経麻痺(103), 三叉神経痛(106), 高血圧症(56), 更年期障害(116), 後部神経痛(107), 食道痙攣(62), 神経症(99), 心臓(血管)神経症(53), 頭痛(102), 蓄膿症(43), 低血圧症(57), 癲癇(98), 脳充血(97), 脳出血(95), 白内障(131), バセドウ病, 慢性甲状腺腫(85), ヒステリー(100), 不眠症(101), めまい(136), 緑内障(132)
天突……気管支喘息(47), 小児喘息(126), 肺結核(51), バセドウ病, 慢性甲状腺腫(85), 慢性気管支炎(48)
天容……咽頭炎(45), 扁桃炎(44)
天髎……肩こり(87), 関節リウマチ(92), 急性・慢性関節炎(89), 急性関節リウマチ(91), 更年期障害(116), 五十肩(88), 脳出血(95), 白内障(131)
殿点……坐骨神経痛(111)

と

陶道……三叉神経痛(106)
瞳子髎…眼精疲労(133), 白内障(131), 緑内障(132)
犢鼻……脚気(83)

な

内関……間代性横隔膜痙攣(105), 急性・慢性関節炎(89), ヒステリー(100)

の

脳空……頭痛(102), 脳出血(95)
脳戸……頭痛(102)

は

肺兪……風邪(46), 気管支喘息(47), 三叉神経痛(106), 湿疹(138), 耳鳴と難聴(135), 小児喘息(126), 肺炎(50), 肺気腫(49), 肺結核(51), 百日咳(127), 慢性気管支炎(48)

ひ

脾兪……胃アトニー(63), 胃潰瘍(67), 胃下垂症(64), 胃痙攣(65), 黄疸(76), 脚気(83), 肝炎(75), 関節リウマチ(92), 急性胃炎(60), 急性関節リウマチ(91), 下痢(69), 口内炎(58), 更年期障害(116), 子宮内膜炎(120), 神経症(99), 胆石症(74), 胆嚢炎(73), 低血圧症(57), 糖尿病(86), 吐乳, 消化不良症(124), 乳汁分泌不全(118), 妊娠悪阻(117), 貧血(84), 腹膜炎(77), 慢性胃炎(61)
臂臑……眼精疲労(133), 五十肩(88), 橈骨神経痛(109)
百会……胃アトニー(63), 胃下垂症(64), 遺精(82), 高血圧症(56), 更年期障害(116), 後部神経痛(107), 心悸亢進症(52), 神経症(99), 心臓(血管)神経症(53), 頭痛(102), 蓄膿症(43), 低血圧症(57), 癲癇(98), 脳充血(97), 脳出血(95), 脳貧血(96), ひきつけ(121), ヒステリー(100), 不眠症(101), 夜泣き(122)

ふ

不容……胃潰瘍(67), 胃酸過多症(66), 間代性横隔膜痙攣(105)
風市……脚気(83)
風池……風邪(46), 肩こり(87), 眼精疲労(133), 顔面痙攣(104), 顔面神経麻痺(103), 後部神経痛(107), 三叉神経痛(106), 耳鳴と難聴(135), 神経症(99), 心臓(血管)神経症(53), 頭痛(102), 胆嚢炎(73), 蓄膿症(43), 脳充血(97), 脳出血(95), 白内障(131), バセドウ病, 慢性甲状腺腫(85), 鼻炎(42), ヒステリー(100), 不眠症(101), 緑内障(132)
風府……後部神経痛(107), 脳出血(95)
風門……咽頭炎(45), 風邪(46), 気管支喘息(47), 虹彩炎(130), 三叉神経痛(106), 小児喘息(126), 蕁麻疹(137), 肺炎(50), 肺気腫(49), 肺結核(51), バセドウ病, 慢性甲状腺腫(85), 鼻炎(42), 百日咳(127), 扁桃炎(44), 慢性気管支炎(48)
伏兎……脚気(83)
腹結………………………………………………………………1
便秘(70)

へ

偏歴……腱鞘炎(93), 歯痛(59)

ほ

胞肓……坐骨神経痛(111)
膀胱兪…前立腺肥大症(80), 膀胱炎(78)

め

命門……陰萎(81), 小児麻痺(125), 百日咳(127), 夜尿症(123), 夜泣き(122)

も

目窓……白内障(131), 緑内障(132)

ゆ

兪府……肺炎(50), 肺気腫(49), 慢性気管支炎(48)

よ

陽谿……腱鞘炎(93)

陽交……急性・慢性関節炎(89)

陽池……関節リウマチ(92),急性・慢性関節炎(89),急性関節リウマチ(91),凍傷(141)

陽白……顔面神経麻痺(103),三叉神経痛(106),白内障(131)

陽陵泉…胃潰瘍(67),胃酸過多症(66),黄疸(76),脚気(83),肝炎(75),顔面神経麻痺(103),急性・慢性関節炎(89),高血圧症(56),坐骨神経痛(111),子宮内膜炎(120),膝関節炎(90),小児麻痺(125),神経症(99),心臓(血管)神経症(53),胆石症(74),胆嚢炎(73),癲癇(98),凍傷(141),脳出血(95),ヒステリー(100),瘰癧(140),腰痛症(94)

り

梁丘……胃痙攣(65),急性胃炎(60),下痢(69),虫垂炎(72),腸炎(68),膝関節炎(90)

梁門……胃アトニー(63),胃下垂症(64),胃痙攣(65),黄疸(76),急性胃炎(60),胆石症(74),胆嚢炎(73)

れ

霊台……気管支喘息(47),更年期障害(116),三叉神経痛(106),小児喘息(126),神経症(99),癰・癤・疔(139),肺結核(51),慢性気管支炎(48),

列缺……腱鞘炎(93)

わ

和髎……眼精疲労(133),結膜炎(129),虹彩炎(130),白内障(131),緑内障(132)

腕骨……関節リウマチ(92)

補 新旧経穴の標準化について

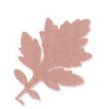

　2006年，WHOにより経穴の標準部位について基本的合意がなされ，361穴の標準経穴部位が示された．そこでは，本邦で長年教育されてきた十四経354穴に7穴が追加され，経穴の部位や漢字の簡略化などの変更が加わり，2009年，『新版　経絡経穴学概論』(日本理療科教員連盟・社団法人東洋療法学校協会編)としてテキストが出版された．

　本書『お灸入門』に示した経穴部位はすでに長年の実績が集積されたものであり，実際の臨床において変更の必要性はないと考えられる．しかし，学生諸君が経穴学の学習をするに当たり，本書に示した経穴部位と標準経穴部位との異同について混乱を避けるために，必要な経穴に限り抽出し，注意を促すことにした．標準経穴部位の詳細については前記テキスト『新版　経絡経穴学概論』を参照されたい．

　日本の鍼灸臨床家の大半は，皮膚上の圧痛点，硬結や冷えなどの反応を探り，その部位を「治療穴」としている．臨床的には，経穴をテキストのまま取穴して刺鍼あるいは施灸することはほとんどない．しかし，鍼灸療法に関する世界のグローバル化に伴い，国際的な研究活動を進めるには経穴に関する共通理解が得られる意義は大きいと思われる．

1. 従来の骨度法に追加されたもの

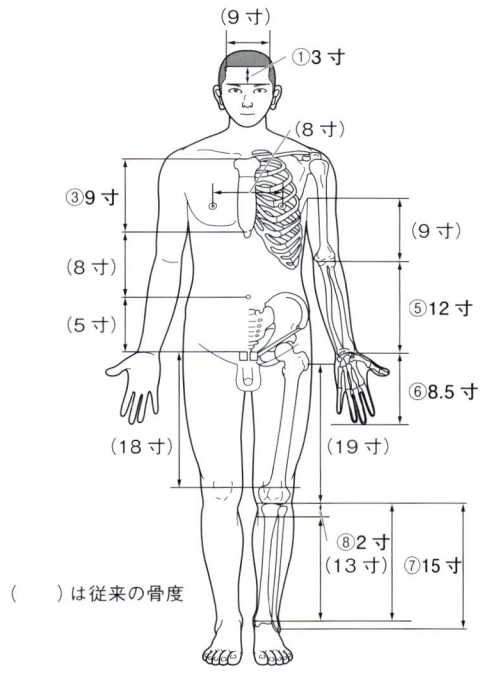

〈追加部分〉

- 頭部，顔面部
    - ①眉間〜前髪際中点　3寸
    - ②両乳様突起間　9寸
- 胸部
    - ③頸切痕〜胸骨体下端　9寸
- 背部
    - ④左右の肩甲棘内端縁間　6寸
- 上肢
    - ⑤肘窩〜手関節横紋間　1尺2寸
    - ⑥手指尖と手関節横紋の長さ　8寸5分
- 下肢
    - ⑦膝蓋骨尖〜内果尖　1尺5寸
    - ⑧脛骨内側顆下縁〜膝蓋骨尖　2寸
    - ⑨殿溝〜膝窩　1尺4寸

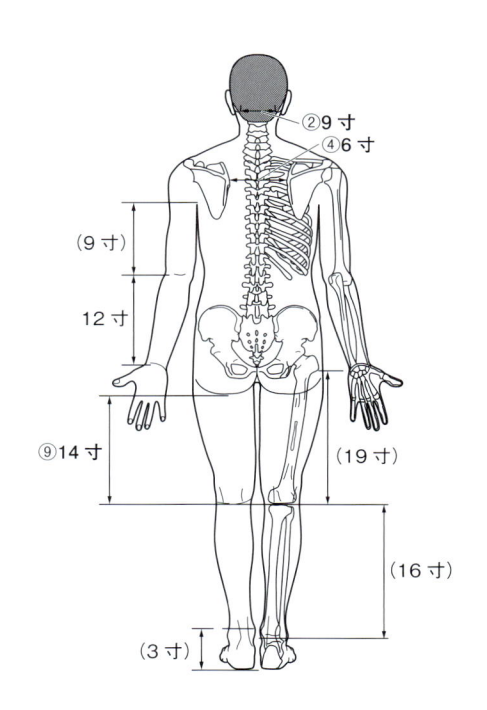

2. 流注の変更

①天府，侠白穴が上腕二頭筋外側縁に移動したこと，
②腹部脾経（府舎，腹結，大横，腹哀）が正中より4寸外方になったこと，
③天泉穴が上腕二頭筋長頭と短頭の間になり，外側へ移動になったことである．

3. 取穴部位の場所が違うもの（取穴表記の異なるものを含む）

①督脈 GV（1穴）
　神庭
②任脈 CV（2穴）
　中庭，廉泉
③手の太陰肺経 LU（6穴）
　天府，侠白，孔最，列欠，経渠，魚際
④手の陽明大腸経 LI（9穴）
　合谷，偏歴，温溜，下廉，上廉，手三里，曲池，肘髎，扶突
⑤足の陽明胃経 ST（9穴）
　承泣，頬車，下関，頭維，人迎，水突，犢鼻，解渓，衝陽
⑥足の太陰脾経 SP（9穴）
　公孫，地機，箕門，衝門，府舎，腹結，大横，腹哀，大包
⑦手の少陰心経 HT（3穴）
　霊道，通里，陰郄
⑧手の太陽小腸経 SI（7穴）
　養老，支正，天宗，秉風，曲垣，天窓，天容
⑨足の太陽膀胱経 BL（11穴）
　睛明，曲差，五処，承光，通天，絡却，殷門，秩辺，合陽，金門，京骨
⑩足の少陰腎経 KI（3穴）
　湧泉，交信，陰谷
⑪手の厥陰心包経 PC（6穴）
　天泉，郄門，間使，内関，労宮，中衝
⑫手の少陽三焦経 TE（10穴）
　液門，外関，支溝，会宗，三陽絡，四瀆，消濼，天髎，瘈脈，角孫
⑬足の少陽胆経 GB（22穴）
　頷厭，懸顱，懸釐，曲鬢，天衝，浮白，頭竅陰，完骨，本神，頭臨泣，目窓，正営，承霊，風池，日月，居髎，環跳，中瀆，陽交，外丘，陽輔，侠渓
⑭足の厥陰肝経 LR（4穴）
　行間，膝関，曲泉，期門

4. 追加された新7穴

番号	経穴		取穴部位
督脈			
GV 7	中枢	部位	上背部，後正中線上，第10胸椎棘突起下方の陥凹部
		取り方	第10・第11胸椎棘突起間に取る．左右の肩甲骨下角を結ぶ線と脊柱との交点が第7胸椎棘突起にあたり，これを基準にする
足の太陽膀胱経			
BL 3	眉衝	部位	頭部，前頭切痕の上方，前髪際の後方5分
		取り方	神庭（督脈）と曲差との中点に取る
BL16	督兪	部位	上背部，第6胸椎棘突起下縁と同じ高さ，後正中線の外方1寸5分
		取り方	霊台（督脈）の外方1寸5分に取る
BL24	気海兪	部位	腰部，第3腰椎棘突起下縁と同じ高さ，後正中線の外方1寸5分
		取り方	第3・第4腰椎棘突起間，外方1寸5分に取る
BL26	関元兪	部位	腰部，第5腰椎棘突起下縁と同じ高さ，後正中線の外方1寸5分
		取り方	第5腰椎棘突起と正中仙骨稜との間，外方1寸5分に取る
足の少陽胆経			
GB31	風市	部位	大腿部外側，直立して腕を下垂し，手掌を大腿部に付けたとき，中指の先端があたる腸脛靭帯の後方陥凹部
		取り方	直立して上肢を下垂したとき，大腿外側に中指頭があたるところで，腸脛靭帯と大腿二頭筋との間に取る
足の厥陰肝経			
LR12	急脈	部位	鼠径部，恥骨結合上縁と同じ高さ，前正中線の外方2寸5分
		取り方	曲骨（任脈）の外方2寸5分に取る

5. 漢字の変更（簡略化）

経絡名	旧経穴名	新経穴名	経絡名	旧経穴名	新経穴名
手の太陰肺経	俠白	侠白	足の太陽膀胱経	飛陽	飛揚
	列缺	列欠			
手の陽明大腸経	陽谿	陽渓		附陽	跗陽
足の陽明胃経	頰車	頬車	足の少陰腎経	太谿	太渓
	缺盆	欠盆		大鐘	大鍾
	解谿	解渓	手の少陽三焦経	絲竹空	糸竹空
足の太陰脾経	天谿	天渓	足の少陽胆経	足陽関	膝陽関
				懸鐘	懸鍾
手の太陽小腸経	後谿	後渓		俠谿	侠渓

【著者略歴】

中村 辰三
なか むら たつ ぞう

1940年　兵庫県神戸市生まれ
1971年　同志社大学卒業
1973年　明治鍼灸柔道整復専門学校卒業
1984〜95年　明治東洋医学院専門学校校長
1990〜92年　明治東洋医科大学サンフランシスコ校初代学長
1995〜98年　明治鍼灸大学・大学院教授，学部長
1998〜2006年　明治鍼灸大学鍼灸学部および保健医療学部教授を歴任
1999年　大阪大学より博士(学術)を授与される
2007年　森ノ宮医療大学教授・保健医療学部学部長・副学長
2011年　森ノ宮医療大学名誉教授
2011年　宝塚医療大学保健医療学部教授

著　書　「鍼灸禁忌マニュアル」共著(医歯薬出版)
　　　　「痛みのマネジメント」共著(医歯薬出版)
　　　　「柔道整復師のための超音波観察法」共著(医歯薬出版)
　　　　「鍼灸師・柔道整復師のための医学英語」(医道の日本社)
　　　　「鍼灸医学大辞典」共著(医歯薬出版)，他

お灸入門　　ISBN978-4-263-24243-8
2009年4月10日　第1版第1刷発行
2014年1月10日　第1版第5刷発行

著　者　中　村　辰　三
発行者　大　畑　秀　穂
発行所　医歯薬出版株式会社
〒113-8612　東京都文京区本駒込1-7-10
TEL. (03) 5395-7641(編集)・7616(販売)
FAX. (03) 5395-7624(編集)・8563(販売)
http://www.ishiyaku.co.jp/
郵便振替番号 00190-5-13816

乱丁，落丁の際はお取り替えいたします．　　印刷・真興社／製本・愛千製本所
© Ishiyaku Publishers, Inc., 2009. Printed in Japan

本書の複製権・翻訳権・翻案権・上映権・譲渡権・貸与権・公衆送信権(送信可能化権を含む)・口述権は，医歯薬出版(株)が保有します．

本書を無断で複製する行為(コピー，スキャン，デジタルデータ化など)は，「私的使用のための複製」などの著作権法上の限られた例外を除き禁じられています．また私的使用に該当する場合であっても，請負業者等の第三者に依頼し上記の行為を行うことは違法となります．

JCOPY　<(社)出版者著作権管理機構　委託出版物>

本書を複写される場合は，そのつど事前に(社)出版者著作権管理機構(電話03-3513-6969, FAX 03-3513-6979, e-mail:info@jcopy.or.jp)の許諾を得てください．